健康战略下高等公共卫生教育模式探索与实践

金　辉　编著

东南大学出版社
SOUTHEAST UNIVERSITY PRESS
·南京·

图书在版编目(CIP)数据

健康战略下高等公共卫生教育模式探索与实践 / 金辉编著. — 南京:东南大学出版社, 2020.11

ISBN 978-7-5641-9015-6

Ⅰ. ①健… Ⅱ. ①金… Ⅲ. ①高等学校—公共卫生—健康教育—教育模式—研究 Ⅳ. ①R193

中国版本图书馆 CIP 数据核字(2020)第 199064 号

健康战略下高等公共卫生教育模式探索与实践

Jiankang Zhanlüe Xia Gaodeng Gonggong Weisheng Jiaoyu Moshi Tansuo Yu Shijian

出版发行	东南大学出版社
出 版 人	江建中
社　　址	南京市四牌楼 2 号(邮编:210096)
印　　刷	江苏凤凰数码印务有限公司
开　　本	787 mm×1 092 mm　1/16
印　　张	13.5
字　　数	300 千字
版 印 次	2020 年 11 月第 1 版　2020 年 11 月第 1 次印刷
书　　号	ISBN 978-7-5641-9015-6
定　　价	49.00 元
经　　销	全国各地新华书店
发行热线	025-83790519　83791830

(本社图书若有印装质量问题,请直接与营销部联系,电话:025-83791830)

前言

没有全民健康，就没有全面小康。健康是人民幸福、民族昌盛和国家富强的重要标志。健康战略是一个国家或地区对其公民群体健康的总体价值观和发展愿景。当前，已有很多国家制定并实施了国家健康战略，包括美洲的美国、加拿大、墨西哥、巴西，欧洲的芬兰、英国、德国、爱尔兰、瑞士、丹麦，大洋洲的澳大利亚，亚洲的日本、新加坡等。中国于 2008 年启动"健康中国 2020"战略研究。公共卫生在国家健康战略中具有重要地位，它将公民群体的健康保护和健康干预作为重要措施，旨在降低健康风险、控制可预防疾病、改善生存环境，进而提高全民健康水平。

2003 年是值得纪念的一年。2003 年，美国医学科学院报告 *Who will keep the public healthy* 总结了 21 世纪公共卫生所面临的现状，从以公共卫生硕士(Master of Public Health)为主的高等公共卫生教育，开始转向本科公共卫生教育。同年，中国的 SARS 流行不仅推动了全国卫生应急系统的改革，也促进了中国高等公共卫生教育的快速发展。

中国的公共卫生教育源于苏联模式的预防医学教育，受到了美国模式、欧洲模式(特别是苏联模式)和革命教育模式的多重影响，并在我国国情的背景下，逐渐形成了现有的公共卫生与预防医学教育体系。这种体系如何应对健康战略背景下现代公共卫生和高等教育改革所带来的系列挑战，是个迫切需要解决的问题。

高等公共卫生教育面临着现代公共卫生环境变化所带来的冲击。随着全球经济及医学的迅速发展、人类疾病谱和医学模式的转变，公共卫生与预防医学的工作重点发生了相应的转移。预防医学的工作范围从传统的劳动卫生、环境卫生、食品卫生、儿童少年卫生、流行病扩展到慢性病、艾滋病、精神病、心理疾病的控制、突发公共卫生事件的处理等领域。现有的卫生服务机构和公共卫生教育体系源于对传染病和急性病的防控，已经不能满足新形势下保障和促进人民健康的需要。《健康中国 2030》和《健康促进行动计划 2019－2030》的提出，为高等公共卫生教育的改革提出发展方向和新要求，即从以治病为中心转变为以人民健康为中心的"大健康观念"，关注生命全周期和健康全过程。培养什么样的人、培养什么样的专业人才是人才培养中的基础性工作。这就必然要求改革传统的预防医学人才培养模式，建立新型的公共卫生通识教育模式和专业教育创新型人才培养模式。

高等公共卫生教育也面临着高等教育环境变化所带来的影响。随着高等教育改革的不断深入，中国不同类型大学间进行资源整合共同发展。在整合过程中，如何既能充分利用综合性大学学科的优势，又能保持公共卫生与预防医学本身的特点，是需要解决的问题。其中课程体系与教学模式是高校人才培养方案中的核心要素，它决定着一个专业的教学内容与学生的知识结构，直接关系到高校的人才培养质量。综合性大学预防医学专业课程体系与教学模式的改革，对培养具有创新精神和实践能力的高素质公共卫生与预防医学专业人才具有十分重要的作用。因此，在高等教育改革过程中，如何寻找有自身特色的预防医学教学体系是十分必要而又迫切的问题。

他山之石，可以攻玉。从全球来看，美国从 1945 年开始推行公共卫生教育认证体系，已经形成了本科、硕士和博士核心胜任力框架，构建了完整的课程体系和灵活的学位培养模式，以满足现代公共卫生人才的需求；而欧洲各国也在不断探索高等公共卫生教育改革之路。了解西方高等公共卫生教育的发展历程和成功经验，有助于推进我国高等公共卫生教育的发展，为建设世界一流专业奠定良好的基础。仅仅借鉴西方的公共卫生教育模式是不够的，深入剖析我国高等教育、高等医学教育以及高等公共卫生教育的发展历程以及我国卫生事业需求变化，才有助于了解现有公共卫生教育模式的优势和不足，扎根于中国土壤，形成具有中国特色的高等公共卫生教育模式。

因此，本书采用以下方法对现有公共卫生教育模式进行研究：①文献检索法，全面检索公共卫生教育、预防医学教育相关的中英文数据库和在线网站，进行文献综述、定量评估和定性案例研究。②访谈法，对国内外从事高等公共卫生教育或从事公共卫生实践的专家、年轻专业人士访谈。③历史法，了解中国、美国和欧洲的高等公共卫生教育发展史及其影响因素和发展路径。④比较法，比较不同国家的健康战略和高等公共卫生教育发展现状。⑤循证法，基于健康战略的全球视角，进行健康战略和高等公共卫生教育等相关研究的证据收集、汇总和分析。⑥系统论，基于系统思考理论，以高等教育为边界，系统分析高等公共卫生教育的发展框架、促进和制约因素。⑦案例分析法，主要对东南大学公共卫生学院高等公共卫生教育的发展历程、现状和自身优缺点进行深度剖析。

基于高等公共卫生教育的历史回顾和现状研究，本书探讨了健康战略下现代高等公共卫生教育体系的构建与实施。基于国家健康战略，探讨构建多目标、多阶段、多层次的高等公共卫生教育体系。依据构建的教育体系，围绕公共卫生核心胜任力建设，形成不同层次的教育教学模式。发展教育教学模式过程中，探讨公共卫生课程思政、学术公共卫生实践、公共卫生安全教育、公共卫生创业等焦点领域，来推动健康战略的稳定发展。基于案例研究，通过与国内外高校的比较，深度剖析东南大学公共卫生学院高等公共卫生教育的发展现状和自身的优劣势，特别是在健康战略中的作用，结合构建的高等公共卫生教育体系提出学院的发展规划，从而为学院更好地适应国家健康战略、争取世界一流学科的发展奠定良好基础。

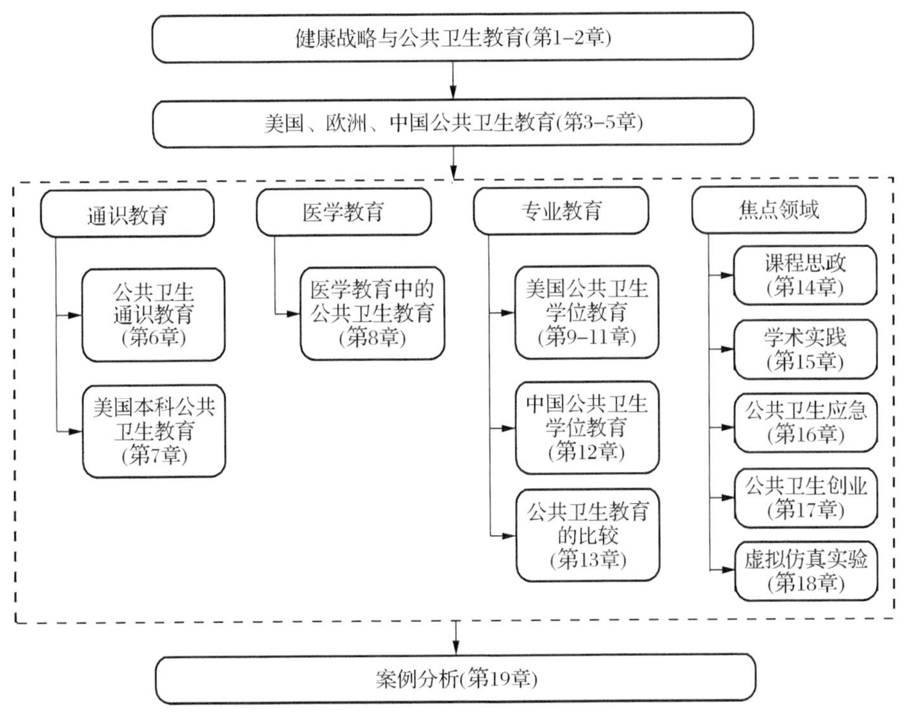

本书框架分为七篇 19 章：第一篇健康战略与公共卫生教育（第 1－2 章），主要介绍健康战略的基本概念和中美两国健康战略的异同点，重点剖析健康战略与健康教育及公共卫生教育的关系。第二篇高等公共卫生教育的发展史（第 3－5 章），主要介绍公共卫生教育的发展历史和现状，包括美国、欧洲和中国公共卫生教育的发展历程和特征。第三篇公共卫生通识教育（第 6－7 章），从美国的公共卫生通识教育延伸到本科公共卫生教育核心胜任力的发展。第四篇医学教育中的公共卫生教育（第 8 章），主要介绍健康战略背景下公共卫生与医学教育的关系，提出医学教育中加强公共卫生教育的目标、路径与措施。第五篇公共卫生专业教育（第 9－13 章），主要介绍健康战略背景下公共卫生专业教育的现状与发展趋势，提出专业教育的培养目标、发展路径和具体举措。第六篇公共卫生教育焦点领域（第 14－18 章），主要介绍了健康战略背景下高等公共卫生教育的几个焦点问题。第七篇公共卫生教育的实践与探索（第 19 章），结合构建的高等公共卫生教育体系，对东南大学公共卫生学院进行具体的案例分析。

本书的出版得到系列项目的支持：2013 年南京大学－约翰霍普金斯大学中美文化中心项目；2013 年江苏省教育厅一般项目《公共卫生实验课程体系及开放式创新性实践教学平

台构建》;2015 年东南大学重点项目《预防医学校企共建人才培养模式的创新与实践》;2017 年东南大学重点项目《中美比较视野下"理念—课程—实践"社会创业教育模式探析与实证》;2017 年江苏省教育厅重点教改项目《中美大学比较视野下公共卫生硕士培养路径的探析与实证研究》;2019 年东南大学重点教改项目《中美一流大学公共卫生与预防医学本科教育的比较研究》;2019 年中国学位与研究生教育学会《中美大学公共卫生硕士职业素养培育路径比较研究》;2019 年江苏省教育厅研究生教育改革成果奖;2020 年江苏省高等教育学会评估委员会课题《一流课程建设背景下在线课程建设评价体系的循证与实践研究》;中国高等教育学会 2020 年度专项课题《基于设计研究的公共卫生与预防医学类虚拟仿真项目实践效果和质量评价》。

目录

第一篇　健康战略与公共卫生教育

第二篇　高等公共卫生教育的发展史

第三篇　公共卫生通识教育

第四篇　医学教育中的公共卫生教育

第五篇　公共卫生专业教育

第一篇

健康战略与公共卫生教育

没有全民健康，就没有全面小康。

——习近平

Protecting Health, Saving Lives—Millions at a Time

——Johns Hopkins Bloomberg School of Public Health

第 1 章　健康战略与健康教育

没有全民健康，就没有全面小康。健康是人民幸福、民族昌盛和国家富强的重要标志。健康战略是通过健康行动纲领来实施，而健康的教育是具体实现健康行动纲领的有效途径。把健康的教育融入学校教育教学各个环节，引导学生树立正确的健康观和社会责任感，形成健康的行为和生活方式，关注社会健康环境和积极参与社区健康活动，对实施健康战略具有重要的现实意义。

一、 健康战略概念

健康是促进人全面发展的必然要求，是经济社会发展的基础条件。世界卫生组织提出“健康不仅是躯体没有疾病，还要具备心理健康、社会适应良好和有道德”。健康的影响因素包括个体及遗传因素、行为生活方式、卫生保健服务、社会环境因素和自然环境等。这意味着健康不仅是个体的健康，还要注重群体的健康发展。

战略，是指为实现某种目标（如政治、军事、经济或国家利益方面的目标）而制定的大规模、全方位的长期行动计划。健康战略是一个国家或地区对其公民群体健康的总体价值观和发展愿景，具体表现在健康行动纲领，即如何把促进健康这一抽象概念转化为具体的行动纲领。

现有的健康战略，往往是指国家健康战略，如“健康中国 2030[1]”“健康美国人 2020[2-3]”。其中，国家战略是战略体系中最高层次的战略，是为实现国家总目标而制定的，是实现国家目标的艺术和科学。其任务是依据国际国内情况，综合运用政治、军事、经济、科技、文化等国家力量，筹划指导国家建设与发展，维护国家安全，达成国家目标。在中国，国家战略体现在党和国家的总路线、总方针、总政策之中。党的十九大做出了实施健康中国战略的重大决策部署，《“健康中国 2030”规划纲要》是中国第一部付诸实行的国家健康战略，为健康事业的发展提供了一个良好开端。随后的《健康中国行动（2019－2030 年）》是落实健康中国战略的重要举措。

二、 国家健康战略

国家健康战略是一项长期系统工程，涉及基础卫生设施建设、卫生体系改革与完善、人群的健康保障与健康教育等多个方面。当前，很多国家制定并实施了国家健康战略，包括美洲的美国、加拿大、墨西哥、巴西，欧洲的芬兰、英国、德国、爱尔兰、瑞士、丹麦，大洋洲的澳大利亚，亚洲的日本、新加坡等。这些国家健康战略的基本特征是具有稳定的发展周期，持续

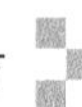

性推进，结合当前迫切的健康需求和国家发展现状，进行适当的修正。

美国是最早推行国家健康战略的国家之一。从1980年起，美国每10年为1个周期，已经推出4代健康战略计划，从“健康公民1990”到“健康公民2020”[3]，健康领域从最初的15个拓展到42个，战略主题从促进健康、预防疾病到健康促进目标，近年已经启动了“健康公民2030”。美国这些持续性的健康战略，已经取得了显著的社会效益，积累了丰富的实践经验。

《“健康中国2030”规划纲要》是中国第一部付诸实行的国家健康战略。它于2016年8月26日由中共中央政治局审议通过，成为中国今后15年推进健康中国建设的行动纲领[1]。《纲要》阐述维护人民健康和推进健康中国建设的重大意义，总结我国健康领域改革发展的成就，分析未来15年面临的机遇与挑战。《纲要》明确了今后15年健康中国建设的总体战略，要坚持以人民为中心的发展思想，牢固树立和贯彻落实创新、协调、绿色、开放、共享的发展理念，坚持以基层为重点，以改革创新为动力，预防为主，中西医并重，将健康融入所有政策，人民共建共享的卫生与健康工作方针，以提高人民健康水平为核心，突出强调了三项重点内容：一是预防为主、关口前移，推行健康生活方式，减少疾病发生，促进资源下沉，实现可负担、可持续的发展；二是调整优化健康服务体系，强化早诊断、早治疗、早康复，在强基层基础上，促进健康产业发展，更好地满足群众健康需求；三是将“共建共享全民健康”作为战略主题，坚持政府主导，动员全社会参与，推动社会共建共享，人人自主自律，实现全民健康。

比较中美两国的国家健康战略，健康战略目标、优先领域及健康目标，是《“健康中国2030”规划纲要》和美国“健康美国人2020”的主要内容。

从战略目标看，美国战略目标有4个，即改善生活方式、培育健康行为、促进健康公平、改善社会物质环境；中国战略目标主要包括5个，即人民健康水平、控制健康威胁因素、普及健康生活、健康产业和促进健康制度体系的发展。中国战略目标又分为阶段性目标，即到2020年，建立覆盖城乡居民的中国特色基本医疗卫生制度，健康素养水平持续提高，健康服务体系完善高效，人人享有基本医疗卫生服务和基本体育健身服务，基本形成内涵丰富、结构合理的健康产业体系，主要健康指标居于中高收入国家前列；到2030年，促进全民健康的制度体系更加完善，健康领域发展更加协调，健康生活方式得到普及，健康服务质量和健康保障水平不断提高，健康产业繁荣发展，基本实现健康公平，主要健康指标进入高收入国家行列；到2050年，建成与社会主义现代化国家相适应的健康国家。

从关注重点人群看，两者都关注生命全周期，从婴儿、儿童、青少年到老人；特殊人群方面，两者都关注残疾人和低收入人群的健康状况。

从健康优先领域看，均涉及了个体及遗传因素、行为生活方式、卫生保健服务、社会环境因素和自然环境等五大类健康影响因素。美国具体提出42个领域，每个领域又有具体的健康目标。其中，一半多的健康目标分布在12个健康领域，这些目标均是针对美国现阶段的突出健康问题而提出的，突出各个领域的重要功能和作用。中国具体分为7篇26章，关注了普及健康生活、优化健康服务、卫生保健服务体系的建设、健康服务产业的发展以及自然环境卫生治理等内容。

通过比较发现，两国都把“健康”提升为国家战略，既是提升民族健康素质，使之与经济社会协调发展的迫切要求；也是参与全球健康治理、履行国际社会可持续发展议程的必然要求。两国的国家健康战略都提出了明确的健康战略目标、优先领域及健康目标，但中国健康战略更具战略性、系统性和指导性。美国经过30年的推行与实践，已经形成有效的运行机制和管理经验；而中国正处于起步阶段，专门的“健康中国”战略领导机构刚建立，科学的运行机制和管理体系亟待建立和完善。应当认识到，国家健康战略是一个循序渐进的过程，我国属于发展中国家，经济水平、健康保障水平、国民素质等较低，健康素养和水平难以在短时间内实现较大改善。为了更好地实现我国健康战略的目标，应结合我国的人口、社会经济环境等因素，确保健康战略持久和延续，同时在重点人群、主题领域和主要指标等方面加强针对性。

三、 健康教育

(一) 美国

1. 以健康素养为核心的健康教育[4-5]

在实施“健康美国人1990”前的70年代中后期，美国掀起了一场“恢复基础”的教育运动，核心是“为所有学生改进理智学科的教学”。这促使美国取消了包括性教育、禁毒教育和体育等“社会服务项目”，使中小学的健康教育受到了不同程度的冲击。80年代，《国家处在危险中——教育改革势在必行》的发表，推动了美国的第三次教育改革热潮，健康教育成为教育改革中的一项重要内容。

1983年9月，卡内基教学促进会发表了《高中：关于美国中等教育的报告》，明确提出，没有任何知识比健康知识更重要，如果没有健康，任何知识都无以实现，进而将“健康”作为共同的核心课程之一。为了保证青少年在未来的社会中成功应对药物滥用以及毒品问题等的挑战，美国政府开始实施学校健康教育计划和开设综合健康课程。1992年由美国癌症协会发起，美国高等健康教育协会、美国公共卫生协会、美国学校健康协会以及美国健康、体育和娱乐联盟等38个组织的代表成立了美国健康标准联合委员会。依据《美国2000教育目标法》，健康标准联合委员会于1995年发布了《国家健康教育标准——普及健康知识(一项对未来的投资)》。2005年12月美国健康标准联合会对《标准》进行修订[5]。《标准》的核心目标是促进学生的健康素养水平，即具有获取、解释和理解基本健康信息和服务的能力，利用这些信息、服务促进自身健康的能力。重要的是，美国国家健康教育课程标准采用通盘连贯的课程构架，对整个基础教育阶段(K－12)各年级的学校健康教育课程做出全局性的考虑，在此基础上形成整体性的构架。

2. 以拓展公共卫生教育为核心的健康教育[3]

美国在2010年提出“健康美国人2020”，其健康教育框架的具体目标是促进实现一系列新的和修订的健康人目标，包括教育和社区计划、公共卫生基础设施健康主题领域。在教育和社区计划中提出“增加初等、中等以及高中的健康教育目标比例，实现国家健康教育标准中阐述的知识和技能”“在健康相关专业教育中增加临床预防与人群健康核心内容”。在公共卫生基础设施的健康主题领域中提出“提高2年制大学中公共卫生或相关学位和/或认证项目比例”“增加四年制大学中公共卫生或相关专业的主修和/或辅修的比例”。健康教育框架的目的是在整个教育过程中建立连续性的健康教育，并为每个教育水平规定目标。此外，该框架也意味着需要健康相关专业人员，包括临床和公共卫生人员，基于共同的目标一起学习和工作。健康相关专业间的合作必要性也意味着需要跨专业开展预防教育与实践。

根据健康教育的具体目标，健康美国人课程工作小组设计了教育路线图(图 1 - 1)[2]。它旨在连接整个教育阶段，提出整体健康教育策略，以实现一个更健康的美国。该教育框架包括从学前教育到研究生教育，形成一种无缝连接的方法来促进群体健康，其基础是建立在全美的健康素养活动、本科公共卫生教育、循证思维和实践之上。它设想了一系列学习目标，依次分为预科到 12 年级、2 年和 4 年制学院以及研究生教育。

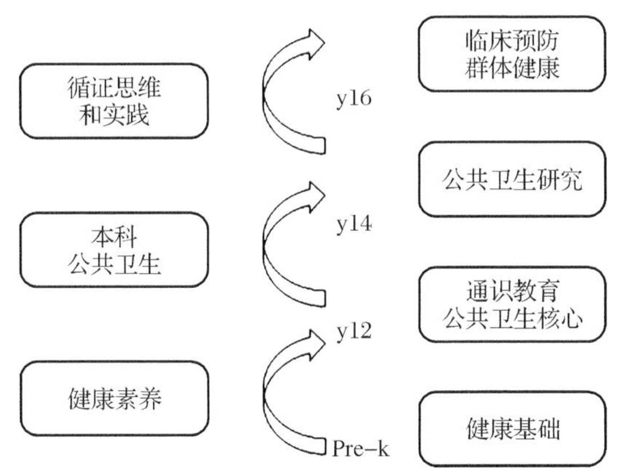

图 1 - 1　实现健康美国人 2020 目标的健康教育框架

健康素养活动的初衷是为了确保美国英语水平低的公民能充分参与到医疗体系中。现在，不论教育水平或英语流利程度如何，它适用于每个接触到医疗和公共卫生系统的人。了解人类生物学与预防的基本知识，使用医疗保健和公共卫生系统，倡导保护自己、朋友或家人的利益，都需要了解人体、医疗保健系统以及医疗和公共卫生筹资系统。

本科公共卫生教育的倡议源于 2003 年美国医学科学院报告，它建议“所有大学生都应该获得公共卫生方面的教育”。其依据是公共卫生是公民培训的重要组成部分，是形成有教养公民的重要组成部分。随后“有教养公民与公共卫生运动”的发起，推动了公共卫生与通识教育的融合。美国各大学正在积极参与 2 年制和 4 年制大学的公共卫生核心课程、整合课程和服务学习开发。

循证思维已被临床医学所接受，并快速融入公共卫生领域，成为教育者的一种思考方法。健康教育框架基于循证思维，意味着需要在教育过程中尽早引入证据的概念，并在以后的教育过程中持续地发展。预防教育要建立在先前教育内容的基础上，而不仅仅是在每个教育层次重复和循环基本概念。

因此，健康教育框架寻求连贯的教育方法，采用基于证据的思考，开设核心公共卫生课程，以及促进学生对生物学、群体组织特征以及个体健康的理解。实施健康教育框架需要努力地将不同教育阶段衔接起来，利用学校和社区的经历，通过增加时间和资源投入来推进跨专业的预防教育和预防实践。

(二) 中国

中国学校开展的健康教育突出个人的健康知识、技能和素养的培养,同时也提出了增强公共卫生意识,强调维护个体健康与增强社会责任相统一。2016 年全国卫生与健康大会上,习近平总书记提出“没有全民健康,就没有全面小康”,从国家战略层面界定了全民健康的重要地位。《“健康中国 2030”规划纲要》中,第二篇第四章明确提出“加强健康教育,提高全面健康素养和加大学校健康教育力度。将健康教育纳入国民教育体系,把健康教育作为所有教育阶段素质教育的重要内容”。纲要突出两个特征:一是强调提高全民健康素养,培养健康生活方式,强化个体健康生活方式指导及干预。从健康促进的源头入手,强调个人健康责任,通过加强健康教育,提高全民健康素养,广泛开展全民健身运动,塑造自主自律的健康行为,引导群众形成合理膳食、适量运动、戒烟限酒、心理平衡的健康生活方式。二是重点加强学校的健康教育力度,使健康教育涵盖所有的教育教学阶段,并将中小学生作为健康教育的主要对象,通过显性课程和隐性课程相结合,宣传教育与健康实践相结合。健康教育不仅对儿童有长远的好处,还是国家和民族发展的需要。就儿童自身而言,其能为一生的健康和生活奠定良好基础,有利于儿童全面素质的发展。就国家和民族发展而言,《中共中央国务院关于深化教育改革,全面推进素质教育的决定》指出,健康的体魄是青少年为祖国和人民服务的前提条件,是中华民族旺盛生命力的体现。儿童健康教育是提高人口素质、民族素质的重要保证。

以学校为依托开展健康教育是实施健康中国战略的重要途径,不仅有利于提高学生的健康素养水平,也会由学生推动家庭成员的健康素养水平提高。2008 年,教育部曾印发的《中小学健康教育指导纲要》(教体艺〔2008〕12 号)提出“培养学生的健康意识与公共卫生意识,掌握必要的健康知识和技能,促进学生自觉地采纳和保持有益于健康的行为和生活方式,减少或消除影响健康的危险因素,为一生的健康奠定坚实的基础”。《纲要》还指出体育课和健康课程是学校实施健康教育教学活动的手段和方法。在《“健康中国 2030”规划纲要》出台后,北京市教育委员会于 2019 年印发《北京市中小学健康教育指导纲要(试行)》(京教体艺〔2019〕19 号),进一步提出“关注学生社会责任的培养。健康教育要为学生的个人生存、发展和交往等方面提供可持续的应对策略。要培养学生积极参与个人和社会事务的讨论,关注社会健康议题,辨别迷信和伪科学,宣传健康文明的生活方式,成为健康北京的促进者和实践者”。《纲要》中提出了个体健康责任与社会责任意识相结合的原则,不仅要维护个人健康成长,亦要推动社会范围内健康促进的发展。2017 年 6 月 19 日,为贯彻落实《“健康中国 2030”规划纲要》对学校健康教育提出的工作要求,加强高校健康教育,提高高校学生健康素养和体质健康水平,教育部印发《普通高等学校健康教育指导纲要》(教体艺〔2017〕5 号),提出高等教育阶段的基本原则是“维护个体健康与增强社会责任相统一。个体健康是全民健康的基础,促进全民健康需要每个人的共同努力。既要提升学生的健康素养,也要增强学生在维护和促进全民健康方面的社会责任感和示范引领作用”。在强调个人健康的基础上,引入社会责任感,即要维护和促进全民健康。

2019 年 7 月 15 日,国家卫生健康委员会印发《健康中国行动(2019—2030 年)》。其指导思想提出“牢固树立‘大卫生、大健康’理念,坚持预防为主、防治结合的原则……建立健全健康教育体系，引导群众建立正确健康观，形成有利于健康的生活方式、生态环境和社会环境……”。大卫生、大健康理念是一种全局的理念，它围绕着人的衣食住行以及人的生老病死，关注各类影响健康的危险因素和误区，提倡自我健康管理，是在对生命全过程全面呵护的理念指导下提出来的。它追求的不仅是个体身体健康，还包含心理、社会、环境、道德等方面的完全健康，亦包括健康的生态环境和社会环境，这均是属于公共卫生的重要领域。在中小学教育以提高健康素养水平（如掌握个人健康技能、形成健康生活方式等）为主的前提下，如何开展高等学校的健康教育，突出公共卫生与预防医学教育在健康战略中的作用，成为我国现代高等公共卫生教育发展所面临的挑战。

四、健康教育与公共卫生教育

健康的教育包括健康教育和公共卫生教育。健康教育强调的是从个体的角度，培养个人的健康理念、健康知识和健康技能，这也是美国强调的中小学健康教育是以健康的基础教育为主，目的是提高他们的健康素养水平。中国的系列健康教育文件中也提出了类似的理念和实施措施。公共卫生教育强调的是从群体的角度，培养个人的社会责任感、生态健康观、维护群体健康的知识和技能，这也就是美国强调的大学健康教育是以公共卫生核心课程为主，推广公共卫生通识教育，从而提高全人群的健康水平和生活质量。公共卫生教育更符合国家健康战略的宗旨。美国从 2003 年开始的本科公共卫生运动以及“健康美国人 2020”的“有教养公民和公共卫生倡议”运动，突出了公共卫生教育在健康战略中的重要地位。通过公共卫生的通识教育，吸引各行各业的人积极投入到群体健康研究中，发挥每个公民的作用，共同推进健康战略的实施和开展。

健康教育是公共卫生教育的基础，是实施健康战略的战术或具体措施，每个人的健康状态构建成群体的健康状态。公共卫生教育是健康教育的目的，是实施健康战略的总体策略，人人健康是实施健康战略的宗旨。两者相辅相成，缺一不可。

参考文献

[1] 中共中央国务院．“健康中国 2030”规划纲要［EB/OL］．(2016－10－25)［2019－10－10］．http://www.gov.cn/zhengce/2016－10/25/content_5124174.htm.

[2] Richard K. Riegelman, David R. Garr. Healthy People 2020 and Education for Health: What Are the Objectives? [J]. Am J Prev Med, 2011, 40(2): 203－206.

[3] Healthy People 2020[EB/OL]. (2014－10－25)[2019－10－30]. https://www.healthypeople.gov/2020/leading-health-indicators/2020-lhi-topics/Clinical-Preventive-Services.

[4] Saranjit Sihota, Linda Lennard. Health literacy: being able to make the most of health. [J]. Health Literacy Bng Able to Make the Most of Health, 2004, 344(12): 220－226.

[5] 孙雷．美国基于国家标准的学校健康教育课程改革及启示[J]．体育与科学，2006，27(5)：90－93.

第2章　健康战略中的公共卫生教育

国家健康战略强调大卫生、大健康的理念，突出预防为主的方针，这都对公共卫生与预防医学教育的发展提出了新要求。自新中国成立以来，长期以预防医学本科教育为主，不同于欧美国家主要以公共卫生硕士研究生教育为主的模式。因此，在高等公共卫生教育发展中，围绕着健康战略的实施，有必要清楚地了解医学、公共卫生与预防医学之间的关系。

一、公共卫生

公共卫生的概念，一直沿用的是1920年美国耶鲁大学公共卫生学教授Winslow的定义[1]：通过有组织的社会努力来预防疾病、延长寿命、促进健康的科学和艺术。社会的努力包括改善环境卫生、控制传染病、提供个人健康教育、组织医护人员提供疾病的早期诊断和治疗服务、建立社会体制、保证社区中每个人都能维持健康的生活标准，实现其生来就有的健康和长寿的权利。公共卫生的主要学科包括：流行病学、卫生服务管理、生物统计学、环境健康学和环境卫生、社会与健康行为科学、卫生毒理学、营养与食品卫生学、卫生检验科学等。公共卫生实践主要从社会和社区人群的角度考虑问题，它不一定由医生来实施。在美国，公共卫生主要是由流行病学家、卫生检验学家和健康教育工作者、护士、环保人士等来实施。

二、医学

医学，通常被定义为与照料病人相关的行业，从业人员包括专业技术人员、民间医生等。医学是一个广泛的人类活动领域，不仅需要大学的专业教育，还包括对疾病及其影响因素的研究。医学的专业主要包括：内科学、外科学、儿科学、妇产科学、预防医学和放射医学等。预防医学作为医学的分支，主要服务于公共卫生，就像其他医学专业一样要求本科后教育，要求入学者具有本科学历。

三、预防医学

预防医学[2]通过医学工作预防疾病并防止过早的劳动力丧失。它可以在个体、社区和人群水平进行。预防医学要求的专业知识和能力涵盖临床医学、生物统计学、流行病学、项目管理(包括卫生项目的计划、组织、协调、预算和评估)、环境卫生学，同时要求能够理解社会和行为危险因素、营养与食品及工作环境中的危险因素对健康和疾病的影响，并且能够将一级预防、二级预防、三级预防的概念与方法应用于临床医学实践。

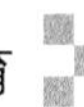

因此，预防医学是包含了公共卫生知识和医学技能的一个专科。从事预防医学实践的人必定是医生。预防医学是医学和公共卫生的结合部分，其关系如图 2－1 所示。

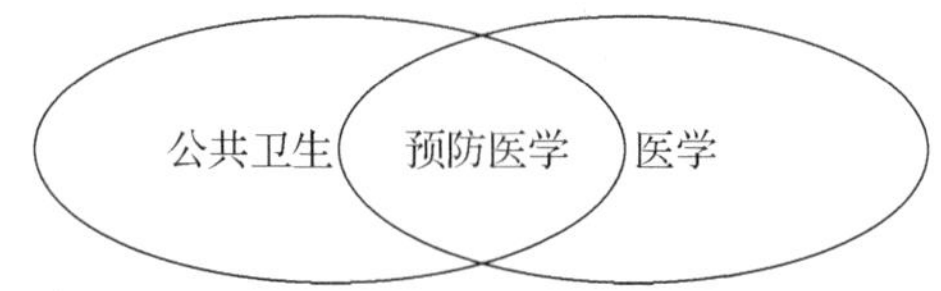

图 2－1　公共卫生、预防医学和医学的相互关系图

预防医学与公共卫生的主要不同是[3-4]：公共卫生从业人员包括了大量的非医生。公共卫生要求从业人员来自多种专业，包括预防医学。然而，公共卫生的范围实际上比这些专业的总和还要多。公共卫生除了预防疾病，还致力于保护和促进社区和/或个人健康。公共卫生不治疗个人，但努力通过维持与促进社区和人群健康来保持个人健康。公共卫生工作者不一定是医生，而从事预防医学的医生通过医学活动服务于公共卫生。由于预防医学是致力于公共卫生的医学活动，因此预防医学医生也具有促进社区健康的责任。总之，预防医学作为一个医学专业为公共卫生服务，是医学与公共卫生的结合部(图 2－1)。

在中国，预防医学的概念常常是广义的，甚至与公共卫生的概念是重叠的。因此，为明确区分两者的不同，国内的一级学科目录命名为公共卫生与预防医学。从学科目录来看，我国公共卫生和预防医学为一个一级学科，美国公共卫生与预防医学分属“健康专业及相关临床科学”和“住院医师项目”两个不同的一级学科。我国预防医学获本科学士学位，而美国预防医学获医学博士学位(表 2－1)。考虑美国公共卫生的学科设置与我国学科设置更为接近，所以本书主要进行了两者间的比较，未考虑美国的预防医学学科。

四、 健康战略与公共卫生教育

公共卫生工作的宗旨是维护群体健康，减少人类痛苦。它从根本上关系到人类和环境的相互依存关系，即人类与自然环境和社会环境的相互依存关系。它不仅强调个人健康观、健康技能和健康生活方式的发展，更强调人类生存的健康自然环境和社会环境，进而也关系到社会发展的可持续性和稳定性。这与国家健康战略的宗旨是一致的。因此，公共卫生教育是健康战略的一个关键组成部分，是提高国民素质的重要手段，也是承担建设健康社会的一个先决条件。通过公共卫生教育，有助于学生勇于承担建设健康战略的社会责任。公共卫生教育本身融合了社会科学、科学、数学、人文和艺术。同时，它也是发展书面和口头交流技能、批判性和创造性思维、量化和信息素养以及团队合作和解决问题的工具。它纳入了公民积极参与——包括地方和全球——文化交流能力以及道德推理和行动，同时为终身学习奠定了基础。公共卫生教育，树立了博雅教育的广阔视野。“健康美国人 2020”提出的“有教养公民和公共卫生倡议”，为更广泛的高等教育社区服务，为将公共卫生观点纳入全面的通识教育框架奠定了基础。公共卫生作为一个集众多学科于一体的动态研究领域，正在吸引着大学生的投入，吸引学生参与到现实世界中，独立解决实际问题，促进学生积极思考，提高实际技能和增强社会责任感。

表 2-1　中美高等学校公共卫生与预防医学学科目录比较*

学科	美国(CIP-2020)			中国(GBT13745-2009)
	公共卫生	预防医学		公共卫生与预防医学
一级	51 健康专业及相关临床科学	61 住院医师项目		330 预防医学与公共卫生学
二级	51. 22 公共卫生	61. 01 交叉住院培养项目	61. 23 预防医学住院医师项目	33011 营养学;33014 毒理学;33017 消毒学;33021 流行病学;33027 媒介生物控制学;33031 环境医学;33034 职业病学; 33037 地方病学;33035 热带医学;33041 社会医学;33044 卫生检验学;33047 食品卫生学;33051 儿少与学校卫生学;33054 妇幼卫生学;33057 环境卫生学;33061 劳动卫生学;33064 放射卫生学;33067 卫生工程学;33071 卫生经济学;33072 卫生统计学;计划生育学(8407170);33074 优生学;33077 健康促进与健康教育学;33081 卫生管理学;33099 预防医学与卫生学其他学科
三级	51. 2201 公共卫生,通用(MPH, DPH); 51. 2202 环境卫生; 51. 2205 健康/医学物理学; 51. 2206 职业卫生和工业卫生; 51. 2207 公共卫生教育和促进; 51. 2208 社区卫生和预防医学; 51. 2209 妇幼卫生; 51. 2210 国际公共卫生/国际卫生; 51. 2211 健康服务管理; 51. 2212 健康行为模式; 51. 2299 公共卫生其他	61. 0106 家庭医学/预防医学相结合的专业项目; 61. 0116 内科/预防医学相结合的专业项目	61. 2301 公共卫生和通用预防医学住院医师项目; 61. 2302 航空航天医学住院医师项目; 61. 2303 职业医学住院医师项目; 61. 2399 预防医学住院医师项目(其他)	33081 卫生管理学 3308110 卫生监督学;3308120 卫生政策学;卫生法学(8203072);3308130 卫生信息管理学;3308199 卫生管理学其他学科
学位	本科、硕士或博士	博士	博士	学士、硕士或博士

* 美国高校学科专业目录见 https://nces. ed. gov/ipeds/cipcode/Default. aspx? y=56;
中国高校学科目录见 http://std. samr. gov. cn/gb/search/gbDetailed? id=71F772D7D0A0D3A7E05397BE0A0AB82A。学科大类包括中国高校一级学科(3位代码)、美国高校中间学科专业类别(4 位代码);学科细分包括中国高校二级和三级学科、美国高校具体的学科专业。

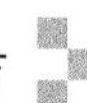

从专业角度看，现有的临床医学、预防医学教育体系不能满足应对疾病和重要公众健康问题的需要。我国现有的临床医学、预防医学教育体系是基于生物医学模式的传染病流行和急性疾病治疗基础上发展起来的，与当前生物因素、职业（环境）因素、行为因素和社会因素等共同作用引起的非传染性疾病预防控制需要的专业技能、知识和基础设施差距巨大，难以满足预防控制慢性病流行所需的早期筛查、健康咨询和长期随访、治疗的需要，也远远不能满足实际工作需要。

坚持人才战略，加强公共卫生队伍的能力建设[5]，要正视我国公共卫生人力资源队伍的现状。我国公共卫生队伍中，近年人员流失严重，现有队伍结构不合理（年龄、专业、知识），不同层级队伍专业能力亟待提高。另外，现场应急、科研、管理能力亟待加强，人才队伍政策亟待改善。要以需求为导向培养符合实际需要的预防和公共卫生人才。建议合理培养公共卫生专业人才队伍，从临床医学、社会学、心理学、生物学、政治学、经济学等专业人才中招生，用于培养具有硕士以上学历的高级公共卫生专业人才。培养具有处方权的公共卫生医师或者全科公共卫生医师和专科公共卫生医师，从事与疾病诊治有关的公共卫生人员，需要培养临床医学诊断和治疗能力，并纳入医师考核管理系统。

五、 健康战略下的公共卫生教育框架

基于国家健康战略，从通识教育（面向所有大学生）、医学教育（面向医学生）、专业教育（面向公共卫生学生）的角度，通过构建多阶段、多层次、多目标的高等公共卫生教育体系（图 2－2），来实施健康中国战略下的高等公共卫生教育。多阶段体现在针对教育对象的不同阶段——中小学生、大学生（所有大学生、医学生和专业学生）和研究生（专业学生），设定不同的教育目标——提高个体的健康素养水平、具备公共卫生意识和掌握基本能力、进行跨学科的学术研究，以此为基础进一步构建多层次的高等公共卫生教育体系——通识教育、医学教育和专业教育。这个教育体系从国际认证标准的角度，以核心胜任力为实质，来完善相关课程体系，包括思政教育标准、课程标准、项目标准和专业标准的制定（图 2－3）。

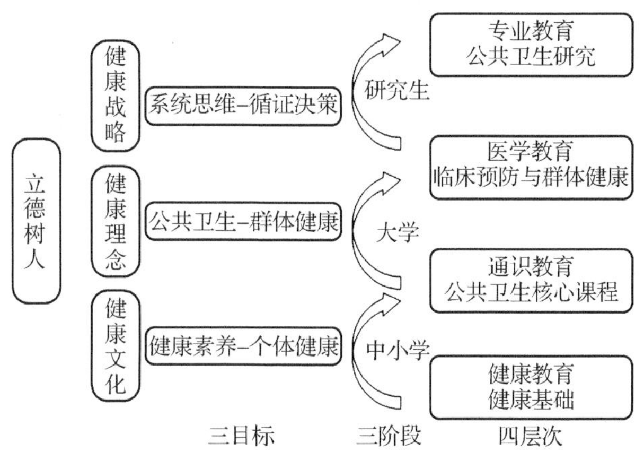

图 2－2　健康战略下的高等公共卫生教育框架图

（专业教育包括本科教育和研究生教育；图中显示是为了呈现教育的不同层次）

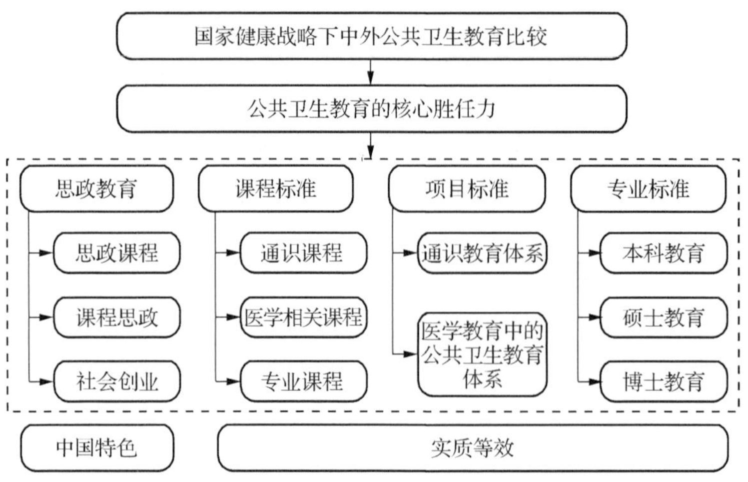

图 2-3 中国特色的高等公共卫生教育体系框架

(一) 教育之本在于立德树人

我国高等教育肩负着培养德智体美全面发展的社会主义事业建设者和接班人的重大任务,必须坚持正确政治方向,这意味着思想政治教育是创新人才培养的根基。贯穿于所有公共卫生教育体系的是以立德树人为根本,采用思政课程、课程思政和社会创业或社会实践等方式,切实把立德树人要求落实到各方面。公共卫生教育要培养学生的大健康、大卫生理念和健康的社会责任感,要强调学生的职业素养和科学精神。课程中要融入思政元素,围绕辩证思维、社会主义核心价值观、预防为主、社会责任意识等方面,突出课程的思政元素如医德、奉献、伦理、严谨、分享、合作、批判、公正、法制和诚信等,从而使学生在掌握专业知识和提高专业技能的过程中,塑造正确的健康观、科研观和四个自信。

(二) 明确教育目标的递进性

健康素养、公共卫生、循证和系统思维在逻辑上是递进的关系,从接受者、传播者、决策者的角度看待国家健康战略的实施,三者间没有绝对的分割,是相互交织、相互贯通的过程。

1. 健康素养　个人获得和维持健康的重要途径是提高健康素养。健康素养的公认定义是指个人获取、理解、处理基本的健康信息和服务,并利用这些信息和服务,做出有利于提高和维护自身健康决策的能力[6]。低健康素养水平与疾病发生紧密相关。2008 年,国家发布《中国公民健康素养——基本知识与技能(试行)》,成为各级医疗卫生机构向公众开展健康知识传播的重要依据。健康素养水平成为“健康中国 2030”的十三个指标之一,成为衡量国民健康的重要测量工具。随着学生在成长过程中暴露出来的健康问题,健康教育成为解决这些问题的基本策略。因此,大、中、小学的分层次健康素养教育是学校健康教育的核心内容。健康素养的重心是让民众接受健康知识、培养健康技能和养成良好的健康观。

2. 公共卫生　相对于个人健康而言,公共卫生不仅强调群体健康,还强调三位一体和整体性的生理—心理—社会健康含义,也包括道德健康,让人意识到人类所赖以生存的健康自然环境和社会环境。公共卫生通识教育,就是培养学生从系统科学角度,人类命运共同体的角度,去思考人类的健康问题,改变自身和他人的不良健康行为,承担健康国家的社会责

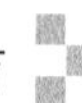

任。医学生可利用公共卫生的研究方法，去探求临床预防与群体健康问题，改变临床实践。公共卫生的重心是让民众主动思考和参与到国家健康行动中。

3. *循证和系统思维*　循证思维已被临床医学所接受，并快速融入公共卫生领域成为教育者的一种思考方法。循证医学主张“慎重、准确和明智地应用所能获得的最好的研究依据来制定患者的诊疗措施”。基于循证思维，意味着需要在教育过程中尽早引入证据的概念，运用科学判断、质疑的精神来评价证据，选择最佳的证据而不仅仅是证据[7]。系统思维是系统科学的重要思维方式，是解决21世纪复杂健康问题的重要手段[8]。它有助于找出健康问题的主要原因和次要原因，评价不同健康干预策略的短期和长期效果，从而更好地实施区域性的健康战略。循证和系统思维不仅是健康战略研究者和决策者的重要思维模式，也是健康接受者和传播者的重要思维工具，在公共卫生实践中发挥着重要的作用。

(三) 健康教育的外延——公共卫生教育

健康教育强调的是从个体的角度，而公共卫生教育强调的是从群体的角度，健康教育是公共卫生教育的基础和前提，公共卫生教育是健康教育的外延和保障，两者相辅相成。作为社会公民，不仅要关注个人的健康成长，更要关注社会健康发展，要有意识地培养个人的社会责任感、生态健康观、维护群体健康的知识和技能。从国家健康战略的角度出发，健康教育强调每个人的自身健康，公共卫生教育强调全民健康，更符合国家健康战略的宗旨，是实施健康战略的总体策略。

(四) 提高公众的公共卫生意识——通识教育

通识教育是一种跨学科的整合式的教育。它注重培养学生面对各种问题时具备的一种整合能力，即从整体和系统的角度看待问题，从多角度、多层次地了解社会生活和世界。公共卫生通识教育不仅融合了社会科学、科学、数学、人文和艺术，也发展了书面和口头交流技能、批判性和创造性思维、量化和信息素养以及团队合作解决问题的能力。面向高校的所有大学生，开展公共卫生通识教育，有助于培养学生树立大健康观，能够帮助自己和他人改变社会的不良健康行为；能够意识到系统的医疗保健、良好的营养、适宜的居住场所是个人和群体生存的必要条件，自然环境和社会环境的健康发展对个人和群体的重要性；了解影响健康国家的有利和有害因素，自觉采取有利于健康发展的倡议和行动。

(五) 夯实医学教育中的公共卫生教育

医学教育中融入公共卫生领域的教育内容和方法，是医学教育发展的必然趋势。美国预防教学和研究学会于2002年构建临床预防和群体健康课程框架后，就一直成为美国医学教育中公共卫生教育的核心框架。我国在2017年国务院办公厅发文《关于深化医教协同进一步推进医学教育改革与发展的意见》提出“引导医学生将预防疾病、解除病痛和维护群众健康权益作为自己的职业责任。”医学领域的专业认证自2002年启动以来，制定了《本科医学教育标准——临床医学专业(试行)》，促进了国内临床医学教育的公共卫生教育发展。

(六) 完善公共卫生专业教育体系

中国的公共卫生教育源于苏联模式的预防医学教育，受到了美国模式、欧洲模式(特别是苏联模式)和革命教育模式的多重影响,并在现有国情的背景下,逐渐形成了现有的公共卫生与预防医学教育体系[9]。从国外高等公共卫生教育的发展趋势看,以研究性教学模式为主的创新型人才培养模式已经逐渐成熟且在不断变革中,其主要特征是[10,11]:①系统开展公共卫生教育是实施健康国家战略的必然趋势。美国在 2010 年"健康美国人 2020"中提出健康教育路线图,以实现一个更健康的美国[12]。②逐步推进公共卫生教育认证是确保人才培养质量的必要措施。为了确保公共卫生学院创新型人才培养的质量,欧美国家实施了公共卫生学院的认证系统。认证标准客观可行,认证程序公开、透明,进而确保公共卫生教育的质量。③有层次构建公共卫生胜任力是公共卫生教育的核心要求。它根据卫生需求来确定毕业生应具备的能力,然后调整课程设置来培养学生的胜任力,并进行最后的评价。核心胜任力培养,有助于解决 21 世纪各国共同面临的卫生问题,提高跨专业的核心胜任力,如应对全球突发公共卫生事件、管理复杂公共卫生系统所需要具备的领导能力、沟通交流能力、分析能力和系统思考等方面的能力[13]。欧美国家提出的公共卫生教育包括基本核心胜任力和交叉领域[14]的核心胜任力。这既保证了必修课程的核心内容,又体现个性化、研究性为导向的灵活选修内容。围绕核心胜任力建设,美国一流大学的新生研讨课、通识教育课程、本科生科研、顶峰课程计划能够从宏观架构上保证学生本科四年能力发展的循序渐进[15,16]。④明确突出公共卫生实践主体地位是公共卫生教育改革的内在动力。无论是认证标准还是核心课程改革,均有系列的调研报告和专家小组讨论,把教学与科研很好地结合起来,强调以实践为基础和纽带,带动公共卫生创新型人才培养的发展和完善。

总之,探索健康战略下具有中国特色的现代高等公共卫生教育模式,既需要顶层的设计也需要在具体实施过程中开展有效的评价。这不仅有助于疾病预防控制体系人才的培养,以应对各种突发公共卫生事件,也有助于更好地为国家、为社会、为民众的健康服务,有步骤、有阶段地实现健康中国的愿景。此外,模式的推广更需要改革疾控现有体系,以吸引更多的人才投身于公共卫生事业。

参考文献

[1] Winslow C E. The untilled fields of public health[J]. Science, 1920, 51(1306): 23 - 33.

[2] 傅华. 预防医学[M]. 6 版. 北京: 人民卫生出版社, 2013.

[3] James W. Holsinger Jr., 赵莉, 李蕊, 等. 公共卫生与预防医学概念辨析[J]. 现代预防医学, 2011, 38(15): 3005 - 3006.

[4] 万川沸, 王维国, 樊立华. 刍议公共卫生概念及预防医学教育的发展趋势[J]. 中国公共卫生管理, 1995, 11(1): 13 - 16.

[5] 徐建国, 刘开泰, 陈博文, 等. 建立新型国家预防医学体系战略研究[J]. 中国工程科学, 2017, 19(2): 55 - 61.

[6] 姚宏文, 石琦, 李英华. 我国城乡居民健康素养现状及对策[J]. 人口研究, 2016, 40(2): 88 - 97.

[7] 黄利梅. 高校教师教育理念中的循证思维研究[J]. 社会科学论坛, 2015(6): 219 - 224.

[8] Homer J B, Hirsch G B. System dynamics modeling for public health: Background and opportunities[J]. American Journal of Public Health, 2006, 96(3): 452-458.

[9] Jin H, Dong G Q, Zou L L, et al. History and status quo of higher public health education in China[J]. Public Health Reviews, 2020, 41: 12.

[10] 金辉，沈孝兵，李涛，等. 美国本科公共卫生教育的发展现状[J]. 复旦教育论坛，2016，14(4)：108-112.

[11] 金辉，沈孝兵. 欧洲公共卫生教育的历史和现状[J]. 复旦教育论坛，2017，15(2)：108-112.

[12] Healthy People 2020. [EB/OL]. (2014-10-25)[2019-10-30]. https://www.healthypeople.gov/2020/leading-health-indicators/2020-lhi-topics/Clinical-Preventive-Services.

[13] 徐建国，刘开泰，陈博文，等. 建立新型国家预防医学体系战略研究[J]. 中国工程科学，2017，19(2)：55-61.

[14] Frenk J, Chen L, Bhutta Z A, et al. Health professionals for a new century: Transforming education to strengthen health systems in an interdependent world[J]. The Lancet, 2010, 376(9756): 1923-1958.

[15] 刘智运. 创新人才的培养目标、培养模式和实施要点[J]. 中国大学教学，2011(1)：12-15.

[16] 金辉，沈孝兵，梁戈玉，等. 美国公共卫生教育的学位与课程体系透视[J]. 中华医学教育杂志，2019，39(9)：716-720.

第二篇

高等公共卫生教育的发展史

读史明智，鉴往知来。

——《中国通史：读史明智 鉴往知来》

一部公共卫生的历史就是一部人类作为群体对健康和疾病体验和认识的历史。

——黄建始

第3章　美国高等公共卫生教育

随着人口结构改变、全球化影响和新科技的发展，公共卫生面临更多严峻的挑战。为了应对不断涌现的新挑战，美国结合自身的实际，通过对本国公共卫生教育的评估、反思和改进的循环过程，不断地调整公共卫生教育发展方向和实施方法。

一、发展简史

参照 Elizabeth Fee 的分类[1]，把美国公共卫生教育历史分成四个阶段：萌芽期（1872—1939年），早期创建的私立公共卫生学院；发展期（1935—1988年），联邦政府和州政府支持的公立公共卫生学院为主，开始推动专业认证、核心胜任力等改革的发展；成长期（1988—2003年），公共卫生教育改革框架基本形成；成熟期（2003—），美国公共卫生教育的改革目标和策略逐渐成熟起来。

（一）萌芽期

美国的公共卫生教育起源于19世纪后半叶。在快速工业化和城市增长期，很多城市遭受重大传染病（霍乱和伤寒）暴发的折磨，美国建立城市卫生办公室（或公共医疗保健服务部），从事传染病防控、供应清洁水和治理排水系统[2]。在1872年，纽约的一小群爱好者成立了美国公共卫生协会（American Public Health Association，APHA），建会的宗旨之一就是开展公共卫生教育来改进社区卫生。在20世纪初期，尽管医学院校蓬勃发展，但是缺乏专业公共卫生人员，只有少数大学如麻省理工学院和哈佛大学，提供公共卫生训练课程。1912年，由商人 Samuel Zemurray 捐资建立图兰大学热带医学与卫生学院（School of Tropical Medicine and Hygiene），但于1919年被并入医学院，直到1967年才形成独立的公共卫生与热带医学院。

1. Welch-Rose 报告　洛克菲勒基金会在早期扮演了关键角色，它的卫生委员会主席 Wickliffe Rose 通过调研提出，鉴于目前公共卫生人员的匮乏，应该发展公共卫生教育。1914年10月，他邀请的 Abraham Flexner（1910年的 Flexner 报告人）组织召开公共卫生教育委员会会议[3]。讨论的结果被 William Welch 和 Wickliffe Rose 进一步阐述，即 Welch-Rose 报告[4]。该报告成为美国公共卫生教育开始的标志和蓝图，初步明确了需要胜任力的新职业。

但是，该报告提出了两个相互矛盾的公共卫生人才教育愿景。Rose 计划提出建立全国公共卫生人才培养系统，以国立公共卫生学院为龙头，带动州立公共卫生学院，形成合作网络，并且强调以公共卫生实践为主。相反，Welch 计划效仿德国模式，设立卫生机构，注重科学研究和与综合性大学医学院的联系[5]。最终的结果是：①在 Flexner 的支持下，强调 Welch 的以科学研究为导向，在教育重心上偏向以生物医学为主，进而忽视了公共卫生的工程和环境、社会、政治等因素；②将公共卫生人员分为三类：行政官员、专业技术人员以及现场工作人员，强调他们都要接受相关教育训练；③在 Welch 强烈支持下，认为公共卫生行政官员应该具备医学背景。第三项后来被证明是无效的，它忽视了两种职业的本质不同，即盈利的临床医生不太愿意从事非营利的公共卫生领域。此外，鉴于 Flexner 报告对当代医学教育的灾难性认识，Welch-Rose 报告建议公共卫生学院独立于医学院[5]。

2. *早期情况* 在 1916 年，洛克菲勒基金会资助 John Hopikins 大学成立第一所公共卫生学院(School of Hygiene and Public Health)，随后陆续资助了哈佛大学、哥伦比亚大学、耶鲁大学等成立公共卫生学院，开展公共卫生教育。在 1920 年，APHA 建立公共卫生培训标准化委员会(认证的萌芽期)，调查一年后发现："整个公共卫生教育系统中最严重的缺陷是，对于几周的课程，某些机构不仅颁发公共卫生证书，甚至也颁发公共卫生博士学位，而其他机构几乎需要 3 年时间，似乎在该领域实施一些标准化形式是合适的。"[6]类似于 Flexner 报告的发现，以盈利为目的的公共卫生培训项目提供了有问题的学位。

(二) 发展期

1. *实践的重要性* 由于早期偏重科学研究，毕业生难以符合实际职业需要，美国 APHA 于 1932 年成立专业教育委员会，提出服务政府卫生部门的人力资源条件，制定国家统一标准，以调整公共卫生教育方向。[7]1935 年实施罗斯福新政和社会安全法案后，公共卫生服务开始得到联邦政府的资助。同时，联邦政府要求，各州从事公共卫生服务人员需接受至少一年的公共卫生专业训练，促使各校相继提供公共卫生硕士学位(Master of Public Health Degree, MPH)、培训大量的公共卫生实践人员，极大地推动了实践培训项目而不是研究项目的发展。1938 年，洛克菲勒基金会资助对当时的公共卫生教育进行质量评价，发表 Parran-Farrand 报告：依然缺乏公共卫生人员，建议建立区域性公共卫生学院，并强调以实践培训为主。[8]

2. *教育的黑暗期* 美国参加第二次世界大战以后，军中对公共卫生人力的需求大增，导致许多学校提供速成的公共卫生训练。这些短期公共卫生教育品质低劣，严重地影响了公共卫生教育的长期标准。如有些学程只需几个月或几个星期完成，有的学校以通讯方式提供学位，有的学校虚挂教师名单等。美国公共卫生学会专业教育委员会主席 William Shepard 将此时期形容为公共卫生专业发展的黑暗期。其间，为改善公共卫生教育质量，1941 年约翰霍普金斯公共卫生学院等 7 个学院联合组建美国公共卫生学院协会(Association of School of Public Health, ASPH)，在 2013 年更名为公共卫生学院和项目协会(Association of Schools and Programs of Public Health, ASPPH)。

3. *认证的开端* 从 1920 年标准化委员会建立，直到 1946 年才采用认证体系，主要是受到世界大战的影响和制约。认证在培养训练有素个体和提供满足国家公众健康需要数据中发挥重要的作用，Shepard 注意到，"在现代，这是第一次学习保持着教育秩序。自从成为公认的职业，我们一直庆幸我们的队伍中没有滥竽充数的人"。[7]1946 年，开始的公共卫生硕士认证包括 11 个标准，它是由 Charles Edward Wilnslow(现代公共卫生先驱)提出。[7]这

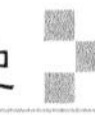

些标准的制定基础是基于“公共卫生不是医学或工程的分支，而是致力于社区服务的专业，涉及十几个不同学科的合作努力”。[9]尽管早期认证标准低于现有标准，但是它强调：学院必须同当地公共卫生服务紧密结合起来，并产生出高质量的成果。

4. 课程的设置 战后很多公共卫生学院关注到课程和核心课程的改革，如社会医学的兴起[10]，从而促使新核心课程纳入了健康问题的社会学和经济学特征。1950 年，公共卫生学院认证的整体特征是：它通过课程和现场实践的改革，为公共卫生实践者提供了很好的教育平台；但是另一个问题依然存在，不能吸引临床医生参与到公共卫生领域中。相反，招收的学生大多来自非医学专业教育的学生。Winslow 和同事们认为正是这些来自不同领域的学生给公共卫生带来了它的独特特征：“医生、牙医、护士、工程师、医学教育者、微生物学家、统计学家和营养学家都在一个学院学习并获得相同学位的事实，具有极其重要的意义。它为将来共同的社区服务提供了唯一真实的基础，构成了美国公共卫生哲学发展中最有意义的贡献之一。”[11]

5. 实践的价值 战争期间联邦政府资助生物医学领域的科学研究取得了一系列成功，促使战后政府的资助继续加大。第二次世界大战结束后，由于公共卫生学院面临财务困难、美国政府对生物医学研究的高投入、公共卫生实践发展的质疑等原因，为获得资金资助，美国公共卫生教育由强调实践转到以研究为中心。[12]直到 1958 年，公共卫生教育界意识到教育偏离实践的严重性，约翰霍普金斯及哈佛两校公共卫生学院院长，代表 ASPH 向国会寻求支持，最后国会同意每年给 ASPH 认证合格的公共卫生学院补助一百万美金。1960 年代人权运动的影响，公共卫生教育重新重视实践取向，社区心理卫生、对抗贫穷、提供基本医疗照顾等议题成为主流。

6. 认证的发展 在公共卫生学院增加的同时，其他形式的公共卫生教育也在增加。医学院、护理学院、教育学院、商业管理学院等也提供公共卫生教育。遗憾的是，大部分雇主并不太区分毕业生是否来自公共卫生学院。1973 年，尼克松总统决定缩减对公共卫生学院的补助，更是影响到公共卫生教育质量。因此，APHA 和 ASPH 于 1974 年共同设立美国公共卫生教育委员会(Council on Education for Public Health，CEPH)，专门负责公共卫生学院的相关认证。初期，CEPH 的任务主要是认证公共卫生学院，随后将社区医学、预防医学、卫生教育等项目纳入认证对象，从而保证了公共卫生教育的整体质量。

7. Milbank 报告 1976 年，Milbank 纪念基金会发表报告“Higher Education for Public Health”[13]提出系列问题：为什么专业教育和专业实践间没有紧密的联系？是教育变化还是实践模式要调整？医学院校的社区医学系能够发挥公共卫生学院的职能吗？公共卫生学院如此依赖于联邦资金，以至于他们的政策和项目受到金钱的影响而不再控制他们自己的命运吗？[14]它提出公共卫生教育系统的新三层结构，这类似于 1914 年 Wickliffe Rose 提出的公共卫生系统设计：公共卫生学院培养具有领导力的高水平人员；研究生项目培养大量专业人员，如公共卫生护士、卫生教育者、环境卫生专家等；本科项目培养初学者。[15]它也提出公共卫生三个核心领域：流行病与生物统计学，公共卫生相关的社会、政策、历史和哲学，公共卫生的管理与组织。该报告推荐学院应该帮助医学院和其他健康相关学院发展公共卫生的教学和研究，而研究应该置于公共卫生实践需求的背景下开展。[16]不过，由于里根总统继续削减公共卫生教育资助经费，该报告没有得到公共卫生领域的重视。

(三) 成长期

1. *未来公共卫生的报告* 1980年代中期,各界开始质疑公共卫生的角色,公共卫生体系开始自我反省。Milbank报告的12年后,美国医学研究院成立公共卫生未来研究委员会(Committee for the Study of the Future of Public Health),其发表的报告开启了新世纪公共卫生教育改革之门。[17]该报告关注公共卫生实践,强调加强针对实践者需求的教育项目;公共卫生学院应该同国家和地方卫生机构建立牢固的实践关系,以便于教师能够在这些机构承担专业职责、进行相关研究和在实践环境中培训学生。如同Milbank报告,该报告要求公共卫生学院在教育公共卫生实践者上为政府提供全方位服务。与Milbank报告不同,该报告要求公共卫生学院为实践者提供短期培训课程和继续教育课程。他们也建议学院提供公共卫生本科课程来吸引学生投身该领域。

针对此报告,约翰霍普金斯公共卫生学院联合10所大学、14个卫生机构,用一年时间完成"公共卫生学院/机构论坛"。该报告主要强调:课程设置应该以公共卫生事业的需求为导向,提出从业人员的胜任力标准;公共卫生学院应与当地卫生机构建立广泛的联系与合作,为学生提供更多的公共卫生实践机会。

2. *21世纪初期的报告* "9·11"事件后,美国社会更加关心大环境改变对公共卫生的冲击,诸如传染病暴发、生态环境恶化、基因改造食品、人口老龄化等。为了应对以上大环境变化的挑战,医学研究院于2001年再次成立委员会[18],主张重新思考健康的决定因素,以落实1988年报告书的建议。此外,医学研究委员会进一步评价公共卫生体系,发现存在许多重要缺失[18-19]:公共卫生法案更新速度太慢;公共卫生人员缺乏训练;社区处于被动状态;健康照顾体系缺乏公平与效率;职业健康存在问题;健康传播手段与高科技脱节;缺乏以社区为主的参与式研究。美国医学研究所的两篇报告建议核心课程要采用跨学科和跨学校的教学方法,逐渐形成终身学习的文化。报告还敦促公共卫生技能和概念要更好地融入临床医学、护理学和其他有关的卫生领域,要与当地的社区和决策者进行更多的交流,并传播到其他执业者、研究者、教育者和领导者中。重要的是,报告还呼吁要加大对公共卫生发展的联邦投资;提出大力发展本科公共卫生教育以及大学的通识公共卫生教育。[19]

二、 改革方向和应对策略

2003年以后,美国公共卫生教育推行了系列方针政策,以应对新世纪所出现的挑战,进而进入了成熟期阶段。具体表现为:

(一) 认证标准和专业认证考试

鉴于历史上公共卫生教育质量的参差不齐,特别是二战期间的教育黑暗期,美国公共卫生教育机构不断努力以期提高教育质量。目前,为提高公共卫生人员专业性和保证教育质量,主要采取两个策略,即实施公共卫生教育认证制度和举办公共卫生人员的专业认证考试。

初期CEPH认证主要是针对公共卫生学院。随着其他学院和机构也开展公共卫生教育相关项目,CEPH将其他机构以及其他项目,如社区医学、预防医学、卫生教育等,也纳入

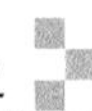

到认证对象，从而保证公共卫生教育的整体质量。此外，认证对象的层次从最初的MPH到博士以及到近期的本科认证，认证的程序和内容也在不断修订。表3-1为美国认证核心课程内容的变化，体现了认证机构对公共卫生教育核心内容的不断反思过程。美国的认证制度强调各公共卫生学院明确使命、目的、目标、课程规划、教学资源等内容。总之，美国的公共卫生教育认证已经形成了层次分明、特征明显的认证体系。

公共卫生专业人员的认证考试，目的是了解公共卫生学院毕业生是否真的具备公共卫生核心能力，同时促使学院调整教学方向，以提高公共卫生专业人员的专业性。参考临床医学教育及认证体系后，CEPH提出设置Certified in Public Health (CPH)的公共卫生资格认证体系。它是对公共卫生从业人员的学术能力与领导才能的一种综合评价。2008年8月，公共卫生资格专业认证考试正式启动。

表3-1　美国认证核心课程内容的变化(1946—2014)[20]

APHA 1946	CEPH 1974	CEPH 2014
1. 人体组织的自然功能 2. 不同寄生生活形式的自然行为 3. 自然环境 4. 社会和经济因素 5. 定量信息主要来源和它的定量描述和分析	1. 生物、自然和社会因素 2. 社会和行为科学 3. 卫生服务系统 4. 社区卫生需求 5. 信息收集、储存、检索、分析和传播 6. 环境监测、分析和管理	1. 生物统计学 2. 流行病学 3. 环境卫生科学 4. 卫生服务管理 5. 社会和行为科学

(二) 公共卫生胜任力发展

胜任力通常被视为包括所有系列的知识、技能、态度和其他特征来完成一个任务或课程学习或从事工作，而不仅仅是知识本身。[21]美国公共卫生认证标准的发展促进了公共卫生胜任力的发展。结合美国认证标准，人们意识到高等教育需要改变以学科或内容为中心的学习目标，应该将学习目标转变到以学生为中心和基于行为的胜任力上来。

至少自1990年以来，美国的许多地方都在研发公共卫生领域的胜任力。针对公共卫生教育，2004年美国ASPH开始研发公共卫生硕士学位的核心胜任力模型。[22]ASPH教育委员会最初组建6个工作组到后来的10个；从最初9个跨学科领域发展到2006年第二轮的12个领域，界定119个胜任力。其跨学科领域是：流行病学、生物统计学、环境健康科学、卫生政策与管理、社会和行为科学、沟通和信息、多元文化、专业能力、领导力、公共卫生生物学、项目规划和系统思考。

ASPH研发了系列胜任力和学习成果项目(表3-2)，并应用到CEPH认证流程中。许多胜任力模型已经得到了美国疾病控制和预防中心的支持。在政府机构和认证机构的支持下，ASPPH不仅建立了基本结构框架和胜任力规范措施，还积极鼓励和推进公共卫生职业胜任力模型的使用。在执行期间也发现了一些问题：大多数教师不熟悉胜任力为基础的教学和评估方法以及缺乏经验，是阻碍该模式成功的最大障碍；教职员工参与激励不足、竞争性优先权、整体变革阻力都是影响因素。[23]总之，研究发现执行胜任力模式时最有益的因素是使用通常的胜任力模型，即一套核心的一致的胜任力列表，有助于胜任力模式的推广。

表 3-2 ASPPH 公共卫生教育的不同层次胜任力模型

对象	模型	发表年份
本科生	Undergraduate Public Health Learning Outcomes Model	2011 年
硕士生	Master of Public Health Core Competency Model	2006 年
	Global Health Competency Model	2011 年
	Preparedness & Response Competency Model	2011 年
	Interprofessional Collaborative Practice Model	2011 年,2016 年
	Cultural Competence Model	2012 年
博士生	Doctor of Public Health Core Competency Model	2009 年
工作人员	Public Health Preparedness & Response Model	2010 年

(三) 实践为基础的公共卫生教育

历史上,美国公共卫生学院多次脱离公共卫生实践,导致专业人才培养质量不高,这可追溯到公共卫生学院的成立之初。20 世纪初,为解决从事公共卫生项目人员的缺乏正规培训、低工资和职业不安全感问题,美国成立第一个公共卫生学院,主要强调研究和专业培训。但是,大学学术地位的要求和新专业健全科学基础要求,强调研究的首要性和博士研究生教育;反之,公共卫生实践队伍的需求和专业人员跨学科培训是次要的。[24]这就必然导致公共卫生人力资源的需求得不到满足。庆幸的是,无论是在 ASPH 建立之初、Rose 报告,还是在认证的建立和发展时期,都强调公共卫生专业的实践特性。科学研究,应该是建立在实践基础上、以解决社区实践问题为目的的研究。公共卫生教育是专职教师和公共卫生服务机构人员的共同事业,只有以公共卫生实践为纽带,才能通过教学、研究和服务来确保公众的健康。1988 年、2002 年和 2003 年医学科研院调研报告都强调公共卫生学院要同实践基地建立牢固的实践合作。而在政府机构支持下,ASPPH 开展公共卫生学院/机构论坛以及建立实践委员会,推动以实践为基础的公共卫生教育。ASPPH 陆续推出 4 个报告用于指导公共卫生学院的教学、科研和服务:1999 年"Demonstrating Excellence in Academic Public Health Practice"、2004 年"Demonstrating Excellence in Practice-Based Teaching for Public Health"、2006 年"Demonstrating Excellence in Practice-Based Research for Public Health"和 2009 年"Demonstrating Excellence in the Scholarship of Practice-Based Service for Public Health"。

如今,在学校、公共卫生机构、卫生服务机构和其他以社区为基础的组织之间实践联系进展非常明显。Rice 和 Richilin 写道:"先用实践的智慧来告知学术。知识是从实践应用的复杂性和需求中产生。经验是学习和理解的源泉。实践智慧需要告知和丰富理论。理论与实践需要是相互的,相互依赖。"[25]

三、 公共卫生教育改革的启示

美国公共卫生教育改革,不但提高自身的公共卫生教育质量,也影响了全球各国对公共

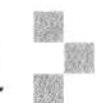

卫生改革的重视。这对面临同样挑战的中国公共卫生教育,具有十分重要的借鉴意义。

(一) 明确发展方向,理清教育现状

公共卫生教育不同于基础医学和临床医学教育,应有着自身鲜明的特色。美国公共卫生教育的历史围绕着以实践还是以研究为导向进行激烈的讨论,最终达成共识:重视实践为主,研究涵盖基础和应用,但应以解决实践问题为特色。可以说,美国公共卫生教育历史是不断评估、反思和改进的过程。这意味着要进行高等教育改革,就必然要进行教育现状的诊断和评估,明确现阶段教育的不足和发展方向,从而为未来的公共卫生教育发展奠定良好的基础。

(二) 建立认证制度,确保教育质量

认证是专业教育机构将其教学活动与社会目的联系起来的核心所在,它是高等教育评估体系的重要组成部分。美国公共卫生教育认证已经推行近 80 年,而欧洲公共卫生教育认证机构于 2010 年才开始,其他地区大多处于早期阶段。[26]从全球的视野来看,欧美国家的认证,都可以接受来自区域外学院的认证申请。如加拿大的阿尔伯特大学和 Fraser 大学、中国台湾的台湾大学等公共卫生学院选择了在美国认证。中国公共卫生教育依然处于认证的探索阶段,为提高教育质量,也面临着同样的抉择。

获得欧美认证的优点是:提升学院教学质量,达到与国际一流大学相同的教育内容和教育质量;提升国际知名度和获得认证成员学院的认可;通过认证后,享有相应的权利,如加深认证学院间的交流、合作,获得到对方学院深造的机会。对一些欲到欧美国家的学生来说,它具有竞争性优势,因为它符合职业要求,进而成为一些商业机构的市场营销战略。获得欧美认证的不足是:美国或欧洲发展的认证规范并不适合中国的环境;当判断本国的优先级时,一些要求是过度的,而另一些要求又是不足够的。

总之,立足于本国的认证,需要考虑:认证的目的是什么? 谁有权执行认证? 认证过程的透明度和可靠性有多高? 政府、专业协会以及其他利益相关者的角色是什么?[5]不可否认,全球统一的认证标准,有助于保持一致性、透明度以及公信力,有益于培养更多富有知识和实践的人才。

(三) 以胜任力为基础的教育模式

美国公共卫生教育的导向是以期望的学习目标来引导课程设置,从而培养学生必备的胜任能力。传统的课程设置,主要是由本专业的教师依据行业传统、优先目标和价值观念加以制订,并按照知识的最新进展进行相应修订,这是典型的课程设置决定教学目标,而不是由期望的学习目标来决定课程设置。美国推行的是以胜任力为基础的教育模式,它根据卫生需求来确定毕业生应具备的能力,然后调整课程设置来培养学生的胜任力,并进行最后的评价。

以胜任力为基础的教学模式,体现在高度个性化学习(灵活选择课程和学习方式)、重视教育结果、教育过程透明化。核心胜任力培养,有助于解决 21 世纪各国共同面临的卫生问题,提高跨专业的核心胜任力,如应对全球突发公共卫生事件、管理复杂公共卫生系统所需

要具备的领导能力、沟通交流能力、分析能力和系统思考等方面的能力。

(四) 重视实践训练，适应专业角色

从世界公共卫生教育发展史看，早期公共卫生教育起源有两类：一是以德国为代表，重点是把公共卫生教育建立在科学研究的基础上；二是以英国为代表，重点是卫生立法、卫生服务的组织与管理、公共卫生监督。[27]而美国在近代公共卫生教育的发展过程中，把两者有机地结合起来，提出基于实践的教学、科研和服务模式，极大地促进了学术公共卫生实践的发展。

因此，中国的公共卫生教育应该加强实践课程和在职训练。[28]在欧美国家，重视实践的MPH 教育是不可或缺的核心学位。欧美国家的认证制度均是起源于 MPH 认证，它是申请公共卫生学院认证的基本条件，也往往是世界公共卫生学院排名的依据。国内重科研轻教学的氛围，研究生培养重视学术型教育，教师注重科研及发表论文，导致公共卫生学院不重视实践训练，大部分学院教师缺乏实践经验。而以实践为纽带，可以很好地解决教学与科研相互矛盾的问题，共同地促进教学、科研和服务的发展。

(五) 重视团队合作

基于美国公共卫生教育的发展历程，来自不同学科的教育背景，共同参与公共卫生服务，折射出跨学科教学和培养团队合作精神变得愈来愈重要。传染病防控需要团队的领导调度来完成疫情监控、免疫接种、疫情控制、患者治疗以及社会基本需求的满足；非传染性疾病的防控需要流行病学家、统计学家、社工、护士、医师、治疗师和医疗顾问等多种人员的共同协作，提供完善的服务网络。这种团队合作不仅是专业内部合作，也需要跨专业合作。由于不同专业有独立的院系设置、不同的课程设置、职业群体的排外性、细化的学术方向和严格的资格认证标准，这些都会限制合作的可能性。学生的跨专业学习不仅包括毕业前的社会活动和学习过程，也包括毕业后的终身学习。公共卫生教育的实践应该体现团队合作精神，通过校企、校政、校事、校校等各种合作模式，把团队合作融入公共卫生教育中。

此外，美国的公共卫生教育史中，投资不足对卫生教育带来系列问题。公共财政是最主要的持久性经费来源。有鉴于此，我们不仅要提高公共财政的投入，还要提高使用效率。医学教育捐赠和个人投资，也是资金的重要来源。

总之，公共卫生教育是培养公共卫生人力资源的根本，也是实现人人享有卫生保健的保证。美国公共卫生教育的发展历程，积累了成功的经验与教训，这为中国公共卫生教育事业的发展提供了众多的启示。重要的是，公共卫生教育一定要立足于公共卫生实践，明确教育目的和目标，通过规范化的管理，提高教育质量，进而才能维护公众的健康。

参考文献

[1] [19] Kristine Gebbie, Linda Rosenstock, Lyla M. Hernandez. Who Will Keep the Public Healthy [M]? Washington: The National Academies Press, 2003.

[2] Bozikov J. European and North American Schools of Public Health-Establishment, growth, differences and similarities [J/OL]. (2016 - 06 - 03) [2018 - 05 -

05]. https://www.seejph.com/index.php/seejph/article/view/1839.

[3] Risse G B. Disease and discovery: A history of the Johns Hopkins school of hygiene and public health, 1916 - 1939[J]. JAMA, 1987, 258(24): 3568 - 3569.

[4] Welch WH, Rose W. Institute of Hygiene: a report to the General Education Board of Rockefeller Foundation [M]. New York: The Rockefeller Foundation, 1915.

[5] Frenk J, Chen L, Bhutta Z A, et al. Health professionals for a new century: Transforming education to strengthen health systems in an interdependent world[J]. The Lancet, 2010, 376(9756): 1923 - 1958.

[6] Abbott A C, Boyd M, Bristol L D, et al. Standardization of Public Health Training: Report of the Committee of Sixteen [J]. Am J Public Health, 1921(11):371 -375.

[7] Shepard W P. The professionalization of public health[J]. American Journal of Public Health and the Nations Health, 1948, 38(1_Pt_2): 145 - 153.

[8] Thomas Parran, Livingston Farrand. Report to the Rockefeller Foundation on the Education of Public Health Personnel [R]. Rockefeller: Rockefeller Foundation Archives, 1939.

[9] [11] Winslow C-EA. The accreditation of North American schools of public health: American Public Health Association [M]. New York: The Rockefeller Foundation, 1953.

[10] Iago Galdston. Social Medicine: Its Derivations and Objectives [R]. New York: The Commonwealth Fund, 1949.

[12] Fee E. Divorce between theory and practice: the system of public health training in the United States [J]. Cien Saude Colet, 2008, 13:841 - 52.

[13] [14] [15] [16] Milbank Memorial Fund. Higher Education for Public Health: A Report of the Milbank Memorial Fund Commission [R]. New York: Prodist, 1976.

[17] Institute of Medicine of National Academies. The Future of Public Health[R]. Washington: National Academy Press, 1988.

[18] Institute of Medicine Committee on Assuring the Health of the Public in the 21st Century. The Future of the Public' s Health in the 21st Century [R]. Washington: The National Academies Press, 2002.

[20] Goodman J. The history of European public health education accreditation in perspective [EB/OL]. (2015 - 12 - 07) [2018 - 05 - 05]. https://www.seejph.com/index.php/seejph/article/view/1802.

[21] Calhoun J G, Davidson P L, Sinioris M E, et al. Toward an understanding of competency identification and assessment in health care management [J]. Quality Management in Health Care, 2002, 11(1): 14 - 38.

[22] Calhoun J G, Ramiah K, Weist E M, et al. Development of a core competency model for the master of public health degree[J]. American Journal of Public Health, 2008, 98(9): 1598 - 1607.

[23] Calhoun J G, Wrobel C A, Finnegan J R. Current state in US public health competency-based graduate education[J]. Public Health Reviews, 2011, 33(1): 148 - 167.

[24] ASPH Council of Public Health Practice Coordinators. Demonstrating Excellence in Academic Public Health Practice[R]. Washington: Association of Schools of Public Health and the Bureau of Health Professions, Health Resources and Services Administration, 1999.

[25] Richlin L. New Directions for Teaching and Learning, Preparing Faculty for the New Conceptions of Scholarship [M]. San Francisco: Jossey-Bass Publishers, 1993.

[26] White F. The imperative of public health education: A global perspective[J]. Medical Principles and Practice, 2013, 22(6): 515 - 529.

[27] 梅人朗. 世界公共卫生教育的历史、现状和改革趋势[J]. 国外医学(医学教育分册), 1997(2): 1 - 7.

[28] 李立明, 李晓晖. 美国的公共卫生教育[J]. 国外医学(医学教育分册), 1997(2): 8 - 11.

第4章 欧洲高等公共卫生教育

美国公共卫生教育中的公共卫生学院是作为独立学术机构从事公共卫生专业的教育和研究，而欧洲公共卫生教育发展是受到医学界的影响并同卫生保健系统紧密相关[1]。本章回顾了欧洲公共卫生教育的发展历史和改革经验。

一、公共卫生教育简史

(一) 公共卫生学院

公共卫生学院(School of Public Health，SPH)既可作为独立机构，也可作为学术机构的一部分，它们的基础模式变化很大。比较美国和欧洲的SPH，这种差异就更加明显[1]。SPH起源于英国，它最初是从为传染病感染的海员提供卫生保健的慈善组织发展起来。这些机构逐渐地提供了系统化的卫生保健专业教育，那时的研究者主要关注热带疾病的病理。英国的伦敦热带医学院[2]和利物浦热带医学院[3]成立于19世纪末期(分别在1899年和1898年)，它们不仅是世界上最古老的热带医学院校，还是目前世界上最杰出的研究机构之一。随后于1927年建立了萨格勒布公共卫生学院，1929年在雅典建立国家公共卫生学院等[4]。不过，在第二次世界大战之前，欧洲大陆只有少数的SPH，分为两种类型：一种是隶属政府的卫生部门，是公共医疗系统中从事公共卫生研究和教育的一部分；另一种是隶属医学院/大学(作为一部分，如卫生系或社会医学系等)。可见，当时欧洲SPH从开始就隶属于医学专业(欧洲大多数国家至今依然如此)，这限制了非医学领域的发展，如社会学、卫生政策等。尽管公共卫生教育的研究生项目是来自不同背景的健康专家(医疗和非医疗的)，但是同美国教育模式相反，大多数欧洲人把公共卫生看作是医学专业的一个狭窄分支。

在WHO欧洲区域办公室的倡议下，欧洲SPH协会于1966年成立。该协会最初以法文命名，后来改为ASPHER(Association of Schools of Public Health in the European Region)。ASPHER逐渐成为公共卫生人力资源发展和与WHO及其他欧洲和国际组织合作的受人尊敬的欧洲组织，合作对象有欧洲公共卫生协会、世界公共卫生协会联合会、欧洲公共卫生联盟、欧洲健康管理协会、EuroHealthNet和许多其他组织。

1995年，APSHER秘书长Evelyne de Leeuw发现[5]：在中欧和东欧两种最常见类型是隶属医科大学的SPH和隶属卫生部分支机构的SPH，而其他类型在西欧最常见，包括隶属于医学院的SPH、卫生部指定以大学多个学院为基础的项目、隶属大学的独立研究和培训机构(实际上等同于美国认证过的SPH)。在中欧和东欧的一些国家，特别是新建立的国家，转向最后一个类型。此时的欧洲公共卫生教育模式已经发生改变，但是中东欧国家显示出两极分化:在一些国家已经建立美国型的SPH,而在其他地区由于历史原因,新建立的SPH依然隶属于卫生部。

(二) 公共卫生教育认证

第二次世界大战后,欧洲各国开始和解并形成目前的联盟,从而极大地促进了欧洲认证的发展[6]。1980年代和1990年代的欧洲运动为公共卫生学院的国际合作提供了良好的平台,如欧洲公共卫生培训论坛和欧洲公共卫生硕士(European Master of Public Health, EMPH)。

EMPH是ASPHER和WHO合作发展的一个欧洲项目,它是基于WHO的"人人享有卫生保健"原则建立的[7],被称为"新公共卫生"。本想让EMPH成为欧洲地区公共卫生教育和培训的标准,但是该尝试失败了。失败的原因是:学分转换机制不灵活;系统不接受来自其他机构的认证资格;没有考虑到国家间的多样性和各自的传统;欧洲地区不需要它,因为它可以整合到现有课程中;考虑到欧洲公共卫生培训项目的异质性,引入严格的质量评估和保证是不可能的[8]。因此,为增加欧洲不同国家教育系统间的透明度,ASPHER提出了认证概念。不过,当时并没有引入认证制度,而是在1992年由ASPHER负责建立欧洲各国间公共卫生教育的课程、模块、项目和机构间互认系统。1994年ASPHER建立了PEER(Public health Education European Review)系统,用作欧洲培训标准以及互认的专业资格标准。PEER是基于EMPH的反思[9],提出同EMPH一致的原则:关注硕士水平;反映出"人人享有卫生保健"的原则;学生应该从欧洲的视角看问题。

PEER不同于认证,它主要是通过学术同行进行质量改进的工具。虽然它最初目的是提供保证多家教育机构的质量方法,但是直到2001年才实现。此时,APSHER利用PEER进行"中欧和东欧公共卫生教学项目质量发展"研究,该项目不仅促进了核心胜任力的发展,也为认证提供了宝贵见解——如何使用PEER作为认证的发展框架[10]。随后,在几个欧洲合作伙伴的协议下,建立了认证工作小组。2005年,欧洲基金资助的leonardo da Vinci项目,重新修订了PEER标准;2009年ASPHER再次评估PEER标准。

2011年,欧洲公共卫生教育认证机构(Agency for Public Health Education Accreditation, APHEA)成立,它是基于ASPHER和其他四个公共卫生的非政府组织(欧洲公共卫生协会,欧洲公共卫生联盟,欧洲健康管理协会和EuroHealthNet)。最初,APHEA只关注公共卫生硕士认证。类似于美国模式,认证过程包含对核心课程内容的特定标准:介绍、方法、群体健康及其决定因素、卫生政策、经济学和管理、健康教育和促进、跨学科主题和最终的经历。这些领域是基于ASPHER早期提出的公共卫生核心胜任力发展而来的核心主题[11]。

2014年,APHEA回顾两年认证过程[12],优化了系统中PEER标准的早期原则,并引入两个新内容:课程认证,它取代了最初的合格标准,以确保课程包含现代公共卫生所需要的基本结构和核心内容;机构认证,评估一个机构在教育、研究和服务领域与地方、国家、地区或国际环境的关系,即"社会责任"[13]。这种发展同美国模式相反,美国先是机构认证,然后是项目认证。

到目前为止,APHEA的职责是按照PEER的第一原则和第三原则。然而,对于未来的发展,仅仅关注硕士水平认证是不够的,APHEA提议进行本科和博士水平的认证。

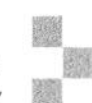

APHEA 也开始磋商发展培训项目认证。PEER 的第二个中心原则是基于 1970 年代的“人人享有卫生保健”，它已经被随后的 WHO 基本公共卫生行动所覆盖[14]。因此，可以用该行动来代替原有的目标。

二、 公共卫生教育认证

欧洲公共卫生教育认证包括五个方面：课程认证、硕士认证、学院认证、继续教育和培训认证、本科认证。课程认证既可作为一个独立的课程质量评分，也可以作为项目和学院认证过程的先决条件。硕士认证和学院认证需要为期 6 年认证。继续教育和培训认证需要为期 3 年认证。而本科认证只是在计划中，还未正式开始。

(一) 课程认证

申请学位或机构认证前，必须向 APHEA 递交申请课程认证[15]。课程认证由 APHEA 评估认证委员会评估，它是在现场团队和/或由 APHEA 董事会批准前完成。

1. 认证过程　递交正式申请给 APHEA 秘书处，机构秘书处确保申请书所有部分是清晰的和完整的；一个简短的报告送给两个外部评审员，并基于报告模板进行评审；外部评审员的简短报告递交给认证委员会，并在每两个月召开一次(或指定时间)的会议上进行讨论；认证委员会将给出是或否的决定。通过的申请，将进入到下一阶段认证；不通过的申请将被告知，允许 24 个月后再次申请；通过的申请将从 APHEA 获得证书并在 APHEA 网站上公布。

2. 核心课程　整个欧洲核心课程内容将包括一系列的学科或内容(表 4－1)，它罗列了每个核心领域的一系列胜任力。

表 4－1　欧洲核心课程列表

核心领域	课程胜任力和学习领域
A. 导论	公共卫生导论
B. 公共卫生方法	流行病学方法、生物统计学方法、定性研究方法、调查方法
C. 群体健康和影响因素	环境科学(物理、化学和生物因素)、传染病、非传染性疾病、职业卫生学、社会和行为科学、卫生风险评估、健康不平等
D. 卫生政策、经济和管理	经济学、卫生医疗系统规划、组织和管理、卫生政策、卫生服务筹资、卫生项目评估、健康目标
E. 健康教育和促进	健康教育、健康促进、健康保护和监督、疾病预防
F. 交叉学科	公共卫生生物学、法律、道德、衰老、营养、妇幼卫生、精神卫生、人口统计学、计算机技术、卫生信息学、领导力和决策、社会心理学、全球公共卫生、市场营销、沟通和宣传、健康人类学、人权、项目规划和发展、公共卫生基因组学、技术评估
G. 整合经验，见习/实习/论文/考试等	教师(全职或兼职)指导

(二) 项目认证

项目认证是指认证的项目至少经过一轮循环的项目,达到硕士水平或相当于一个“公共卫生硕士”(包括 MPH,MSc,公共卫生管理,公共卫生流行病学等)。项目认证步骤包括[16]:项目课程认证、全面的自我评价和 2 天的专家现场参观。项目认证期限是 6 年。

1. **认证过程** 如果一个项目先前没有被 APHEA 认证过,则该申请必须递交材料表明该项目已经通过课程验证;学校由 APHEA 秘书处通知是否通过了课程验证阶段;如果通过课程验证,项目开始进行分析性的自我评价。完成该阶段需要 4—6 个月,如果必要可以延长;APHEA 秘书处通知学校,设置提交最后自我评估报告的期限;学校自我评估报告提交给 APHEA 秘书处;APHEA 秘书处通知学校审查小组有关的组员,询问有关利益冲突的情况;APHEA 秘书处把申请的自我评估报告和实地考察的背景材料发送给每个审查小组成员;实地考察前一个月,学校初步制订实地考察日程并向 APHEA 秘书处咨询;评审小组进行实地考察和确定自我评价报告的有效性。在实地考察最后,审查小组主席向学校官员报告主要发现;APHEA 秘书处同审查小组主席一起准备实地考察报告的初稿,并由组员完成/修改;最终报告提交给学校,邀请项目主任在 14 天后准备书面回应,来解决报告中的所有错误和遗漏;在转发给认证委员会前,学校的修改与审查小组主席讨论,在适当的情况下纳入报告的最终版本;认证委员会在下次会议上评审报告,并对项目认证提出建议;认证委员会把该建议转发给董事会来做出最终决定;APHEA 秘书处向学校的董事和官员告知最终决定;APHEA 秘书处邀请项目负责人评价审查过程;如果一个项目被批准,最后的决定和最终报告公布在 APHEA 网站。学院可以在学院的网站上发布最终报告,但必须要有 APHEA 标志;如果一个项目以前是被批准的,那么在认证失效的前两年,APHEA 秘书处通知学校,该项目将需要再次审核。

2. **认证结果** 认证结果类似美国的认证结果,具体分为:通过——认证项目符合所有适用的最低认证标准;未通过——认证项目不符合认证标准,可以 2 年后再次申请;临时/有条件通过——认证项目已经被认证通过,但是无法继续实现其使命和目标,或者在再次认证时以及中期报告时达不到认证标准,或者初次认证时存在缺点,但是在合理时间内予以纠正。延长期限——基于中期报告,董事会决定延期认证,直到中期报告表明项目取得显著进展、符合认证标准。撤销认证——认证项目不满足继续认证的标准或拒绝在适当的时间内再次评估该项目。延迟认证——为做出认证决定,董事会需要提供进一步的信息。

3. **项目认证标准** 七个不同的标准可再分为几个亚标准,所有这些标准都要求在自我评价报告、要求的文档和其他来源信息中有所体现。

标准一:项目的管理和组织 管理、组织机构和流程适合完成项目的目的和目标,与主办机构的政策和要求一致。

标准二:公共卫生项目的目的和目标 项目有清晰的结构化的项目目的或一系列项目目标,有利于公共卫生胜任力的发展,应对变化的环境、证据、群体的健康需要和需求。

标准三:课程 课程、学习目标、教育方法(教学理念)、评估过程和结果,与公共卫生项目目的和胜任力要求一致。

标准四:学生和毕业生 项目有招生、入学、支持和随访的政策和流程,并能定期评估和

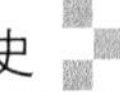

修订。

标准五：人力资源　教学和辅助人员的特征和数量是适合的，可以满足项目目的、胜任力要求以及持续发展的需要。

标准六：支持性服务、预算和设施　住宿、预算和设施充分实现项目目的、胜任力要求和学习目标，其教育方法有效果和有效率。

标准七：内部质量管理　存在内部系统，确保质量和支持政策发展、决策和行动。

（三）机构认证

机构认证于 2014 年 9 月推出。它关注该机构能够为公共卫生学术、研究和服务提供坚实的结构或基础。“机构”一词通常是指学术单位，独立的或一个大学或机构的一个组成部分；它通常包括学院、科室、系、研究所、中心或大学。机构认证的步骤：验证所有的公共卫生硕士项目、自评报告、3 天的实地考察。机构认证期限是 6 年。具体认证过程、认定结果和认定标准与项目认证类似，这里不再阐述。

三、公共卫生核心胜任力

（一）核心胜任力发展历程

尽管在欧洲已经建立类似美国的学术机构授予本科和/或硕士学位，但是另一至关重要的问题依然存在：如何为毕业生提供明确的就业机会。在博洛尼亚实施进程（Bologna Process）中，一些欧洲国家实际上已经引入了大量的本科和研究生公共卫生研究项目，但遗憾的是通常缺乏清晰的胜任力定义。在一些国家（如阿尔巴尼亚），由于毕业生无法就业，新成立的公共卫生高等教育项目被取消。在克罗地亚，公共卫生教育分为学士和硕士，但是由于学士缺乏明确的工作定位，90%学生继续在该领域从事硕士学习。两个阶段的整合实际上已经分裂了先前博洛尼亚进程时代的“激情”。

2000 年，为评估中东欧地区的教学项目，以改进当地的公共卫生教育质量，APSHER 开展了“中欧和东欧公共卫生教学项目质量发展”研究[17]。基于该项目的研究结果，APSHER 于 2006 年开始制订欧洲公共卫生教育的核心胜任力，即欧洲公共卫生核心竞争力（European Public Health Core Competences，EPHCCP）和欧洲公共卫生参考框架（European Public Health Reference Framework，EPHRF）。2006 年，ASPHER 的欧洲公共卫生核心竞争力项目，召集超过几百位欧洲公共卫生老师、科学家和从业人员。第一轮，所有 ASPHER 成员学校被分为 6 个工作组，形成胜任力的最初列表[18]。随后，2008 年 4 月在丹麦的奥尔胡斯会议，来自 27 个欧洲国家的卫生决策者、教师和科学家参与讨论；同时最初的国家实践者——教师系列工作组分别在斯洛文尼亚和苏格兰举行研讨。这些活动形成了第二轮的胜任力列表[19]，在同年的巴黎会议上提出。ASPHER 胜任力工作组代表欧洲的四个部分，使列表更容易在不同的群体和卫生系统框架中实现。列表进一步发展成更清楚的概念和术语，而且为避免重复，提出了 MPH 核心胜任力列表和公共卫生职业人员胜任力列表[20-21]。最后，在 2012 年 9 月欧洲第 62 届区域委员会上批准它们作为所有欧洲 WHO 成员国公共卫生教育的基础，并纳入 WHO 欧洲行动计划一加强公共卫生能力和服务[22]。

在2013年，WHO欧洲委托ASPHER负责确保提供有足够胜任力的公共卫生人力资源（基本公共卫生工作7号，Essential Public Health Operation，EPHO）。Birt C等人阐述了欧洲核心胜任力发展的详细过程[23]。此外，因为该列表目的是在欧洲公共卫生人力的发展中扮有重要角色，如同WHO欧洲的健康2020策略，ASPHER也评论了将来欧洲公共卫生人力发展的政策和公共卫生服务体系，包括胜任力列表的关键作用[24]。

此时，欧洲大部分国家已经改变了对公共卫生的认识（部分中欧和东欧国家还未改变），即公共卫生不单纯是医疗问题，而是属于更广泛的学科领域。实际上，公共卫生本质上是多学科的，它利用各种非医学专业的独特性形成一个独有的职业——这不意味着医学的贡献不是至关重要的[25]。因此，公共卫生胜任力系统必须与欧洲不同职业背景的公共卫生人力资源教育需求相关联，也必然要与获取公共卫生学位的教育需求相关。此外，胜任力不仅与公共卫生学术相关，还要与公共卫生实践紧密相关，否则它不太可能得到使用或长期保存下来。

（二）核心胜任力基本内容

面临21世纪各种威胁人群健康的挑战，欧洲APHEA提出改善人群健康的干预措施——EPHOs，进而形成了胜任力框架。该框架界定了公共卫生职业，识别了关注公共卫生的不同医学职业——医生、护士、助产士、牙医等，以及关注公共卫生的非医学职业——教师、警察、建筑师等。

欧洲胜任力列表的主要结构是：公共卫生方法-定量和定性方法；群体健康及它的社会和经济影响因素；群体健康及它的物理、放射、化学和生物-环境影响因素；卫生政策、经济学、组织理论和管理；健康促进、健康教育、健康保健和疾病预防；道德。

ASPHER把胜任力列表看作是潜在有用的信息来源，可用于：公共卫生教育标准的设置和课程开发；整个欧洲公共卫生培训和实践的标准化；培训完成阶段的评价指标；公共卫生职业的角色界定和标准化；公共卫生职位空缺的候选人标准；促进整个欧盟公共卫生专业人员的流动。此外，ASPHER也强调胜任力列表要具有普适性、可测量的特征。

ASPHER承认在整个欧盟及其他地区，仍然缺乏对公共卫生专业人员潜在角色的理解，一套普遍接受的共同的核心胜任力有助于达成更广泛的共识：高质量公共卫生培训的本质；公共卫生实践和研究中期望的适当绩效标准；欧洲公共卫生专业的核心特征；公共卫生专业人员在机构、社区、国家和地区的需求评估；估计公共卫生人力资源的大小；评价如何满足专业人员需要。

针对上述情况，ASPHER目前在胜任力领域的项目包括：

• 细化胜任力列表：细化EPHCCP和EPHRF列表；推进公共卫生实践胜任力列表。

• 测试胜任力列表：开发在学校、国家和欧洲层面的胜任力测试方法和组织。考虑人口健康和公共卫生系统的地理变化，工作组与EuroHealthNet或欧洲健康管理协会合作，分别在公共卫生人力资源代表、其他公共卫生利益相关者中进行测试；召开系列研讨会和公共卫生学院会议，与参会代表讨论公共卫生能力建设的重要性和必要性。

• 推行胜任力列表：计划一系列会议与欧盟委员会、WHO、成员国的代表达成共识，确保项目的可持续性，甚至向其他地区进行推广。

此外，大多数其他列表也关注了公共卫生实践的特定领域，如欧洲疾病防控中心的胜任力列表[26]和健康促进领域的胜任力列表[27]。这些列表不仅对特定领域的发展有贡献，对ASPHER 制定公共卫生核心胜任力列表也会有所贡献。

四、公共卫生教育改革的启示

欧洲公共卫生教育最明显的特征体现在发展的多样性、广泛性和迅速性。在推行公共卫生教育认证和核心胜任力的同时，它重点强调了公共卫生学院应该与实践机构紧密合作以及交叉学科的相互作用。这对面临同样挑战的中国公共卫生教育，具有十分重要的借鉴意义。

(一) SPH 模式

欧洲 SPH 模式的多样性可折射出欧美公共卫生教育的差异性：一是 SPH 同医学院的关系，欧洲 SPH 大多隶属于医学院，而美国 SPH 大多独立于医学院；二是对公共卫生的认识，美国把公共卫生看作是独立的专业，欧洲大多是把公共卫生看作是医学专业的分支[1]。无论国际还是国内均存在不同模式的 SPH，这取决于学院的目标与任务。实际上，国内独立的 SPH 不同于欧美大学独立的 SPH。不同于国外的本科公共卫生教育[28]，国内 SPH 的本科以预防医学教育为主，大量的基础医学和临床医学课程，依赖于医学院的教学；而欧美国家的本科公共卫生教育以通识教育加专业教育为主。此外，国内 SPH 研究生(MPH 等)招生受限于本科专业方向，不如国外 SPH 研究生招生的灵活性，进而不能完全满足现代公共卫生人才培养的需求。

(二) 教育认证

欧洲的公共卫生教育认证落后于美国[1]，这与欧洲各国经济、政治和文化的巨大差异性、制定和推行统一公共卫生教育标准的复杂性有关。博洛尼亚进程推动了欧洲教育的一统化发展，也促进了欧洲公共卫生教育的发展。此外，对公共卫生教育质量的关注，也是欧洲教育认证发展的必要保证。其中 EMPH 和 PEER 系统为随后的欧洲公共卫生教育认证发展奠定了基础。值得注意的是，欧洲公共卫生教育认证涉及了五个方面，甚至明确了课程的认证标准，这为欧洲公共卫生教育的规范化、高教育质量提供了保证。

尽管国内的公共卫生教育尚未实行认证制度，但是欧洲公共卫生教育的认证标准(适用发达和不发达国家)为我国认证标准的制定和公共卫生教育质量的改善，提供了很好的借鉴意义。

(三) 核心胜任力

教育的目的是培养健全并具有一定专业能力的人。前者是通识教育的核心目的，而后者就是专业的核心胜任力，与毕业生的就业紧密相关。明确的核心胜任力才能保证公共卫生专业教育和培训的质量，才能达到统一的认证标准。可以说，核心胜任力的制定是推行公共卫生教育认证的前提。欧洲经过三轮的论证[18-20]，各国卫生官员、实践者和教学人员的积极参与，制定了适合欧洲公共卫生人力资源的系列核心胜任力列表，如 MPH 和公共卫生职业人员的列表。这些列表不仅成为大学公共卫生教育的核心课程依据，也是欧洲公共卫生职业人员的核心标准，并纳入欧洲健康发展战略中。

相对于欧洲的核心胜任力发展，国内公共卫生核心胜任力研究仅处于早期的探索阶段。国内的核心课程设置偏重于生物医学教育，忽视非医学课程的设置。学院与实践单位的不断脱节，致使 SPH 培养的毕业生远远不能适应现代公共卫生实践所面临的挑战。因此，国内公共卫生教育的核心胜任力建设，必须要与政府卫生机构、疾病预防控制中心、社区卫生服务中心等机构进行紧密合作，共同讨论来制定核心胜任力列表，并在实践中进行不断地检验。

(四) 公共卫生实践

无论是公共卫生教育认证，还是公共卫生核心胜任力发展，都离不开公共卫生实践。实践是公共卫生教育发展的源头。但是，SPH 的发展注重学术研究、学院派教学，强调科学的课程(如流行病学和统计学等)，忽视了实践教学、非学院派教学以及其他课程(如卫生经济学和卫生项目评价等)。这些加剧了学院与实习单位间的脱节。这不仅在欧洲公共卫生教育的历史中出现，也是国内目前的公共卫生教育现状。欧洲 SPH 与 WHO、各种协会以及地方卫生部门的紧密合作，聘请校外人员授课，联合建立校企、校政等研究机构，为我国的公共卫生实践改革提供了成功的模式。

总之，尽管欧洲公共卫生教育的发展还有待完善，但是它所积累的经验与教训，为中国公共卫生教育事业的发展提供了众多的启示。公共卫生教育一定要立足于我国的公共卫生实践，明确教育目的和目标，通过规范化的管理，提高教育质量，为实现健康中国提供有利的支撑。

(主要内容原发表于《复旦教育论坛》，标题为“欧洲公共卫生教育的历史和现状”，2017 年第 2 期。)

参考文献

[1] Bozikov J. European and North American Schools of Public Health-Establishment, growth, differences and similarities [J/OL]. (2016 - 06 - 03) [2018 - 05 - 05]. https://www.seejph.com/index.php/seejph/article/view/1839.

[2] London School of Hygiene & Tropical Medicine. Introducing our School [EB/OL]. (2018 - 05 - 05) [2018 - 05 - 05]. http://www.lshtm.ac.uk/aboutus/introducing/index.html

[3] Liverpool School of Tropical Medicine. History [EB/OL]. (2018 - 05 - 05) [2018 - 05 - 05]. http://www.lstmed.ac.uk/about/history

[4] Rockefeller Foundation. 100 years of the Rockefeller Foundation [EB/OL]. (2018 - 05 - 05) [2018 - 05 - 05]. http://rockefeller100.org/exhibits/show/health/rockefeller-sanitarycommissio.

[5] de Leeuw E. European schools of public health in state of flux[J]. The Lancet,

1995，345(8958)：1158－1160.

[6] Goodman J. The history of European public health education accreditation in perspective [EB/OL]. (2015－12－07) [2018－05－05]. https://www.seejph.com/index.php/seejph/article/view/1802.

[7] Eskin F, Davies A M, on behalf of the ASPHER/WHO Task Force. Steps towards the development of European standards for public health training[J]. European Journal of Public Health, 1991, 1(2): 110－112.

[8] Cavallo F. Public health training in Europe: Development of European Masters degrees in public health[J]. The European Journal of Public Health, 2001, 11(2): 171－173.

[9] Bury J, Köhler L, de Leeuw E, et al. The future of ASPHER collaboration in European public health training[J]. Journal of Public Health, 1994, 2(2): 119－130.

[10] Otok R, Levin I, Sitko S, et al. European accreditation of public health education[J]. Public Health Reviews, 2011, 33(1): 30－38.

[11] Birt C A, Foldspang A. The developing role of systems of competences in public health education and practice[J]. Public Health Reviews, 2011, 33(1): 134－147.

[12] Goodman J D, Muckelbauer R, Müller-Nordhorn J, et al. European accreditation and the future public health workforce[J]. European Journal of Public Health, 2015, 25(6): 1112－1116.

[13] Boelen C, Woollard B. Social accountability and accreditation: A new frontier for educational institutions[J]. Medical Education, 2009, 43(9): 887－894.

[14] [22] World Health Organization. European action plan for strengthening public health capacities and services [R]. Copenhagen: WHO Europe, 2012.

[15] Agency for Public Health Education Accreditation. APHEA Validated Curriculum [EB/OL]. (2019－05－05) [2019－05－05]. http://www.aphea.net/Pages/A2.CURRICULA/Curricula.html

[16] Agency for Public Health Education Accreditation. APHEA Accredited Master [EB/OL]. (2019－05－05) [2019－05－05]. http://www.aphea.net/Pages/A3.PROGRAMMES/Programmes.html

[17] Goodman J, Overall J, Tulchinsky T. Public Health Workforce Capacity Building, Lessons Learned from "Quality Development of Public Health Teaching Programmes in Central and Eastern Europe" [R]. Brussels: ASPHER, 2008.

[18] Foldspang A. Provisional Lists of Public Helth Core Competencies. European Public Health Core Competencies Programme (EPHCC) for Public Health Education [R]. Brussels: ASPHER, 2007.

[19] Foldspang A. Provisional lists of public health core comeptecirs. European Public Heath Core Competencies Programme (EPHCC) for Public Health Education [R]. Brussels: ASPHER, 2008.

[20] Birt C, Foldspang A. European Core Competences for Public Health

Professionals (ECCPHP) [R]. Brussels: ASPHER, 2011.

[21] Birt C, Foldspang A. European Core Competences for MPH Education (ECCMPHE) [R]. Brussels: ASPHER, 2011.

[23] Birt C, Foldspang A. Philosophy, Process, and Vision. ASPHER's European Public Health Core Competences Programme [R]. Brussels: ASPHER, 2011.

[24] Foldspang A, Otok R. ASPHER's position paper concerning: The new European policy for health-Health 2020 (Draft 2), and The European Action Plan for Strengthening Public Health Capacities and Services [R]. Brussels: ASPHER, 2012.

[25] Birt C A, Foldspang A. Public health capacity building: Not only the property of the medical profession[J]. European Journal of Public Health, 2009, 19(3): 232-235.

[26] European Centre for Disease Prevention and Control. Technical Document: List of core competencies for intervention epidemiologists [R]. Stockholm: European Centre for Disease Prevention and Control, 2007.

[27] European Agency for Health and Consumers (EAHC). Developing consensus on competencies and professional standards for health promotion capacity building in Europe (CompHP) [EB/OL]. (2010-06-01) [2018-05-05]. http://www.iuhpe.org/uploaded/Activities/Cap_building/CompHPnewsletter_June2010WEB.pdf.

[28] 金辉，沈孝兵，李涛，等. 美国本科公共卫生教育的发展现状[J]. 复旦教育论坛，2016，14(4)：108-112.

第 5 章　中国公共卫生与预防医学教育

随着全球经济及医学的迅速发展、人类疾病谱和医学模式的转变以及高等教育改革的不断深入，对现代公共卫生教育提出了新要求[1]。如何传承以往公共卫生教育的经验，创新发展现有的公共卫生教育模式，应对 21 世纪的公共卫生挑战，是十分必要而又迫切的问题。本章系统回顾当代中国高等公共卫生教育的发展历程，重点是以预防医学本科教育的历史进程为线索展开。

一、起源

中国人民在与自然和疾病的长期斗争中，不仅积累了大量疾病治疗经验，也树立了疾病预防的思想，如《黄帝内经》中的"治未病"。在 20 世纪初，由于当时不重视它，导致传统的中医理论和教育模式不足以应对现代公共卫生发展所带来的挑战。从中国社会经济政治变革的需要出发，通过引入西方的公共卫生教育模式，形成了中国早期的高等公共卫生教育。

现代公共卫生的理论和实践产生于人类对科学革命和工业革命副作用的应对反应，发展于人类现代化的过程中。20 世纪初期，国内公立和私立大学引入西方的教育模式，它主要是为医学生提供公共卫生教育。诸如 1907 年上海德文医学堂(同济医学院前身)[2]、1912 年国立北京医学专门学校(北京医学院前身)[3]、1914 年私立华西协和大学医科(华西医学院前身)[4]、1927 年国立第四中山大学医学院(上海医学院前身)[5]等，通过建立公共卫生科/课程组来开设疾病预防、环境卫生和妇幼保健的课程，创建公共卫生教学实验区，为医学生开展现场实习工作。1923 年北京协和医学院[6]公共卫生系兰安生教授参与创立的北京第一卫生事务所(1925 年)和河北定县农村卫生实验区(1929 年)，成为我国公共卫生教育与实践相结合的城市和农村典范。"这种内源性生长是教育者融会中西文化，将外来教育资源本土化、民族化的一种探索"[7]。但是受到当时中国内战和抗日战争等社会政治因素影响，这些探索时断时续。

中国共产党人在革命战争环境下积极探索，形成了符合中国实际和中国共产党人教育理念的"革命教育模式"[8]。针对当时的特殊背景，该教育模式注重思想政治教育，强调教育与生产劳动相结合，强调面向大众，注重实用教育，这对后来的高等教育改革产生了深远影响。1931 年 11 月江西瑞金的中国工农红军卫生学校成立，它开办了卫生班和预防保健班。在中国共产党的领导下，该校培养了一批部队公共卫生干部。该校历经多次迁校和改名，直到 1949 年改名为中国医科大学卫生学系。它是我国公共卫生教育领域建立的第一个卫生学系，标志着新中国正规预防医学教育体系的初步构建[9]。正是"中国共产党努力将源自苏俄的马克思主义中国化和本土化，根据地的革命教育实践成为另一种内源性发展，并成为1949年之后新中国教育的资源”[7]。

二、当代高等公共卫生教育历史

中国公共卫生教育依附于高等医学教育机构并受到高等教育发展过程的影响，其发展阶段可大致分为：一是20世纪80年代以前的计划经济时期；二是80年代至90年代后期的改革开放及经济转型时期；三是21世纪初至今的经济体制深化改革和社会全面转型时期[10]。其间，高等教育历经几次大规模的扩张和调整，“这种体制性的原因和运动式的发展方式构成中国高等教育事业发展的基本特点”（表5-1）[11]，亦给高等公共卫生教育发展打下了烙印。图5-1和图5-2是以国内复旦大学公共卫生学院和东南大学公共卫生学院为例，通过学生的入学数量反映出高等公共卫生教育的扩张和调整过程。

表5-1　当代中国高等教育的发展阶段[12-13]

阶段	时间（年）	特点	特征
第一阶段（形成期）	1949—1956	扩张、恢复	以满足国家建设和社会需要为目的的改造式发展
	1957—1966	扩张	以“大跃进”为起点的跨越式发展
	1967—1976	收缩	“文化大革命”期间的政治教育发展
第二阶段（发展期）	1977—1985	扩张	以恢复高考为起点的跨越式发展
	1986—1998	恢复和调整	以体制改革为核心的高等教育内涵式发展
第三阶段（提高期）	1999—2005	扩张	以高校扩招为起点的跨越发展
	2006—	恢复和调整	以提高质量为核心的高等教育内涵式发展

（一）形成期（1949－1976）

第一阶段：1949年到1956年，模仿苏联模式[14]

该阶段是以模仿苏联模式进行高等教育改革为主要特征。社会政治制度的改变是高等教育改革的主要动因。客观的卫生人才需求，以及逐步模仿苏联模式[15]，初步形成了高等公共卫生教育体系。

1. 人才需求　新中国成立后急需大批健康军民，但当时存在着严重危害人民健康的流行性疾病以及威胁母婴生命的疾病，还有突然发生的严重威胁我国国力的细菌虫媒灾害。1952年12月，中央卫生部召开第二届全国卫生会议，确立中国现代公共卫生体系建设四大方针：面向工农兵、预防为主、团结中西医、卫生工作与群众运动相结合。1953年1月经政务院第167次会议批准在全国范围内建立卫生防疫站[16]，急需卫生防疫人才的现状极大地促进了公共卫生教育的迅速发展。

2. 苏联模式[19]　其表现为：(1) 建立以单科院校为主的大学体制。这使脱离综合性大学的各医学院校陆续建立卫生学系，最初为9所，随后在1954年，合并调整为6所（表

5－2)[17]。(2) 建立"大学-系"、系内设专业、教学研究组的大学内部组织结构。1955 年，上海医学院和同济医学院的卫生系都有 7 个教研室。(3) 建立以专业为中心、按照统一的教学计划开展教学活动的教学制度。全国采用统一的卫生专业教学计划、教学大纲和试用教科书[20]。各个学院采用苏联教材，开设俄语课程培训班。如北京医学院先后采用 54 种苏联教材，占全院教材总数的 72.5%[21]。

第二阶段：从 1957 年到 1966 年，偏离苏联模式

该阶段是以偏离苏联模式向革命教育模式倾斜的高等教育改革为主要特征。对苏联经验及模式的反思[8]以及中苏关系的破裂，促使高等公共卫生教育走向政治教育和革命教育。

1. *偏离苏联模式*　这种偏离主要是通过教育大革命体现出来。1958 年在全国"大跃进"形势影响下，发动教育大革命。在超越办学条件和师资力量的情况下，全国各地医学院校的卫生系达 23 所。停止全国统一的教学计划，改为参考性文件。以北京医学院卫生系为例：(1) 学制由 6 年改为 5 年；1958 年招收本专科生 1 020 人，比 1957 年多招 566 人，导致师资力量严重不足。(2) 将劳动列入教学计划。北京医学院规定学生要有 4 个月劳动实习。强调知识分子和在校学生参加大办工厂，实行知识分子劳动化。这些致使学生理论学习时间短，达不到教学的要求。(3) 组织学生编写教学大纲和教材，导致编写的材料质量差而不能使用[21]。此外，1960 年该系的俄语课改为英语课。

2. *教育改革的调整*　教育大革命带来系列问题，1960 年提出"调整、巩固、充实、提高"八字方针，1961 年 9 月出台《高等学校暂行工作条例》(简称高教六十条)，对原有改革进行调整，保证高校正常教学秩序，高等公共卫生教育管理工作逐步走上了规范化和制度化，教学质量有所提高。同时，在"生产劳动"等章节又保留了体现教育大革命的基本指导思想。直到 1966 年，除保留原六个老卫生学系外，其他学系又被撤销。

3. *全国教学会议*　1959 年 9 月，原卫生部在哈尔滨召开全国医学院校卫生系的教学经验交流与教材编写会议。会上制订了医学院校卫生专业全部 7 门课程的自编教材编写计划。1964 年以后，编写了卫生统计学教材。这些教材集中反映了我国预防医学的教学质量和科学水平，较好地满足了高等医学教育卫生专业的培训需要[22]。该会议还制订《卫生系和卫生防疫站协作办法(草案)》，确定了卫生系与防疫站必须建立固定的、长期的、有计划的密切协作关系，形成了规范化制度。如上海第一医学院卫生系与青浦县和徐汇区防疫站建立密切协作关系，防疫站作为卫生系实习基地，卫生系协助地方解决卫生工作任务，也解决了教学理论联系实际的问题。

第三阶段：从 1967 年到 1976 年，十年动乱的阶段

"文化大革命"十年的高等教育，是"革命教育模式"在外部政治形势下的必然延伸和极端表现[8]。这使高等公共卫生教育事业遭到严重破坏。十七年教育成果被全盘否定，学校教师被解散下放。公共卫生教育被迫进行调整：招收 3 年制学生、减少招生数、压缩和删改原有教学计划和教材。如上海医学院卫生系 1966－1971 年停招(图 5－1)，1972 年 9 月开始招收卫生专业 3 年制工农兵大学生。

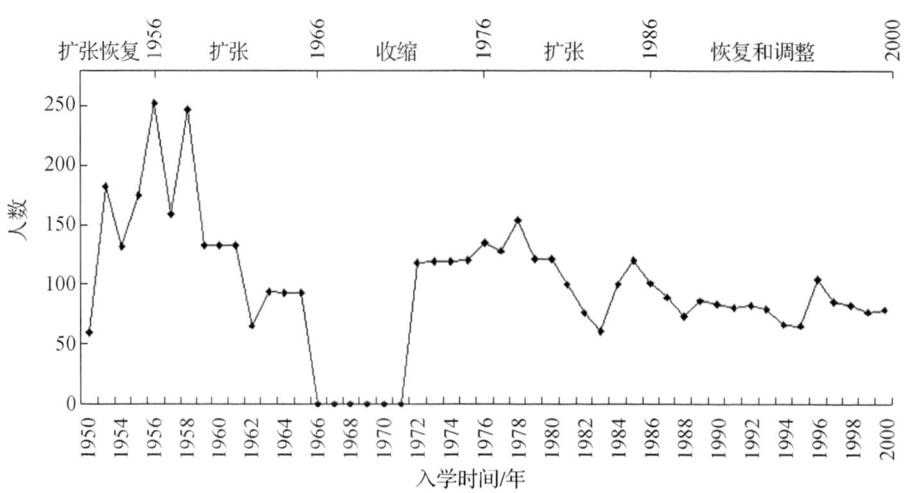

图 5-1　复旦大学公共卫生学院 1950—2000 年本科生招生情况

(http://sph.fudan.edu.cn/ac/70)

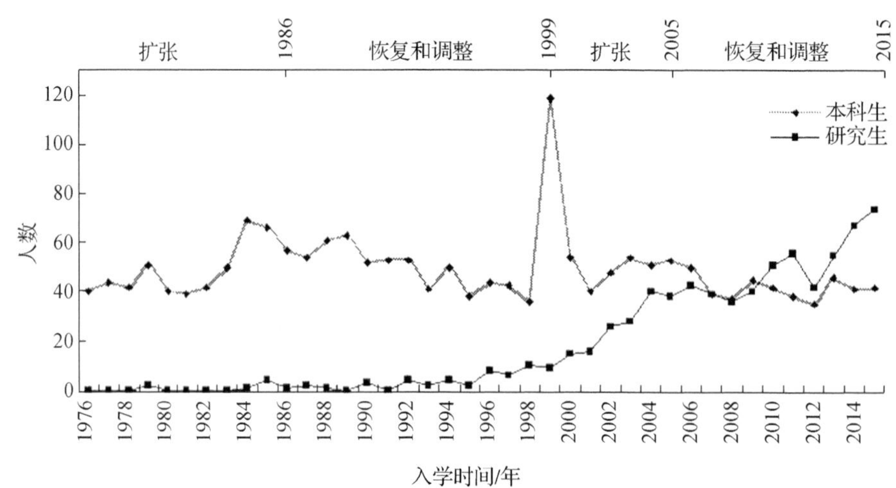

图 5-2　东南大学公共卫生学院 1976—2015 年本科生和研究生招生情况

(http://gw.seu.edu.cn/15714/list.htm)

表 5-2　当代中国公共卫生学院(预防医学)发展情况

时间	单位	数量	学制[#]
1949	中国医科大学卫生学系	1	
1950	中国医科大学公共卫生学院(原中国医科大学卫生学系)	1	3
1954	山西医学院、上海医学院、北京医学院、山东医学院、四川医学院、武汉医学院、江苏医学院、中国医科大学、哈尔滨医科大学	9	5
1955	山西医学院、上海医学院、北京医学院、四川医学院、武汉医学院、哈尔滨医科大学(均为卫生系)	6	5
1958	1955 年 6 所+江苏、山东、沈阳、福建等 17 个省市的医学院校	23	5

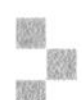

续表

时间	单位	数量	学制#
1965	同1955年	6	6
1966	1966—1971年停止招生	6	
1984	原6所＋安徽医学院、福建医学院、广东医药学院、中山医学院、广西医学院、河南医学院、湖南医学院、包头医学院、南京医学院、南京铁道医学院、白求恩医科大学、中国医科大学、沈阳医专、宁夏医学院、兰州医学院、天津医学院、山东医学院、昆明医学院、新疆医学院、武汉冶金医专、牡丹江医专	27	5或6
1985	学校数量同上，卫生系改为公共卫生学院，卫生专业改为预防医学专业	27	5或6
1988	27所＋贵阳医学院、华北煤炭医学院、江西医学院、大连医学院、济宁医学院	32	5
2010	见网址	68*	5
2016	见网址	99#	5

*来自 http://www.nseac.com/eva/GEDE.php?DDLThird=211004&DDLyear=2010；#来自 http://www.nseac.com/html/260/676507.html 2017-1-10。#主要参照了复旦大学公共卫生学院历史 http://sph.fudan.edu.cn/a/144。

(二) 发展期(1977－1998)

该过程中，革命教育模式从“以阶级斗争为纲”向“以培养人才为中心”转变，形成了现代思想政治教育的模式，强调思想教育工作不能凌驾于高等教育工作之上，坚持两者并重。这促使先后进行了选择性恢复苏联模式以及学习西方国家先进大学制度的过程。

第一阶段：1977年至1985年，选择性恢复和整顿时期[23]

1977年至1979年拨乱反正时期，采取了恢复和整顿措施。选择性恢复苏联模式的正规高等教育——科学技术教育；整顿是按照正规高等教育思想来整顿。1977年10月，国务院颁布恢复全国高等学校统一招生考试制度，成为中国高等教育发展的重要转折点。而1985年《中共中央关于教育体制改革的决定》颁布，标志中国高等教育进入全面改革时期。

1. 公共卫生教育的恢复　恢复全国高考后，国内各个医学院的卫生系开始恢复本科招生，并开始招收研究生。如1978年，北京医学院录取“文革”后第一批学员——77级新生494人和78级新生513人；10月，招收了“文革”后第一批研究生126人[21]。专业布点覆盖了除西藏以外的地区，教师队伍逐年增加，设备条件逐步改善，重新修订了教学计划和教学大纲，统一了全国教材，开展了电化教育，加强了教学基地建设，教学秩序日趋稳定。

2. 专业教育模式的探索　开始整顿专业教育模式，形成正规化、符合自身教学规律的人才培养模式。如1984年，召开首届卫生专业教育学术研讨会。会议明确高、中、初级各类卫生人才的培养目标，提出课程设置、学制及教学方法的改革思路，强调医学院非卫生专业预防医学教育的重要性和特殊性，建议防疫部门和医学院校加强合作。会议明确筹建的公共卫生学院隶属医科大学，但应相对独立，具有较大的自主权。北京医学院卫生系提出：5年制课程总学分在200左右，必修课与选修课学分之比为2或3∶1，理论课与实习课之比为1∶1，普通基础课、医学基础课、临床医学基础课与专业课之比为2∶1∶1∶2；专业课的分配见表5-3[24]。哈医大提出：针对卫生防疫工作分工，建议设卫生检验、公共卫生、流行病学以及卫生管理专业[25]。这些模式的探索为以后国内人才培养改革提供了参考依据。

3. 专业教育体系的深化　我国的公共卫生教育由初级卫生专业教育、中级卫生专业教育、高级卫生专业教育和毕业后教育(包括研究生和进修生教育)组成完整的预防医学教育体系。1984 年调查部分地区 10 所医学院卫生系,教师 1 251 人,是 1953 年全国公卫教师 311 人的 4 倍;正、副教授 191 人,是 1953 年全国公卫专业正副教授 58 人的 3.3 倍。1985 年,全国高等医学院校共设卫生学院(系)23 所,中等卫生学校卫生专业 39 所,共培养出高级卫生医师 2.4 万,中级卫生医士 1.5 万,为各级卫生防疫机构充实人员做出了积极贡献[26]。

4. 西方专业教育的接触　随着我国实行对外开放政策,国内高校与西方国家高校间的教学和科研交流开始增加,促进了对欧美国家教育模式的了解。如 1979 年,原卫生部组织管理考察团赴美国、加拿大、澳大利亚等国家的著名大学,了解各国的医学教育动态;1980 年以来,美国、加拿大高校代表团多次来国内高校交流,做专题报告和举办讲学班[27]。

表 5-3　1984 年预防医学专业课程设置框架[24]

学期	专业课程	备注
一	保健组织课	去城市和农村的初级卫生保健组织机构,了解组织机构
二	预防医学概论	了解预防医学概况、性质以及在医学中的地位等,初步树立预防医学的战略思想
三、四	卫生统计、流行病学第一阶段课程	初步学习数据资料的统计方法和流行病学调查研究方法,并使学生逐渐树立数量的观念、群体的观念和群体研究中的基本思路和方法
五、六	卫生防疫机构参观	了解专业机构的实际工作情况,为下一步学习专业课程提供感性认识的基础
七	卫生化学、资料统计分析等	连续和加强某些基础课的学习,作为专业与基础课的衔接
八	专业主课,如统计与流行病学的第二阶段课程	
九	完成专业课	
十	现场完成学士论文专题	培养学生综合运用所学的理论、知识和技能以解决一定范围内的实际问题的能力

第二阶段:1986 年至 1998 年,探索建立现代大学制度

从 20 世纪 80 年代后期到 90 年代,基于财政压力,中国高等教育实行稳步发展的政策。在选择性恢复苏联高等教育模式过程中,开始借鉴西方高等教育模式、探索和实践建立现代大学制度,这在 1992 年以后成为高等教育改革和发展的主流[8]。其间于 1989 年成立中华预防医学会公共卫生教育分会(China Association of public Health Education),积极开展公共卫生教育发展研究,向政府提供建议并向社会各界宣传公共卫生教育,促进公共卫生教育的国内外学术交流,从而推动我国公共卫生教育事业的发展。

1. 专业建设的归属　通过对西方公共卫生教育理念和教育模式的探索,明确了公共卫生与预防医学两者的异同点[1],也明确了我国预防医学教育不能通盘改为美国的公共卫生人才培养模式[17]。这是基于当时我国医生不仅数量不足(中国 8 人/万人,美国 17 人/万

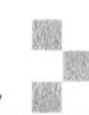

人),而且质量也不同于美国医生(中国医生很难从事初级卫生保健工作)。对于卫生行政官员缺乏问题,确定通过短期培训或攻读研究生学位的方式来培养。如北京医科大学作为卫生部进修医学教育基地和卫生事业管理干部培训中心,从1981年至1990年面向全国招收进修生累计12 010人[17]。考虑到预防医学与公共卫生的差异性,在保证预防医学专业人才培养的基础上,万川沸等[1]提出构建公共卫生人才培养模式,培养以管理为基础、通晓卫生知识的广用型人才。

2. *教育模式的改进* 传统的教学观念、教学内容、教学方式、教学实践已经不适应现代公共卫生事业发展的需要[28]。1989年,对1953年到1989年北京医科大学卫生专业毕业生调查[28],发现在现有教学模式下培养出来的毕业生存在明显不足:知识上,以生物医学为主,缺少社会科学、行为科学、管理学、健康教育等方面知识;在技能上,缺少收集和运用信息能力,缺少公共卫生项目的设计、实施与评估能力等;在素质上,重理论轻实践,缺乏社会责任感和从事预防医学专业所需要的耐力与韧性。而这些大部分内容正是美国自1946年以来公共卫生教育改革的核心内容,是其公共卫生专业的认证标准[1]。

实际上,当时国内的公共卫生教育模式逐渐发生了转变。如上海医科大学公共卫生学院成立了系列教研室(1988年健康教育学教研室,1989年卫生事业管理学教研室、卫生经济学教研室、医院管理学教研室)来弥补知识教育的不足[29]。为推动公共卫生实践教学的发展,不同学院采取了各种实践模式[30-31]。如天津医学院,于1989—1990年构建教学主基地为主和卫星基地为辅的城乡实践教学模式,强化了实践教学的运转和奖惩机制[30]。

3. *专业层次的调整* 培养的毕业生重理论轻实践,导致基层防疫机构人员不足。据卫生部1988年底统计,全国现有16万卫生防疫人员中,大专以上学历占17.22%,而中专学历和无学历者占82.78%,这反映出卫生防疫人员的素质较低[23]。根据这些实际情况,国家确定成人教育和专科教育成为预防医学教育的重要形式。此外,1978—1987年毕业的公共卫生与预防医学专业研究生有593人(占医学门类的8.1%),而分到卫生防疫第一线搞实际工作的仅占13.6%。原因是研究生所学专业狭窄,不愿意也不适于到实际工作性质很强的卫生防疫第一线工作[32]。因此,1988年中国预防医学科学院、中国协和医科大学和北京医科大学成立中国联合公共卫生学院,开始招收在职硕士研究生,注重培养公共卫生应用型人才。1996年北京医科大学、上海第一医学院及华西医科大学的公共卫生学院建立同样的硕士研究生项目。

(三) 提高期(1999—)

第一阶段:1999年至2005年,以“大扩招”为起点和标志的跨越式发展阶段。

建立现代大学制度,需要增强高等教育和大学的社会适应性。特别是高等教育能否满足人民群众接受高等教育的需要成为突出问题。1999年,中国政府立足国情、面对有限资源约束、打破常规做出高等学校大扩招的重大战略[12]。历史性地跨入国际公认的高等教育大众化阶段,成为名副其实的高等教育大国。其间于2005年,中国高等医学教育学会预防医学教育研究会成立。

1. *面临的挑战* 2000年,原卫生部、教育部印发《中国医学教育改革和发展纲要》,对建国初期制定的“以发展中级医学教育为主”的医学教育方针调整为“扩大高等医学教育,压缩中等医学教育”[33]。随着高等教育改革的发展(如综合性大学的合并)和21世纪不断涌现的公共卫生挑战(如2003年的SARS),促进了公共卫生教育的多样化发展。高等教育的改革为我国公共卫生教育的发展带来了契机,医学模式的转变要求深化改革公共卫生教育的课程体系和内容[34]。

2. 两种人才培养模式　通过借鉴欧美国家的公共卫生教育培养体系,结合中国国情,2001年王青等提出7年制公共卫生高级管理型人才和应用型公共卫生硕士[35]。随后,北京大学公共卫生学院于2001年起试办预防医学专业长学制教育,学制7年,第6年起进入二级学科培养,毕业后授予硕士学位。在原有的应用型硕士研究生培养基础上,经过原卫生部对公共卫生专业学位方案的论证,国务院下发《公共卫生专业学位试行办法》(学位[2001]9号),于2002年开始招收公共卫生硕士(Master of Public Health,MPH)。2009年开始招收全日制MPH。

3. 专业建设　朱长才等[36]分析国内5年制预防医学专业教学计划,发现课程体系与目前卫生工作需求极不适应,如实践课及选修课比例偏低,与专业相关的初级卫生保健内容及人文课程太少。王维国[37]认为公共卫生人才培养要拓宽专业口径、打破封闭式教学和加强实践教学、课程设置和教学内容要与时俱进、公共卫生教育改革对教师、学生和教学管理工作者同等重要。用人单位也普遍认为预防医学毕业生缺乏现场实践能力,学科教育和课程体系落后,实习安排落于形式化[38]。

第二阶段:2006年以来,以满足服务需求、提高质量为核心的内涵式发展阶段。

我国高等教育发展模式从以规模扩张为主导的外延增长转向以满足社会需求、提升质量为主导的内涵发展。在高等公共卫生教育领域开展了系列工作,在借鉴西方高等教育模式的过程中开始形成自己独特性的发展。为进一步提高人才培养质量,教育部聘请有关专家组成高等学校教学指导委员会,于2013年成立教育部高等学校公共卫生与预防医学专业教学指导委员会,该学会与前期成立的中华预防医学会公共卫生教育分会、中国高等医学教育学会预防医学教育研究会以及公共卫生学院院长会定期联合举办公共卫生教育教学会议,进而不断地推进了该领域的发展。

1. 公共卫生教育的探讨　2009年12月香港中文大学公共卫生教育研讨会[39]提出中国公共卫生教育所面临问题:国家级公共卫生教育和培训目标不明确;公共卫生教育独立于传统的医学教育没有得到学界认可和尊重;缺乏卫生经济学、健康管理、卫生政策和卫生相关法律法规等方面的专家;相对于临床医学,很难吸引高质量的学生从事公共卫生事业;公共卫生教育没有被政府认可;课程规划、教学内容、教学人员、教学材料有待改进;大学间的合作匮乏。随后于2011年5月,启动“21世纪中国医学教育改革理念创新项目”,通过系列调研活动明确了现有的公共卫生教育模式现状,人才培养不能满足多样化职业岗位需求[40]。

2. 专业认证　认证是专业教育机构将其教学活动与社会目的联系起来的核心所在,它是高等教育评估体系的重要组成部分。美国公共卫生教育认证从1946年开始,建立了一套成熟的认证体系[1]。2008年我国教育部正式启动临床医学专业认证,促进了国内学者积极思考公共卫生教育认证。2015年全国公共卫生学院院长(系主任)联席会议上提出认证设想:建议在教育部高等学校预防医学专业教学指导委员会的领导下,组织专门研究组,开展

公共卫生教育专业认证标准的研究制定及实施认证的准备工作,以保证高等公共卫生教育质量。会议提出构建公共卫生教育专业认证体系的基本原则:从中国国情实际出发;公共卫生教育的结果与过程紧密结合;在国际化背景中构建与全球标准相匹配的认证制度。

3. *核心胜任力*　自1990年以来,美国许多地方都在研发公共卫生领域的胜任力,而针对公共卫生教育,2004年美国ASPH开始研发公共卫生硕士学位的核心胜任力模型[1]。受其影响,国内学者积极探索我国公共卫生人才核心能力的明确界定。2006年7月23日在全国公共卫生学院院长(系主任)联席会议上通过《公共卫生教育基本要求》,明确公共卫生教育领域预防医学专业毕业生核心能力基本要求,涵盖6个领域37个条目,得到国内学院专家、疾控中心人员和学生的认可[41]。此外,核心胜任力还可包括以专业技术资格、继续医学教育、岗位聘任为载体的能力评价标准[42]。武汉大学公共卫生学院坚持以"岗位胜任力"为导向,以培养"国际化-复合型的公共卫生创新人才"为目标,开展预防医学专业综合教学改革实践[43]。肖海燕等通过文献回顾发现:应该加强"通识课程教育"改善学生知识结构;应该加强公共卫生实践的"管理和组织动员能力""信息搜集与分析能力"和"科研创新能力";"公共卫生教育国际化"议题普遍受到关注[44]。

4. *重视实践训练,满足社会需求*　鉴于公共卫生实践缺乏有效的管理制度和评价机制,很多实践课程流于形式,实践效果不佳[45]。2009年,政府出台《国家中长期教育改革与发展规划纲要》《国家中长期科技改革与发展规划纲要》和《国家中长期人才改革与发展规划纲要》,对高层次应用型创新人才培养提出具体要求[51]。在2013年全国研究生教育工作会议上,国家明确提出我国研究生教育发展要以"服务需求,提高质量"为主线,体现了国家要求研究生教育应积极主动服务于社会发展[52]。这也促进了本科公共卫生教育向公共卫生实践倾斜,并在国际上产生了一定的国际影响力。

三、　面临的挑战

我国高等公共卫生教育仍面临诸多挑战:

(一) 教育目标

2009年在香港中文大学举办的公共卫生研讨会上,提出国家公共卫生教育目标尚不明确[39]。事实上,现有的预防医学教育模式(以医学教育为基础)已经不能适应现代公共卫生多样化的需求,导致卫生经济学、卫生管理、卫生政策和卫生相关法律法规方面的专家不足。2011年5月,专家系统研究中国的高等公共卫生教育后,提出"按照现有模式,标准的人才培养无法满足多样化专业岗位的需求"[40]。这间接导致了不同学校为了满足社会需求而制定的各种教育目标、教学内容和课程规划,模糊了人才培养目标。

一些大学尝试调整预防医学课程设置,借鉴美国传统模式(其他专业4年+公共卫生研究生2—3年),将本科的学制延长至7年。开设公共卫生本科4年制专业也是一个大胆的尝试。此外,毕业后的教育和继续教育对公共卫生教育来说也是有益的补充。

(二) 社会认同

缺乏社会认同导致公共卫生人员的素质低下和流失。从预防医学衍生出来的公共卫生教育仍然被认为是医学教育的一部分，甚至是国家层面。这是由于与临床医学相比，由于薪酬低、强度大，很难吸引高素质的学生从事公共卫生工作。综合性大学的这一现象比单独的医学院校更为严重。在一些大学，从公共卫生专业转到其他专业的学生比例高达30%或40%。此外，中国还设置了一些限制，研究生只招收具有类似专业的公共卫生本科毕业生。这导致了公共卫生劳动力供需之间的巨大差距。例如，2013年，每10万常住人口中专业人才缺乏22人，即中国总人口的专业人才缺口为28.6万人。

招募合格和有能力的人进入公共卫生领域以及将这些人留在公共卫生工作队伍中是两个重要因素。政府应提供更多的支持，为进行征聘和挽留工作提供时间和资源。

（三）专业认证

现在面临的问题是，我国的现代预防医学教育如何按照国际标准或国家标准形成统一的核心标准。美国公共卫生教育委员会自1945年起逐步建立起一套成熟的认证体系。2008年中国教育部推出临床医学专业认证，这也促使我国从事高等公共卫生教育人员积极思考公共卫生教育认证的问题。2015年，中国教育部预防医学教学指导委员会、国家公共卫生主任联席会议召开。结合我国当前的国情和国际标准，提出了构建公共卫生教育专业认证体系的基本原则。然而，该认证项目尚处在酝酿阶段。

（四）广义公共卫生

尽管现有的卫生改革为面向社区的卫生服务保健提供了机会，但初级保健工作人员通常不注重公共卫生方面的工作。有效的社区卫生保健方案需要多部门间的合作，包括计划生育、妇幼保健和慢性病防治等。为了建立成功的以社区为基础的卫生系统，需要将改善健康的生物、社会和心理方面结合起来形成更广泛的公共卫生概念。这种融合还需要卫健委和教育部的大力支持，以确保公共卫生教育的持续发展。

狭义的预防医学发展不能替代公共卫生领域的发展，这是两者的本质决定的。预防医学教育的发展趋势，应该并入大公共卫生的概念，这需要在培养目标、课程体系、教学内容中有所体现。现有预防医学毕业生的就业领域涉及疾病预防控制中心、医院、卫生政府部门、医药企业、社区卫生服务中心等，这也要求公共卫生教育的培养体系进行相应的调整和改革。

（五）中美本科教育的差异

鉴于预防医学只是公共卫生与医学的交集，为满足日益增长的公共卫生人员需求，尝试在大学开展第二学位，引入美国本科公共卫生教育4年制的教育模式。入学后的学生前两年学习本专业的基础知识，在第二年末可申请攻读公共卫生学位。通过考核后学习公共卫生专业课程（图5-3）。该模式可招收主修不同专业的学生从事公共卫生领域的学习和工作，以满足日益增长的社会需求。

公共卫生学位的优势在于：体系灵活，不受专业的限制，就业渠道多样化，如药监局、安监局、卫生政府部门、医药公司、卫生监督所等所有与群体健康相关的机构；国际化，与国际接轨，同欧美国家的本科公共卫生教育、中国台湾和香港大学的本科公共卫生教育体系相同;符合现代公共卫生发展的需求,目前迫切需要从事疾病控制与预防、卫生监督、卫生保健、卫生事业管理、公共卫生服务等工作的公共卫生人才,单一的预防医学教育不足以满足这一需求,这也是国内公共卫生学院又开设卫生事业管理、卫生应急等其他专业的缘由。

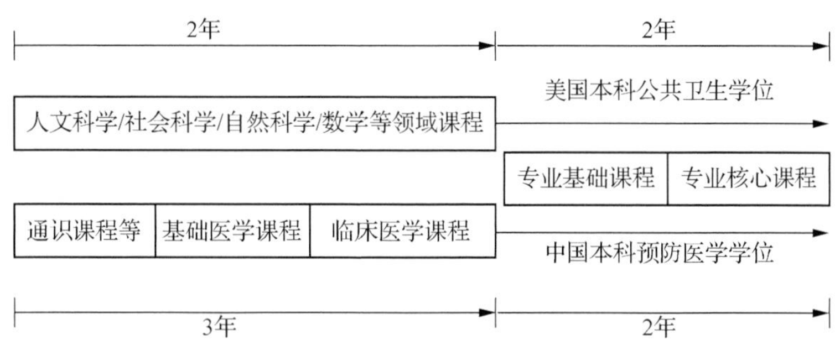

图 5-3　两种学位的课程分布图

此外,各公共卫生教育协会如何在公共卫生人员的未来发展中发挥更大的作用?大学如何与政府公共卫生部门合作,根据学术公共卫生实践开展教学、科研和服务?现有的公共卫生研究生招收如何打破原有的壁垒?如何推动公共卫生职业教育中以职业为导向的核心胜任力发展?这些问题都是值得思考和探索的。

中国的公共卫生状况得益于20世纪后半叶由"赤脚医生"和全民健康覆盖体系共同发展的全民医疗体系。然而,当前的形势要求公共卫生学院达到公认的国际标准,提供必要的领导、研究和宣传,以应对快速变化的公共卫生新挑战。当然,有必要建立一个基于现代公共卫生理念的大型公共卫生教育体系,并跨越现有的医学教育体系。

(主要内容原发表于《Public Health Reviews》,标题为"History and status quo of higher public health education in China",2020年第41期。)

参考文献

[1][39] Griffiths S M, Li L M, Tang J L, et al. The challenges of public health education with a particular reference to China[J]. Public Health, 2010, 124(4): 218-224.

[2] 公共卫生学院志编纂组. 公共卫生学院志(1953-2003)[M]. 上海:同济大学出版社, 2003.

[3][21]《北京卫生志》编纂委员会. 北京卫生志[M]. 北京: 北京科学技术出版社, 2001.

[4] 华西校史编委会. 华西医科大学校史[M]. 成都: 四川教育出版社, 1990.

[5][29]《上海卫生志》编纂委员会. 上海卫生志[M]. 上海: 上海社会科学院出版社, 1998.

[6] 中国协和医科大学编辑委员会. 中国协和医科大学校史[M]. 北京:北京科学技术出版社, 1987.

[7] 杨东平主撰. 艰难的日出: 中国现代教育的20世纪[M]. 上海: 文汇出版社, 2003.

[8] 张应强. 新中国大学制度建设的艰难选择[J]. 清华大学教育研究，2012，33(6)：25－35.

[9][14][26] 朱潮. 中国高等医学教育管理[M]. 北京：中医古籍出版社，1988.

[10] 钱民辉. 中国高等教育体制改革为何总是处在两难之中[J]. 清华大学教育研究，2013，34(5)：35－42.

[12] 毕宪顺，张峰. 改革开放以来中国高等教育的跨越式发展及其战略意义[J]. 教育研究，2014，35(11)：62－71.

[13] 贾永堂，罗华陶. 新中国高等教育发展道路的历史考察：基于后发展理论的分析[J]. 高等教育研究，2016，37(5)：1－12.

[15] 董宝良. 中国近现代高等教育史[M]. 武汉：华中科技大学出版社，2007：251.

[16] 朱潮. 中外医学教育史[M]. 上海：上海医科大学出版社，1988.

[17] 万川沸，官日昉. 新中国预防医学教育的回顾及展望[J]. 中国公共卫生管理杂志，1991，7(2)：70－72.

[18] [20][22][45]朱潮，张慰丰. 新中国医学教育史[M]. 北京：北京医科大学；中国协和医科大学联合出版社，1990.

[19] 胡建华. 关于建国头17年高等教育改革的若干理论分析[J]. 南京师大学报(社会科学版)，2000(4)：55－62.

[23] 张乐天. 高等教育政策的回顾与反思：1977—1999[M]. 南京：南京师范大学出版社，2008.

[24] 北京医学院卫生系. 北京医学院卫生系本科生教学改革的设想[J]. 医学教育，1984，4(6)：13－15.

[25] 李笠，丁恬. 改革卫生专业教育初探[J]. 医学教育，1984，4(6)：19－21.

[27] 华西校史编委会. 华西医科大学校史[M]. 成都：四川教育出版社，1990.

[28] 李立明. 面向二十一世纪挑战的中国预防医学专业教育[J]. 现代预防医学，1994，21(1)：54－56.

[30] 来则民. 建设稳定的教学基地 深化预防医学教学改革[J]. 医学教育，1991，11(9)：40－42.

[31] 倪宗瓒. 深入实践面向社会：对公共卫生教育之浅见[J]. 中国公共卫生，1992，8(5)：203－204.

[32] 秦怀金，胡祖挺. 试论公共卫生研究生教育的改革[J]. 医学教育，1992，12(1)：1－3.

[33] 石鹏建. 适应医学教育标准国际化，积极推进我国医学教育改革[J]. 中国循证医学杂志，2005，5(7)：505－508.

[34] 刘移民. 我国公共卫生教育面临的挑战与机遇[J]. 中国农村卫生事业管理，2002，22(4)：15－17.

[35] 王青，康凤娥，宋文质，等. 中国公共卫生教育改革的思考[J]. 医学教育，2001，21(2)：1－4.

[36] 朱长才，陈建明，叶方立. 综合性大学预防医学课程体系改革思路[J]. 湖北预防

医学杂志，2002，13(1)：8-9.

[37] 王维国. 转变观念 走创新之路：对公共卫生教育改革问题的一些思考[J]. 中国公共卫生管理，2004，20(2)：110-111.

[38] 吴映红，施超，朱方艳. 公共卫生人才调查及培养的思考[J]. 医学与哲学，2005，26(15)：50-51.

[40] 柯杨. 21世纪中国医学教育改革再定位[M]. 北京：北京大学医学出版社，2014.

[41] 陈可莉，马骁，张建新，等. 关于“公共卫生教育基本要求”认知和态度的调查[J]. 现代预防医学，2009，36(1)：62-66.

[42] 徐缓. 关于我国公共卫生人才核心能力的思考[J]. 中国公共卫生管理，2006，22(2)：95-98.

[43] 向浩，李菲菲，李滔，等. 国际化—复合型公共卫生创新人才培养模式研究[J]. 西北医学教育，2015，23(3)：420-423.

[44] 肖海燕，李菲菲，向浩，等. 我国公共卫生人才培养质量的思考[J]. 中国卫生质量管理，2014，21(2)：98-101.

[46] 黄宝印. 我国专业学位研究生教育发展的新时代[J]. 学位与研究生教育，2010(10)：1-7.

[47] 秦永杰，于磊，赵坤，等. 美国哥伦比亚大学MPH新课程及其启示[J]. 复旦教育论坛，2015，13(1)：106-109.

第三篇

公共卫生通识教育

师也者，教之以事而喻诸德也。

——《礼记》

Epidemiology as a liberal art.

——Fraser D.W.

第 6 章　公共卫生通识教育

随着健康战略的开展，公共卫生教育逐渐成为全民教育。健康美国人 2020 提出的“有教养公民和公共卫生倡议”为美国公共卫生通识教育的开展奠定了基础。公共卫生教育理念、理论和方法的普及，有利于推进群体健康的发展。

预备开展公共卫生通识教育，要先清楚两个问题：一是通识教育的本质和内涵是什么？二是公共卫生纳入通识教育的理论基础和实施路径是什么？第一个问题，美国哈佛大学作为通识教育改革的典范[1]，其历程不仅对我国本科通识教育改革的深入发展提供启示，也对我国公共卫生通识教育的培养模式发展提供参考。第二个问题，需要了解公共卫生在通识教育中的地位和角色，区分通识教育和专业教育的差异性。

一、哈佛大学的课程体系改革

哈佛大学自 1636 年建立以来，通识教育课程改革主要历经六次重大的体系改革。它从自由选修制、集中与分配制度、通识教育课程、核心课程、新通识课程到多元化课程改革，从致力于培养“有文化的人”到“世界公民”的培养，体现了哈佛大学教学理念的高瞻远瞩、适应性变化以及全球化的视野，为其成为世界一流大学奠定了坚实的基础。

(一) 第一次改革——自由选修制

自哈佛建校到 19 世纪中叶，哈佛大学基本效仿英国大学的课程体系，以必修课为主，学生选课的自由度受到限制。随着德国大学自由教育对美国大学的影响，以及现有英式课程模式制约美国社会的发展，高等教育的课程体系改革刻不容缓[2]。1869 年，艾略特(Charles William Eliot)出任哈佛大学校长后，接受自由教育的理念，推行选修制。他逐步将本科生课程全部改为选修制，让学生更自由地选择自己感兴趣的科目，培养学生的自我责任感，进而发展成对社会的责任感。不过，自由选修制并不是完全的自由，提供的选修课分为 14 个组，同一时期不允许学生在同一组里选修 2 门课程，而且选课前要获得授课教师的准许和导师的批准。

此外，艾略特创造性地把自由教育的理念体制化，即强调获得学士学位是进入专业学院的前提条件。在他的努力下，1900 年哈佛医学院开始要求具有本科学位是入学的必要条件[3]。正是这种体制化的改革，开启了美国高等教育的新时代，巩固了通识教育理念的运行机制，从而使哈佛大学开始步入世界高等教育的顶峰。

自由选修制不足在于：没有对知识的共同核心做出要求，表现为对选修领域没有进行合理的划分，而导致学生选课不充分，或所选课程间由于缺乏内在的联系而难成体系，进而影响到学生的质量。

(二) 第二次改革——集中与分配制

1909年,洛厄尔(Abbott Lawrence Lowell)出任哈佛大学校长后,为了保留自由选修制的优点和克服它的不利方面,他提出集中与分配制。“集中”,是指从16门学位课程中,必须在院系内选修6门专业课程,以保证专业学习的深度;“分配”,是指在院系外课程的3个不同知识领域中各选两门,以保证学生具有比较广泛的知识面;其余4门课程自由选修。通过重组本科学院,洛厄尔校长使学生在广泛选择课程方面把自由和理性结合了起来,通过创新性地把过去清教学院的核心要素和艾略特的自由课程制度相结合,最终奠定了本科教育的课程基础。与集中分配制配套的是导师制和荣誉学位制。为提高本科教学质量,他引入英国牛津和剑桥大学的荣誉学位考试制度,激励学生的学习积极性;同时,为丰富本科生的学术经验,他还引进了大学生导师制[3],后来成为哈佛大学本科教育最具影响的特色之一。

集中与分配制不足在于:缺乏独立的管理实体,对分配课程进行规范化管理;学生选课目的不明确,课程间依然存在缺乏内在联系,所学知识不成体系的现象;各学系教师对于教授非专业学生的经验不足,导致学生对该课程掌握不够[4]。

(三) 第三次改革——通识教育

科南特(James Bryant Conant)继任哈佛大学校长后,提出美国教育是要将自由和人文传统灌输到整个教育系统中,形成以通识教育为基础、以集中与分配为指导的自由选修制度。在科南特的组织下,1945年哈佛委员会发表《自由社会中的通识教育》报告(简称《红皮书》)[5]。该报告建议,需要修满的16门学位课程中,6门课程为通识教育课程,分配在人文科学、社会科学以及数学和自然科学三大领域。所有学生都要学习人文科学中的“文学经典著作”、社会科学中的“西方思想和制度”、自然科学中的物理学原理或生物学原理(二选一),这些课程都是基于西方社会的跨学科课程。剩下3门通识教育课程在三大领域中各选一门。报告强调不允许用通识教育课程代替专业必修课。与洛厄尔课程体系不同,报告强调由单独设立的机构专门管理通识教育[3],即新成立的通识教育委员会,负责开发和批准通识教育课程、管理通识教育预算等。然而,1949年哈佛大学正式批准的通识教育计划与《红皮书》相去甚远:它不要求所有学生必须学习先前限定的3门代表西方核心价值的课程;学生可以用3门系里专业课程代替高级通识教育课程;学生可以选择学系开设的课程。此外,通识教育课程均匀地贯穿于整个四年的本科生教育,而不是集中在大学教育的前两年。在教师的聘用和升迁上,科南特制定了“非升即走”的原则,强调卓越化的发展道路,为优秀师资的培养奠定了良好基础。

通识教育不足在于:通识教育理念与实践之间的差距。1964年,多提委员会报告发现:现有的通识教育行政管理机构不足以完成任务;通识教育必修课不灵活,对教师参与的奖励和激励不足,重科研轻教学导致教师对教育投入的精力逐渐减少,导致开设课程数量不足;非学系课程,如新生研讨课、直升二年级项目,逐渐取代通识教育课程;忽视了一些重要领域(如非西方社会文化)。

(四) 第四次改革——核心课程

1971年,博克(Derek Curtis Bok)出任哈佛大学校长,他提出用核心课程取代通识教育

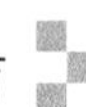

课程[6]。这次改革的主导者是文理学院院长罗索夫斯基。与《红皮书》不一样，核心课程的主要目标不是确保知识和价值上的共同基础，而是达至获取知识的共同能力。核心课程不是首先确定目标，而是从哈佛大学的变化中推断出大学的教育目的。核心课程以目标明确的必修课结构替代了通识教育课程，并对每个核心课程领域制定学习目标、具体标准和筛选课程。核心课程把本科教育不可缺少的知识分成相互关联的 5—7 个领域，再细分为 10—11 个单元，要求学生从不同领域选修 7—8 门课程，使本科课程形成一个完整的结构[4]。核心课程不是从各系开设的课程中选择，它不同于专业必修课，而是围绕核心课程的具体目标专门设计。核心课程数量有限制，每个领域开设的核心课程总数每年限定在 10—12 门，且每隔 5 年对核心课程进行全面评估。核心课程的最大优点是能吸引优秀教师承担专业外的课程教学，激发教师的热情，学科专家的深度参与让师生相互受益。核心课程的跨学科特色吸引教师超越自身的研究局限去考虑问题，从而有助于他们的学术研究。核心课程和专业课程是互相关联和相互补充的关系。

核心课程的管理由先前的 5 个委员会变为 8 个委员会，即 1 个常务委员会和 7 个分委员会组成。常务委员会职责包括启动符合核心课程要求的课程、指定可以用来满足核心课程要求的学系专业课程、协调开发核心课程必修课、每年向学院报告核心课程的状况和问题等。分委会职责包括评估现有学系和非学系课程申请、提交常务委员会批准符合核心课程要求的课程等[4]。

核心课程改革的不足：核心课程强调多元文化价值观，削弱了西方文化价值观在美国社会的主导地位；核心课程缺乏共同的和共享的价值观，没有一门课程是要求所有学生都要学习的；核心课程改革缺乏革命性，体现出折中的色彩；核心课程领域补充教学人员困难，加上报名学生人数太多，导致师生互动困难；核心课程分布存在不均衡问题，不重视数学和自然科学；核心课程和专业课程的界限越来越模糊，导致师生不能区分等。

（五）第五次改革——新通识课程

进入 21 世纪以后，新学科和新方法论不断涌现，使得许多知识领域和教学之间的关系发生显著变化，专业化和职业化日益加强，高等教育越来越国际化、综合化和多元化。同以往改革不同，新通识课程改革经历了两个阶段，改革工作小组的成员不同，改革的内容也出现了不一致的变化：2002 年—2004 年谋划阶段，2004 年—2007 年深入讨论阶段。由于文理学院教授和萨默斯（Lawrence Henry Summers）校长的冲突，导致课程改革在 2005—2006 年期间陷于停顿状态[7]。这也间接导致了两个阶段改革的内容出现了不一致的地方，如通识课程分类从原来的 3 个领域到最终的 8 个领域。

新通识课程强调要密切通识教育与现实生活的联系，课程的目标是培养有民主意识和责任感的世界公民，强调课程跨学科的综合性和灵活性，强调科学和技术的作用。新通识课程继续制定课程标准化，打通通识课程与专业课程的界限。新通识课程强调灵活性，体现在：学生所修课程满足相应的课程要求，即可算作通识教育学分，也可算作专业教育学分；学生可以自主决定如何计算学分。同时，它也强调知识的学习以及国际经历[8]。所有院系和教师都应该为通识教育做出贡献，而不是让少数人承担责任。

值得注意的是，博克认为“本质上看，新通识教育课程与核心课程并没有区别”。所不同的是，这两种课程体系是基于两个不同的课程理论。核心课程强调的是不同学科领域所具有的不同的思维方法和探究方法；而新通识教育课程强调的是为了有更加美好和富有意义的人生，以及为了更好地与你所生存的世界打交道，一个大学生应该掌握哪些知识。两者间各有优势，很难说某一种课程理论比另一种更为优越[9]。

新通识课程改革不足：核心课程存在的一些问题依然存在，诸如过分强调世界公民，削弱了西方文化价值观在美国社会的主导地位；灵活的课程设置，容易导致通识教育课程和专业课程间的界限模糊，即使有通识教育管理委员会的严格把关，一门课程如何能实现两个目标？注重当今社会的变革需求，弱化了历史和过去。

(六) 第六次改革——多元化课程

哈佛大学于 2014 年，启动新一轮通识教育改革。本次采用三种不同的教育哲学即“明智生活的艺术”“受过良好教育的人”“自我实现”并存的混合式教育框架。哈佛认为这三种教育理念都是博雅教育的重要组成部分，且对哈佛大学的通识教育发展历程形成了非常重要的影响[10]。

新的通识教育计划在总量上依然与 2007 方案保持一致，开设课程上基本类似，保持 8 门全学年课程，但在结构上却进行了大幅改革，把原有课程结构拆分为“4＋3＋1”(四门通识教育必修课程＋三门分布必修课程＋一门实证和数学推理课程)的组合(表 6－1)。其中“4”“3”分别对应“明智生活的艺术”“受过良好教育的人”两种不同的教育理念，哈佛把它们分别命名为“通识教育”(狭义的通识教育)和“分布必修”模块。这个方案可以兼顾“通识教育”和“分布必修”两种不同教育理念的要求，而“自我实现”理念则由学生被给予的选课自由度来保障。课程的搭配其实就体现着通识教育的博雅原则，大学对通识教育进行不断改革的原因就是确定一个系统的通识教育课程是否符合学生的通识教育目的，不同的课程搭配可能造成不一样的教学效果，这些都是需要在实践中进行探索的。本次课改明确了通识教育课程的标准：该课程领域对社会或文化有什么价值；学生可能不会进一步深入学习领域，如果仅限了解这个领域，需要知道些什么；这些所学、所知如何能帮助学生对自己的道德决定进行不同的思考，或以不同的方式对自己作为公民的言行有何贡献。

表 6－1 哈佛大学 2016 年通识教育方案课程结构图

理念	模块	子模块	对应 2007 方案
明智生活的艺术	通识教育	审美、文化与解释	艺术和诠释
			文化和信仰
		历史、社会与个体	世界诸社会
			世界中的美国
		社会中的科学和技术	生命系统科学
			物理世界科学
		伦理与公民	伦理推理

续表

理念	模块	子模块	对应 2007 方案
受过良好教育的人	分布必修	艺术与人文	—
		社会科学	—
		自然科学与技术	—
—	学院(系)必修	经验与数学推理	经验推理
		外语	—
		写作	—

本次改革除了课程结构外,还涉及组织的各个层面,包括经费和资源上的支持、人力的持续投入、教学理念和手段的改革、师生观念的变革等。

本次改革的重要特征是兼顾"为明智生活做准备"和"受过良好教育的人"的不同教育理念。一种是源自古典时代的教育哲学,认为教育的目的是使学生形成一种明智生活的艺术,能够更为积极和理智地参与到公共生活中来。其典型的制度安排是让学生体验一系列拥有共同理念的观念、价值和方法,而非修读专门化的课程。哈佛大学从《红皮书》改革开始,学校便把培养负责任的个人和公民作为其通识教育的基本目标。在新改革计划中,再次强调了通识教育为未来生活做准备的宗旨,要帮助学生学会思考"如何生活""如何更好地生活",帮助学生适应现代社会并找到有价值的生活方式。新方案强调通识教育模块需要体现教育的基础性和根本性价值,采用整体性和综合性的教育方法,并通过精简模块和重新设计通识课程,以实现通识教育理念[11]。

第二种观点认为,受过良好的教育意味着学生要接触和学习一系列不同的重要知识门类,形成较为广博的视野,并能在一系列较为宽泛的学科领域内开展有深度的探究。其对应的制度安排就是分布必修制,要求学生从一系列不同的知识领域中修读规定数量的课程。在哈佛大学的 2007 方案中,这一目标事实上被弱化,但在本次改革中又得到恢复。

第三种理念来源于艾默生的自我实现,其观念可追溯到卢梭的自然主义教育,认为人天生有自然生成的秩序,教育不外乎是使学习者实现既有的原生秩序。因此在教育中应当使学生为自己的行为负责,并赋予他们充分的自由选择权。受此种哲学影响的典型实例便是艾略特 19 世纪后期在哈佛大学推行的自由选修制。在当代,只有少数高校如布朗大学采用了完全自由选修制。

然而,本次改革依然存在一些问题[11]。在不同的通识教育理念分工或并行之时,核心问题在于,如何在实践中促进它们的协作和交融,进而实现全人教育理念和育人效应,即学生能够整合不同知识和经验、全面协调发展。新方案试图兼顾"通识"和"分布式"理念,然而有限的制度空间内同时实践两种理念必然会挤压各自理念的实施空间,因而其各自的育人目标是否能预期实现面临不小挑战。如通识教育体系一直维持在 8 门全学年课程的比例,约占本科总学时数的 1/4;而此次课改调整为 4 门,只占本科学时总数的 1/8。"分布必修"课程实施中的制度漏洞可能会制约其教育目标的实现。如果学生本身所修专业课程为"分布必修"课程中的一门或两门时,在选择课程时难以保证在一个较广的范围内进行自由探索和开展有深度的学习。

二、 对我国高等教育的启示

哈佛大学的六次课程体系改革(表 6 - 2),对我国高等教育的改革有着极大的借鉴意义。这从三个层面来考虑:

首先,社会发展中的社会环境因素制约着通识教育的发展。"如今的大学面临着进退两难的困境:一方面,它们本身必须改变以适应社会的新形势,否则将遭受社会的抛弃;另一方面,在适应社会的改变中,又不能破坏大学的完整性,不然将无法完成它们所承担的社会职责。"[12]社会的变革、科学的进步、社会资金的投入等因素,都会影响到高等教育的发展,也影响到通识教育理念、课程内容和形式等的变化。从哈佛大学课程改革的历程来看,一定历史时期社会的政治、经济和文化发展需求为哈佛大学办学理念的确立和调整提供了条件。无论是南北战争年代,还是第二次世界大战之后,以及 21 世纪的变化,哈佛大学均在不断地调整通识教育理念、课程标准和内容,以适应社会发展需求。

其次,整个教育系统层面。通识教育是系统工程,不是孤立的事物,仅仅关注大学的通识教育,其视野是狭隘的。艾略特在就职演说中提到大学教育应该和中小学教育相互补充,高等教育进行突如其来的通识教育重构是不可能的。哈佛大学《红皮书》着眼于整个西方社会公民素养的养成,阐述了中学和社会中的通识教育,它们与大学通识教育形成了相互联系和相互影响的关系[5]。科南特在《红皮书》的序言中曾警告,在阅读《红皮书》时"经过断章取义所得出的任何结论都是错误的"。可见,大学通识教育改革不是空中楼阁,其顶层设计不仅要结合大学的国情,也要注意与中小学的通识教育相衔接。值得关注的是,在 2010 年,由美国教育部以及哈佛大学、哥伦比亚大学等提议,美国颁布首部《州共同核心课程标准》,它涵盖从幼儿园到 12 年级所有的学科内容,目的在于培养有批判性思维和创新能力的 21 世纪美国公民,让孩子们在高中毕业时为上大学和就业做好充分的准备。本质上,通识教育是一种"人"的教育,它不同于其他社会活动,除了经济、政治以及科学文化技术等方面的影响,最主要的是要适应人的身心发展规律。而这种发展规律,是循序渐进的,要从小做起,通过大学的通识教育进行强化,进而促进学生的全面发展[13]。

此外,独特的美国高等教育管理体制对通识教育发展起到非常重要的作用。美国大学的特点是自治、竞争和反应能力。自治体现在不受政府控制,对学校内部事务有独立的控制权,其财政来源多源化,这就决定了在哈佛大学的通识教育课程改革中,大学校长的作用是不可忽视的。在历次课程改革过程中,从艾略特、洛厄尔、科南特、博克到萨默斯,大学校长都发挥着十分关键的领航作用。竞争体现在美国高校之间的人财物竞争,如果不能适应社会发展的需求,就有可能衰退甚至解散。这种竞争机制直接影响了人才培养理念的调整,要适应当时社会发展需求,增强竞争力,大学内部就要不断调整大学理念、教育目标和课程改革。

表 6-2　哈佛大学六次课程体系改革

序号	时间	名称	主导者	教育目标	核心内容	通识课程
一	1869 年—	自由选修	艾略特	自由和民主教育，培养优秀公民	推行自由选修制度，将通识教育的理念体制化。不足：对选修课程没有任何要求	14 个领域
二	1909 年—	集中与分配	洛厄尔	自由和理性的均衡，培养既通又专的人	集中在院系内选择至少 6 门课程，分配在院系外选择 3 个领域至少 6 门课程；引入荣誉学位制、住宿制和导师制；成立院务会制定统一通识课表	3 个模块：人文科学、社会科学和自然科学
三	1933 年—	通识教育	科南特	西方核心价值观，富有社会责任感的人和合格公民	6 门通识教育课程；形成通识教育与专业教育相结合的课程性范式；强调形成知识和价值上的共同基础	3 个模块：人文科学、社会科学和自然科学，课程门数明显增加
四	1978 年—	核心课程	博克、亨利·罗索夫斯基	造就受过教育的有素养的人	不在院系课程和非院系课程之间划分明确界限，所有专家都可以讲授核心课程，唯有重心不同；扩大核心课程体系的类别；初步把专业课程纳入到通识课程领域；强调培养获取知识的能力，注重学生掌握分析问题和解决问题的方法论训练	7 个模块：外国文化、历史研究、道德判断、定量推理、科学与技术、社会分析以及文学艺术
五	2009 年—	新通识课程	萨默斯、科比、博克	培养有民主意识和责任感的世界公民	制定课程的标准化和规范化；打通通识课程与专业课程的界限；对核心课程和专业课程体系同时进行改革，形成一个完整体；培养学生批判性思维	8 个模块：艺术与诠释、文化与信仰、经验与推理、伦理推理、生命系统科学、物理世界科学、世界诸社会和世界中的美国
六	2018 年—	多元化课程		培养有民主意识和责任感的世界公民	采用三种不同的教育哲学即“明智生活的艺术”“受过良好教育的人”“自我实现”并存的混合式教育框架，对原有课程的结构化调整	4 门通识教育必修课程＋3 门分布必修课程＋1 门实证和数学推理课程

最后，大学通识教育层面。哈佛大学经过系列的改革，已经形成了较为完善的通识教育体系、实施机构、学制模式、课程模式和考评方式。

(一) 管理组织机构

通识教育需要有专门的组织机构进行管理，形成良好的运行机制。哈佛大学从第一次改革开始，艾略特就创造性地把自由教育的理念体制化，即强调获得学士学位是进入专业学院的前提条件；在第三次改革前形成了独立的管理机构——院务会，最初的职责就是设计出一份学生共同拥有的课程表。核心课程建立后，设立独立管理机构，由一个常务委员会和7个下属委员会组成，每个下属委员会负责一个领域的管理与建设。哈佛大学每次改革前，均由独立委员会进行课程改革的调研和评估。委员会非常重视教师和学生的反馈，鼓励教师和学生积极参与通识课程的建设与管理，使师生成为通识教育的执行者与参与者，并成为推动通识教育改革的直接动因。这不仅促进学校管理层与师生、教师内部以及教师与学生的交流，又能加强师生对通识教育的重视程度，进而推动通识课程的管理与建设，实现通识教育的核心理念。这些都是大学通识教育建设所必要的条件。

(二) 通识教育与专业教育

如何处理通识教育和专业教育之间的关系是通识教育改革的核心问题。长期以来，我国受苏联高等教育模式的影响，一直注重专业教育——以培养"专门人才"为目标。这种情况导致学生在知识上只是限于自己的专业领域，缺乏其他领域知识，而导致无法处理现实的复杂问题。这种教育模式使学生形成定势思维，抑制了其他方面能力的发挥，从而使得个人的个性、爱好以及情感单一化，抑制人的活力和创造性的发挥。

通识教育是以人的全面发展为目的，而专业教育是以职业培训为目的；通识教育是非专业性和非职业性教育，但是也不能排斥专业教育。关正夫提出通识教育课程四阶段发展论，可以很好地阐述两者间的关系。该理论包括：(1) 预备阶段，传统的一般教育，以专业教育为主；(2) 补充阶段，补充专业教育的欠缺，如理工科补充人文课程；(3) 结合阶段，改善专业教育及研究；(4) 统合阶段，专业教育和一般教育结成强固的有机关联[14]。其中统合阶段达到了通识教育与专业教育的和谐统一。

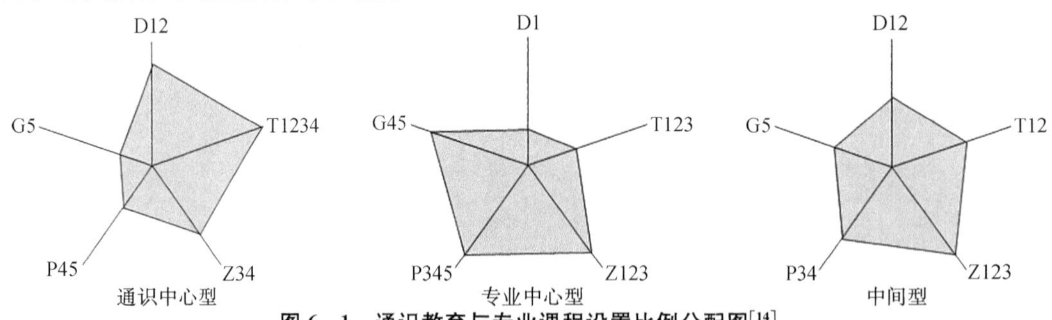

图6-1 通识教育与专业课程设置比例分配图[14]

注：D为导论课程，T为通识课程，Z为专业基础课程，P为普通专业课程，G为高等专业课程；数字1—4代表第一学年到第四学年，5代表研究生教育。折线长短代表在总课程中所占比例。示例说明，如中间型，表示通识课程主要在第一、二学年开设，专业课程主要在第三、四学年开设，高级专业课程在研究生阶段开设。

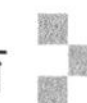

两者的结合在理念上是可行的，但在课程设置上要考虑具体的安排，这取决于专业定位，进而形成通识中心型、专业中心型和中间型课程分配形式。中间型的内容模式更容易被大学所接受，即平衡通识教育、专业教育间的课程。研究型大学的本科教育应倾向于通识中心型，即以通识教育为主，着力培养学生全方面的能力，以便更好地为研究生教育输送人才。而非研究型大学应倾向于中间型，侧重于专业能力和应用能力的培养。专业中心型更适合于职业培训。哈佛大学本科教育的目标是培养一个"健全的人"，学习期间寻找自己兴趣和职业发展方向；而专业训练是研究生教育的主要目标。

（三）通识教育的学习氛围

实现通识教育的目标需要借助隐性课程（如课外教育、社团活动、社会实践、校园文化活动等）的帮助[15]。通识教育要求：让学生了解本专业之外的知识、拓展专业教育的范围、为学生提供情感和道德教育。第三个要求必须渗透在所有教育教学活动中，包括课堂内外的隐性课程。该类课程通过教师的言传身教以及学生自主研学中的实践和体验，在潜移默化中达到通识教育的目的[16]。

哈佛大学的住宿制和导师制是该校的重要组成部分，是对本科教育最具影响的特征之一，通过营造出一种"学院式的生活方式"，实现通识教育的目标。住宿制被称为哈佛大学的第三课程，为学生营造出一种全方位、全时段的学习氛围，有助于综合性的培养。而导师制包括新生辅导、住宿辅导、专业辅导、学习咨询处的辅导、就业服务办公室的辅导、国际办公室的辅导等 6 个部分，为学生提供直接和间接的服务，与学生之间形成了非常融洽的共生关系[4]。

（四）通识教育模块的转变

在哈佛大学五次通识教育改革中，课程领域从最初的十四个领域到三个模块到最后的八大模块，但其本质依然是注重自然科学、社会科学和人文科学的均衡性[17]，以及课程和知识间的结构关联和学习的完整性。随着改革的进程，通识教育课程的理论框架和课程设置目标以及标准越来越严格和明确。哈佛大学委员会强调只是提供给学生更多的课程目录，但是不会改变"三分法"的初衷。

对于我国的通识教育，特别值得注意的是双向国际化发展。以"世界诸社会"为例，该领域充分体现出地域上的多元化，涉及了其他发达国家、发展中国家以及贫穷落后国家的历史和文化，让学生真正全面了解世界。哈佛大学第五次改革进一步提出，所有学生应该参加一次有意义的国际交流（学习、研究、实习或服务），并计入学生的成绩单，从而进一步推动国际化进程，这是成为世界性大学的必然。但要注意的是，推进通识教育应把本国的传统文化与国际化视野相结合。首先要培养学生认识我国通识教育的历史渊源和文化内涵，传承我国优良制度中的优良因素，以适应现代社会变革和教育发展的需要。同时，通过国际间的通识教育比较，学习和借鉴适合我国社会发展要求的西方通识教育理念，才能更好地发挥通识教育的育人功能[13]。

（五）教师和学生的认知与反馈

通识教育目的是培养学生的完整人格，是专业教育的基础。而作为传道授业的教师本身，是通识教育的实施者，则更需要加强自身的职业道德感、职业操守，拥有伟大的志向和献身于教育的胸怀。梅贻琦曾说过："所谓大学者，非谓有大楼之谓也，有大师之谓也。"通识教育的高效发展，离不开教师孜孜不倦的努力。只有教师拥有广博的知识、开阔的视野、高深的学术造诣与完美的人格才能真正影响学生的身心，才能授予学生真正的知识，营造民主的教学氛围，才能真正实现通识教育的理念。此外，学生是通识教育的主体，无论其课程开展的形式和内容，重要的是通识教育理念的培养与实现。哈佛大学一贯重视师生对本校通识教育课程的反馈。博克认为"至于选择何种形式的通识课程，不如着眼于增强通识教育课程的师资力量。师资是成功推行通识教育的关键所在"[18]。

(六) 通识教育理念

实际上，通识教育的关键是理念的先导。通识教育理念的确立是通识教育课程建设的先决条件。但是通识教育理念的概念没有统一的权威概念，通常把通识教育看作是宽度的保证，而专业教育是深度的保证。即使到了现在，美国高校的通识教育依然存在概念模糊不清，与专业教育的整合不到位，以及常常不被师生重视等现象[19]。2015 年 2 月哈佛大学通识教育委员会的中期报告认为，尽管新通识教育课程获得一定成功，但是师生对该课程体系的认识依然不清晰和不一致，常常混淆通识教育课程与分布必修课间的关系(表 6－3)。

表 6－3　通识教育的不同课程设置类型[20]

类型	代表学校	特征	优缺点
分布必修课	康乃尔大学或耶鲁大学	可选择来自不同学院的课程	优点：易操作、易管理、灵活性高，发挥院系力量，促进通识教育与专业教育的整合。 缺点：课程目的不明确，缺乏知识的整体性
通识必修课	芝加哥大学或哥伦比亚大学	必须选择来自非院系课程	优点：明确的课程目标，课程体系整体化。 缺点：教师要求高、课程内容制定存在主观性
混合式	哈佛大学或斯坦福大学	来自非院系和院系的课程	两者的结合

三、公共卫生通识教育

(一) 背景与理论基础

1. 背景

21 世纪公共卫生挑战给国家健康战略带来了压力。以 2015 年为例，中国台湾 1 月暴发 H5N2 禽流感，捕杀 12 万只鸡。尼泊尔 4 月发生 7.8 级大地震，造成 8 700 多人死亡、22 300 多人受伤。韩国 5 月暴发中东呼吸综合征，186 人感染，36 人死亡。9 月，中东地区黎巴嫩、叙利亚、巴勒斯坦、以色列等国的部分城市被漫天黄沙吞没。10 月，受台风"彩虹"影响，广东顺德、乐从、勒流等多地受灾，勒流、伦教等地区疑似有龙卷风出没。10 月，世界卫生组织国际癌症研究机构工作组，报告每日食用 50 克加工肉类与结直肠癌发病风险增加 18%相关。这些事件的共同点是：公众健康受到威胁，不仅是局部地区甚至会波及全球的威胁。如

何区分潜在的危机，区分现实和虚拟，进而采取必要的行动，我们将面临更多的挑战。

21 世纪公共卫生挑战给高等教育的人才培养带来了压力。艾滋病和禽流感等流行病的挑战、环境和气候变化、全球食品安全、飓风和地震类的自然灾害、生物恐怖主义的防备、大规模国家战争的威胁，而慢性病和老龄化人口的需求远远超过了人类仅通过对卫生专业人员的教育就能应对的需求。如何培养学生应对突发事件和安全危机，应对慢性病的健康需求，让他们获得可持续性的教育，从道德、系统角度思考人类的健康问题，是高等教育要考虑的问题。有教养的公民对一个健康的社会至关重要。他应该有大局观，有能力帮助自己和他人改变社会不良行为，而不仅仅是关注个人的成长。他能够意识到系统的医疗保健、良好的营养、适宜的居住场所是个人和群体生存的必要条件，自然环境和社会环境的健康发展对个人和群体的重要性。他能够承担健康国家的社会责任，了解影响健康国家的有利和有害因素，自觉采取有利于健康发展的倡议和行动。通过课堂教学和社会实践，高等教育构建学生所需的公共卫生知识、技能和素养框架，以增进健康战略的可持续性发展。

解决 21 世纪公共卫生挑战需要整合课程和跨学科培养。通识教育的培养，不局限于某一领域，而是全方位去认识世界，有助于公共卫生与多学科的融合，多角度解决复杂的公共卫生问题。人口科学或人口研究在许多学科和领域形成学科活动，包括人文、社会科学和自然科学。哲学家可以探讨生物伦理学以及人权和社会正义问题；统计教师可以要求他们的学生解决生物统计问题；社会学和人类学的应用研究可以在一系列的子领域解决公共卫生问题，并支持所有本科专业的全球学习；心理学家知道在特定的人群中进行练习意味着什么；政治学可以引导人们关注健康政策。

2. 理论基础

全人理念。全人教育是受欧美文化寻根思潮、反主流文化运动、绿色生态运动以及人本主义思潮的影响，对工业革命以来教育中所体现的功利主义、物质主义、工具化以及官僚控制倾向给予强烈的批判，并且借用生态学、神话学、系统学、人类精神传统等概念，整合原始文化、东方文化中的某些观念和方法论而建立起来的以生命意识、整体视野、生态视野、全球视野以及全宇视野为特征的教育理论。它强调整体、联系的观念，强调教育要培养整体的人。健康的人是全人理念的核心内容，包括个体生理、心理和社会适应良好状态。

通识教育的自身特性，它是一种跨学科整合的教育。按照学科或职业为导向的专业教育，学生只掌握单一学科的知识，难以适应世界瞬息万变、庞杂而有机联系的系统。人所经历的世界、面对的各种问题需要学生具备一种整合能力，即从多角度、多层次地了解社会生活和世界，要从整体和系统的角度看待问题。从专业教育的发展趋势来看，专业教育亦向整合式、跨学科式的方向发展，具有专业教育通识化的趋势，即围绕着一个问题，从整体与联系的角度，综合运用各种学科知识去理解和解决。通识教育课程的设置，吸纳了这种跨学科整合学习的观点，通过学科之间的互动、影响和渗透，超越学科间的各种限制，开拓新知识的学习与研究问题视野，真正将世界还原为一个整体。如美国一些大学的核心课程，开设的不是“法学概论”“经济学原理”等课程，而是“财富、权力、美德”“自我、文化、社会”，是“正义”“时间、空间和运动”“人性的概念”“地球的生命和历史”等跨学科整合性科目。

公共卫生的本质特征。Winslow 的定义：通过有组织的社会努力来预防疾病、延长寿命、促进健康的科学和艺术。这意味着公共卫生本身是一门科学和艺术，1987 年，DW

Fraser 在新英格兰医学杂志提出的“流行病学是一门自由艺术”，提出了公共卫生通识教育的理念[21]。“健康美国人 2020”提出“有教养公民和公共卫生倡议”。这意味着了解公共卫生是良好公民的一个关键组成部分，也是承担责任、建设健康社会的一个先决条件。公共卫生的研究不仅融合了社会科学、自然科学、数学、人文和艺术，也是发展书面和口头交流技能、批判性和创造性思维、量化和信息素养以及团队合作和解决问题的工具。它树立了博雅教育的广阔视野。通过使所有高等教育机构都能进行关于公共卫生通识教育，促进跨学科和跨专业的合作，并与其他涉及人类健康和环境可持续性发展的倡议建立联系。有教养公民，是健康社会的必要组成部分。

（二）课程体系

1. 公共卫生核心课程

美国学院和大学学会、美国预防教学与研究学会联合推荐本科公共卫生教育的三门核心课程：公共卫生 101，流行病学 101 和全球卫生 101[22]（附录二）。

2006 年 11 月，美国本科公共卫生教育共识会议就以下基本原则达成一致：整合性本科公共卫生课程的目标与理论基础是培养一个有教养的公民；公共卫生入门课程的设计应满足通识教育和美国承诺（LEAP）的基本学习结果[23]；公共卫生入门课程的设计应符合通识教育的要求，公共卫生或全球卫生领域的辅修课程应该有意识地建立入门/核心课程。

文理和公共卫生都应参与培养和发展有教养公民。这样公民应该能够认识到全球健康挑战的范围，并具备应对时的智力和实际技能。正如 LEAP 建议的那样，受过良好教育的公民应该准备接受个人和社会责任，展示综合、整合和应用学习的能力。公共卫生领域提供了本质上有趣的研究课题，同时使学生能够解决重要的社会问题，并凭借对世界背景的认识这样做。一项综合性的、有意设计的公共卫生研究应该促进与民主的发展。

LEAP 基本学习成果见表 6 - 4。开始实现这些学习成果可通过本指南中概述的推荐核心课程。体验式学习活动，如服务学习，很容易融入公共卫生课程中，并且在理想情况下，通过公共卫生课程进行构建。

通识教育的核心课程设置，应围绕公共卫生通识教育，要考虑以证据为基础的公共卫生或群体健康方法为核心，这应成为所有公共卫生通识课程的基础。它包括四个部分：确定问题；判断问题发生的原因；基于证据的干预措施建议；实施和评价干预措施的效果。公共卫生可以通过多种方式纳入通识教育。诸如开发综合性课程，融入自然科学、社会科学和人文科学的要素，也可以针对特定问题，借鉴多学科知识展开，如艾滋病毒/艾滋病或烟草控制。

这些建议中概述的方法侧重于开发三门核心课程：

公共卫生 101：为满足社会科学要求而设计的概论性课程，可以整合到人文学科，提高知识和实践技能，并接受公民学习和应用。

流行病学 101：说明科学方法的入门课程，旨在满足科学要求，包括“流行病学实验室”的选择，包括定量思考、调查和分析以及团队合作。

全球健康 101：一门介绍性课程，重点是在发达和发展中国家应用公共卫生原则，旨在满足全球研究一体化的要求，包括服务和研究。

公共卫生从业人员以及应用公共卫生原则的临床学科教师，如护理专业，需要合作，以

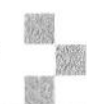

便让学生接触公共卫生实践的世界。

表 6-4　通识教育的基本学习结果[23]

类别	内容
人类文化和自然世界认识	通过学习科学和数学、社会科学、人文、历史、语言和艺术，专注于处理重大问题，包括当代问题和长期问题
智力和实践技能	包括调查和分析，批判性和创造性思维，书面和口头交流，定量素养，信息素养，团队合作和解决问题
个人和社会责任	包括本地和全球公民参与，跨文化交流能力，伦理推理和行为，终身学习的基础和技能，积极参与不同社区和现实世界的挑战
整合式学习	包括综合和高级综合性专业研究成果。通过在新环境和复杂问题中应用知识、技能和责任来展示

通识课程的三个层面：持久的理解、课程框架、学习成果。持久的理解：持久性应该是课程“逆向设计”的起点，即学生学习多年后相关关键原则依然保留在他们的脑海中，能够运用相关知识来解决现实问题。课程框架是制定教学大纲的基础，提供结构性的框架来说明核心课程体系。学习成果采用布鲁姆的分类法，为公共卫生教育提供基本的和先进的学习成果。

2. 公共卫生辅修课程

辅修公共卫生专业的课程结构包括必修核心课程、选修课程和体验式学习经历。

必修核心课程包括：公共卫生 101、流行病学 101、全球卫生 101。选修的课程，由院校及学生决定的学科或跨学科课程，基于各学院的兴趣和优势的部门或部门间公共卫生相关课程。体验式学习健康相关活动包括：服务学习、顶点课程或综合项目、结构化研究和（或）海外学习。

辅修或证书项目需要基于现有的项目来选择胜任力/学习结果。具体如下：

（1）解释群体健康观点和使用公共卫生方法界定和处理群体/社会问题和满足弱势群体的需要。

（2）应用干预框架的选项，包括何时（初级、二级和三级）、何人（个人、高危人群、一般人群）以及如何干预（教育、动机、义务、发明）。

（3）解释流行病学的必要原则，以了解健康和疾病，包括率的使用、因果关系的含义以及对干预措施有效性的评价。应用流行病学原理指定研究文章的阅读，包括病例对照、队列研究和随机临床试验。

（4）从全球角度解释疾病的负担、健康的社会经济决定因素、健康与发展的联系以及全球合作监测、促进和保护健康的方法。

（5）描述在整个生命周期中理解和应用公共卫生问题所需的生物学原理，应用公共卫生干预的原理来消除、预防和控制疾病及尽量减少其对健康的影响。

（6）解释使用临床干预措施保护和改善健康，预防、检测、治疗疾病并尽量减少疾病的进展。

(7) 解释生物、环境和社会/文化因素在疾病产生中的相互作用，以及了解这些因素如何影响预防战略。描述历史上不同文化和时代背景下公共卫生定义改变的例子，包括重大科学进步以及对公共卫生发展有重大影响的成就。比较不同时代和不同文化背景下的公共卫生问题的应对。

(8) 描述美国目前的公共卫生和医疗服务体系；解释制定卫生政策的结构和方法；运用美国公共卫生和卫生保健系统的知识，对当前的政策进行评论；应用进行卫生政策分析的原则。

(9) 解释适用于健康行为的社会和行为理论，并将这些理论应用于各种疾病状况干预措施制定。

(10) 解释自然环境对健康的影响，并利用这些解释来理解人类干预、检测和/或尽量减少这些影响的行动。

(11) 描述和解释管理理论、金融和经济学的影响，并用于管理卫生服务和公共卫生领域。

(12) 综合多学科方法，分析健康和疾病的决定因素，以及消除或控制疾病和其他损害健康状况的干预措施。

参考文献

[1] Frederick Kudolf. Curriculum: A History of the American Undergraduate Course of Study since 1636[M]. San Francisco: Jossey-Bass Publishers, 1978.

[2] Furness E L. Fifty years of American education: A historical review and critical appraisal by Edgar W. knight. ronald press company. viii + 484 pp. $4.75[J]. The Educational Forum, 1952, 17(1): 121 - 122.

[3] Harvard University Faculty of Arts and Sciences. Curricular Renewal in Harvard College [R/OL]. (2006 - 01 - 01) [2018 - 08 - 08]. http://www.fas.harvard.edu/-secfas/General_Education_Final_Report.pdf.

[4] 张家勇. 哈佛大学本科生课程改革研究[M]. 济南：山东人民出版社，2012.

[5] Harvard Committee. General Education in a Free Society [M]. Cambridge: Harvard University Press, 1946.

[6] Phyllis Keller. Getting at the Core: Curricular Reform at Harvard [M]. Cambridge: Harvard University Press, 1982.

[7] 哈瑞·刘易斯. 失去灵魂的卓越：哈佛是如何忘记教育宗旨的[M]. 侯定凯，译. 上海：华东师范大学出版社，2007：225 - 227.

[8] 理查德·布瑞德利，梁志坚. 哈佛规则[M]. 北京：北京大学出版社，2009.

[9] 曲铭峰，龚放. 哈佛大学与当代高等教育：德里克·博克访谈录[J]. 高等教育研究，2011，32(10)：1 - 19.

[10] Harvard Education Review Committee. Harvard Education Review Committee Final Report [EB/OL]. (2016 - 01 - 01) [2019 - 03105]. http://generaleducation.fas.harvard.edu/files/gened/files/gerc_final_report.pdf.

[11] 李会春．多元化时代的通识教育实践：哈佛大学新一轮通识教育改革省思[J]．高教探索，2018(5)：62－68.

[12] 阿什比(E. Ashby)．科技发达时代的大学教育[M]．滕大春，滕大生，译．北京：人民教育出版社，1983.

[13] 张亚群．郭秉文的通识教育理念及其现代价值[J]．高等教育研究，2014，35(11)：85－91.

[14] 杨颉．大学通识教育课程研究：日本通识教育的历史与模式[D]．上海：华东师范大学，2003.

[15] 李曼丽．通识教育(一种大学教育观)[M]．北京：清华大学出版社，1999.

[16] 陈向明．从北大元培计划看通识教育与专业教育的关系[J]．北京大学教育评论，2006，4(3)：71－85.

[17] 吴坚．哈佛大学与复旦大学通识教育课程设置比较研究[J]．高教探索，2016(2)：28－33.

[18] 德雷克·博克(Derek Bok)．回归大学之道：对美国大学本科教育的反思与展望[M]．侯定凯，梁爽，陈琼琼，译．上海：华东师范大学出版社，2008.

[19] 卓泽林，柯森．美国高校通识教育发展进程中不可忽视的问题与危机：基于ACTA调查报告的解读与分析[J]．比较教育研究，2013，35(3)：13－18.

[20] Louis Menand. The Marketplace of Ideas: Reform and Resistance in the American University. New York: W. W. Norton & Company, 2010.

[21] Fraser D W. Epidemiology as a liberal art[J]. New England Journal of Medicine, 1987, 316(6): 309－314.

[22] Richard K. Riegelman and Susan Albertine. Recommendations for Undergraduate Public Health Education [EB/OL]. (2008－01－01) [2019－03－03]. https://www.aacu.org/sites/default/files/files/PublicHealth/Recommendations_for_Undergraduate_Public_Health_Education.pdf.

[23] Association of American Colleges and Universities. College learning for the new global century: A report from the National Leadership Council for Liberal Education and America's Promise [R]. Washington: Association of American Colleges and Universities, 2007.

第 7 章　美国本科公共卫生教育

美国在早期的公共卫生人才培养模式中，以研究生教育为主。直到 2003 年，美国医学科学院的报告《谁将保护公众的健康》，总结了 21 世纪公共卫生所面临的现状，提出大力发展本科公共卫生教育。[1] 随后，美国公共卫生学院协会（Association of Schools and Programs of Public Health，ASPPH）构建了本科公共卫生教育的发展框架，并提出核心要素。[2-4]除了专业教育，该报告也促使人文社科与之相结合，促进“有教养的市民”活动开展。[2-3]2006 年，美国本科公共卫生教育研讨会一致同意把公共卫生课程纳入健康市民的人文素质教育中。ASPPH 报告：从 2008 年到 2012 年，美国授予本科公共卫生学位的数量上升了 18%，该学位在 2012 年增长最快的本科教育领域中排名第十位。[5] 据 2015 年统计，美国公共卫生学院排名前 20 的大学，有 6 所开设本科公共卫生教育，如 University of Michigan at Ann Arbor，University of Washington，University of California，Berkeley，Tulane University，George Washington University，University of Illinois at Chicago。而与本科公共卫生教育相关的学位授予大学在美国已经达到 80 所。因此，本章从美国本科公共卫生专业教育认证、非专业的以胜任力为基础的教育和基于实践的公共卫生教育改革来综述美国本科公共卫生教育的现状以及发展趋势，从而为我国预防医学教育改革与发展提供参考和借鉴。

一、 本科公共卫生教育认证

本科公共卫生专业教育认证是美国本科教学质量的保证。在美国，本科学位分为理学学士和文学学士。同时，美国公共卫生教育委员会（Council on Education for Public Health，CEPH）又把美国大学公共卫生项目的认证分为三类：公共卫生学院（School of Public Health，SPH）、公共卫生项目（Public Health Program，PHP）和独立本科项目（Standalone Baccalaureate Program，SBP）。SPH 必须包括硕士和博士学位，也可包括本科公共卫生项目；PHP 是依托行政管理部门，必须包括专业硕士学位，也可包括本科、博士等学位；SBP 主要包括本科公共卫生学位，是不隶属于研究生院的独立机构。

（一）认证历史

随着全美对本科公共卫生教育的讨论不断扩大，以及对社区健康教育学士学位课程的需求增加，CEPH 开始了对本科公共卫生教育的认证探索。SPH 和 PHP 机构的本科公共卫生教育往往是依赖于研究生的师资力量，所以直到 SBP 认证标准的出台，才标志着本科公共卫生教育认证标准的完善和成熟。

SPH 学士学位认证已超过 10 年。2007 年,美国教育部明确把本科公共卫生学位纳入认证范围。2008 年,美国开始认证非 SPH 的隶属于公共卫生硕士项目的本科项目。2011 年,CEPH 修订 SPH 和课程标准,创建一个新的本科公共卫生学位课程标准。2011—2012 年期间,CEPH 召集内部人员和外部利益相关者继续讨论 SBP 认证的可能性。2012 年 10 月,理事会原则上同意了认证标准的初步草案。2013 年 1 月,CEPH 召集负责 SBP 的专家和管理者进行讨论,于 9 月修订原有的认证标准。[6]

(二) 认证标准

尽管 SPH 认证标准出台较早[7],但是 SBP 的认证标准更加全面反映出本科公共卫生教育的认证标准,所以这里重点阐述 SBP 认证标准。SBP 的认证标准同 SPH 类似,包括内部组织设置、管理、资源、师资、课程设置、服务、评估与计划。其中,培养方案中要求包括提供相关学位的任务、目的、目标、学位期限,5 大核心课程,实践技能,实践经历,胜任力,自评程序等。公共卫生本科学位的课程设置要求:①公共卫生核心知识课程,包括生物统计学、流行病学、环境卫生、卫生服务管理、社会和行为科学;②公共卫生选修课程,包括影响群体内和群体间的健康和健康不平等的问题;③实践经历课程,学生必须有实践经历,即在课外使用公共卫生原理来解决实际问题。

由于本科和研究生教育之间在知识、技能、能力和职业机会等方面有着重要的区别,ASPPH 于 2012 年 8 月提出本科公共卫生专业课程基本要求作为认证标准的核心部分,主要涉及四大领域:背景领域、公共卫生领域、实践经历领域和交叉领域。具体内容如下:[4]

1. 背景领域　包括内容领域和技能领域。内容领域包括科学、社会和行为科学、数学/定量推理、人文/美术相关的基础知识学习。技能领域包括沟通和信息素养能力。

2. 公共卫生领域　包括 9 个方面:①公共卫生概述,了解公共卫生的历史和宗旨,其在全球和社会中的核心价值、概念和功能;②公共卫生数据,了解公共卫生数据收集、使用和分析的基本概念、方法和工具,理解循证方法是公共卫生实践的重要组成部分;③群体健康问题,了解群体健康的概念,能够用相关的方法和干预措施来发现和解决群体健康相关的主要问题;④人体健康,了解人体健康和疾病之间的科学基础,包括在整个生命周期中促进和保护健康的机会;⑤健康影响因素,了解影响健康并导致健康不平等的社会经济、行为、生物、环境等因素;⑥公共卫生项目,了解项目计划、评估和评价的基本概念和特点;⑦卫生系统概述,了解美国卫生系统的基本特征和组织结构以及与其他国家的差异性;⑧卫生政策、法律、伦理和经济学,了解卫生保健和公共卫生政策的法律、伦理、经济和监管等方面的基本概念,了解不同机构和部门的角色、影响和职责;⑨健康传播,了解公共卫生特定传播的基本概念,包括技术和专业写作以及使用大众传媒和电子技术。

3. 实践经历领域　包括现场实践和学术经历,即学生应该参与到学术研究或咨询项目中,学生也应接触到公共卫生专业人员和/或机构从事群体健康实践。

4. 交叉领域　学生应该了解在工作场所、继续教育和终身学习中成功所必需的概念和经验,如批判性思维和创造性、与自我和社会有关的道德决策、独立工作和个人职业道德、职业精神、研究方法、系统思考、团队合作等。

同时,基本要求还规定学生应接受专业的就业指导和研究生院的合理建议。

（三）认证程序

公共卫生学院要获得认证机构的资格认定，需要经历：认证申请一自我评估一实地考察一认证决策一周期性复评五个步骤。[8]认证过程最有价值的收益在于自我评估的过程。管理人员、教师和学生等均被纳入公共卫生教育认证的关键分析，从开始自我评估到提交自评报告需 18—24 个月。之后，CEPH 在 2 个月之内审核自评报告，反馈修改意见。

认证过程主要步骤如下，步骤详细说明见相关网址。[6]

首先，认证申请有三种情况：以前从没有被认证过、要认证新的类别或者已经认证过但两年后认证期结束，则可以考虑申请认证。认证单位计划申请并开始进行自我评估。

其次，CEPH 组织认证专家进行实地考察。CEPH 通常指派 3—5 名认证专家到公共卫生学院进行为期 2—3 天的实地考察，主要是审核自评报告的真实性。内容包括：听取专业汇报、考察教学条件、考核学生基本实验技能与综合素质、会晤各类人员、听课、调阅毕业论文与试卷、查阅支撑材料等。

最后，实地考察之后，实地考察组主席向认证单位报告主要结果。CEPH 随后向考察组和大学办公室发文。考察组成员接受评估问卷。CEPH 工作人员准备实地考察报告初稿，并发给团队成员修改和更正。CEPH 对公共卫生学院的评估报告进行充分的综合、评估，做出最终认证结论，并向社会公布。认证结论有认证合格、认证不合格、整改后再认证和取消认证等情况。允许公共卫生学院对认证结论提出申诉，请求做出修改。一旦通过认证，将还要接受 CEPH 至少每 7 年一次的例行检查，并形成中期报告。每个公共卫生学院的认证情况都将公布在 CEPH 的网站及出版物上，并转呈美国教育部，以此接受社会公众的监督。

二、 胜任力为基础的教育

面对 21 世纪现代公共卫生的挑战，ASPPH 同美国大学协会合作，在预防教学和研究协会和美国疾病预防控制中心的协助下，针对非公共卫生专业的学生，提出基于胜任力的教育模型。[9]该模型通过把公共卫生知识、概念和技能整合到其他课程中，期望把公共卫生教育推向美国所有的大学生，促使学生积极地参与到个体和社区健康促进中。

该模型主要包括学习过程的三个领域来展开：认知领域（cognitive domain or knowledge）、精神领域（psychomotor domain or skills）和情感领域（affective domain or attitudes）。后来增加了第四个领域，主要是围绕着前三个领域提出具体的案例分析。

（一）认知领域

认知领域主要是知识层面，即了解同个体和群体健康相关的人类文化、物质和自然界知识。具体包括：明确公共卫生在各个领域中的相关角色和职责；了解传染性疾病和慢性疾病的传播模式、危险因素和作用机制；了解人文同公共卫生间的相互关系；熟悉局部区域和全球人群的死亡率、发病率和健康不平等的主要原因；能够探讨影响群体健康的性别、种族等人口学特征的角色；了解地方、国家和全球的主要卫生挑战；了解不同组织机构和公共卫生服务机构对群体健康的影响；了解科学技术对个体和群体健康的影响；了解评价和控制影响群体健康的环境有害物质的方法；了解个体、社区和文化对健康行为、选择和实践的价值和

角度;意识到促进群体健康中社区合作的重要性;在公共卫生的发展史中意识到关键事件和里程碑事件的重要性;重视人权和健康的关系。

(二) 精神领域

精神领域主要是技能,即智力和实践技能。具体包括:能运用流行病学和监测方法来保护群体健康;能利用现有的社区健康状况信息和统计学工具进行科学分析;了解社区健康中物质、社会和环境特征的相互关系;通过系列媒体与公众交流健康信息;利用不同学术和公众资源对特定健康问题进行检索和分析;为促进群体健康能进行交叉学科的合作;针对一个健康主题可采用不同的观点进行分析;评价同个体和社区健康相关的卫生信息和数据的来源和质量;意识到健康的多因素影响;意识到政策、法律和法规对个体和群体健康的影响。

(三) 情感领域

情感领域主要是态度,即个人和社会职责。具体包括:能识别影响健康干预的主体;探讨社区在促进群体健康和社会公正中的角色;针对突发公共事件能阐述个体和社区应急方案的框架;解决健康差异和不平等时,能够与不同背景的人员合作;参与政治过程来改进健康、社会公正和平等;分析公共卫生领域的伦理问题和利益冲突;检查健康和卫生服务的基本权利;倡导循证方法来改进个体和社区健康;支持预防在促进健康社区中的角色;认同生活方式行为的改变可以促进个体和群体健康;尊重对健康的多文化角度和易感性。

三、 重视实践为基础

公共卫生教育是教师和实践者的共同事业,他们都有责任通过教学、研究和服务来确保公众的健康,而公共卫生实践是其中的纽带。公共卫生实践是指有策略、有组织地交叉运用知识、技能和胜任力来发挥公共卫生的核心功能。同美国大学协会合作,美国预防教学和研究协会、美国疾病预防控制中心、美国公共卫生学院协会联合出版了实践为基础的系列刊物,主要有 4 个报告,分别是 1999 年"Demonstrating Excellence in Academic Public Health Practice(APHP)"、2004 年"Demonstrating Excellence in Practice-Based Teaching for Public Health(PBT)"、2006 年"Demonstrating Excellence in Practice-Based Research for Public Health(PBR)"和 2009 年"Demonstrating Excellence in the Scholarship of Practice-Based Service for Public Health(PBS)"。这里主要介绍实践对教学的促进研究结果,其他内容可详见各自的报告。

基于 Ernest L. Boyer 的学术模型:学术的发现、整合、应用和教学,1999 年 APHP 报告提出了学术框架用于整合资源并达到实践目的。该框架的核心是促进实践为基础的教学,并作为公共卫生学院的优先领域。实践为基础的教学强调:教学的艺术,特别是教育和培训的学科间合作,同实践为基础的学问紧密相关,这有助于提高实践者的胜任力和能力。实践教学告诉学者和学习者信息,通过现场实践、实习和实践为基础的课程来提高学生的胜任力。

尽管 2004 年 PBT 报告主要是针对公共卫生硕士的培养,但是对于其他学位,包括本科学位也有着积极的意义。该报告提出公共卫生实践为基础教学的指导性原则:①教学目的是把学术和实践连接起来，两者不是孤立的，这有助于提高公共卫生教育水平和确保公众健康；②教学能让学生、公共卫生学院、机构和社区受益；③教学能提高批判性思考和解决问题能力；④教学应属于交叉学科的、多学科的和多维度的；⑤有助于教员、实践者和学生形成合作团体，来教育教师、实践者和研究者；⑥纳入经验教育，包括批判性地反思和服务式学习；⑦基于成人学习理论的原则来教育职业人群；⑧教学是应用型、交叉学科的教学，可以为职业公共卫生教育和培训提供信息并提高其水平。

此外，PBT 报告推荐：①实习单位和学院间应进行定期的交流来促进合作；②争取获得资助来支持实践活动；③基于公共卫生实践教学的指导原则，建立协议确保实践教学模式的一致性；④为确保质量，利用测量工具积极评价个体实践活动和整个实践经历是否达到教学目的和学习目的；⑤发展远程教育为实践者提供终身学习，并增加他们对实践教学的参与性；⑥建立激励机制，招募和稳定实践为基础的教学师资；⑦通过奖励和学术发表等学生激励机制，促进学生参与实践；⑧建立从事实践活动的规范流程。随后的 PBR 和 PBS，通过研究和为社会服务，进一步强化和推动了以实践为基础的教学水平。

四、 美国本科公共卫生教育的启示

(一) 认证是确保质量的有效措施

为了确保公共卫生学院培养人才的质量，美国实施了公共卫生学院的认证系统。认证是一种为控制质量而自愿进行的过程，它通过系统全面地评价认证单位设施、人才、教育项目和制度，从而实现学院的人才培养使命。认证标准客观可行，认证程序公开、透明，进而确保公共卫生教育的质量。国内可借鉴美国的经验和方法，联合制定预防医学教育的认证标准，并由主管部门、公共卫生教育机构、公共卫生相关学会以及用人单位组成的公共卫生教育质量认证机构，定期对各公共卫生学院的教学和人才培养质量进行认证。

(二) 公共卫生学院的核心领域要求

美国的公共卫生学院认证提出的本科公共卫生教育基本要求，有助于课程体系的建设，以此为纲，万变不离其宗。考虑到预防医学是公共卫生与医学领域的交集[10]，我国的课程体系同美国的课程体系有所不同，国内更偏重于传统的预防医学，而非现代的公共卫生概念，因此，我国的预防医学教育不能完全照抄美国的基本要求。尽管 2006 年 7 月 23 日在全国公共卫生学院院长（系主任）联席会议上通过了《公共卫生教育基本要求》，但是并没有在国内得到良好的推广。实际上，公共卫生学院核心领域的设置确保了所有公共卫生学院毕业生应具备的基本能力，是保证合格毕业生的基本条件。

(三) 公共卫生教育核心知识的普及化

21 世纪现代公共卫生面临挑战，突发公共卫生事件、自然环境的恶化、贫富差距的加大等众多因素的影响，单靠从事公共卫生领域的专业人才是远远不够的，特别是我国培养的以预防医学为主的专业人才。[10]要尽可能利用所有能利用的力量来共同改变我们的现状，让大多数人具有良好的公共卫生知识理念，已经成为美国“有教养市民”的共识。高校的公共卫生学院作为公共卫生教育的高等机构，有着义不容辞的责任。尽早把公共卫生核心理念纳入大学的通识教育中，让每一个学生掌握公共卫生的基本知识、技能和树立大健康、大卫生理念，是实现“健康中国”的必备条件。

（四）以实践为基础的预防医学教育改革

美国本科公共卫生教育体系不是一蹴而就，而是循序渐进的过程。无论是认证标准还是核心课程改革，均有系列的调研报告和专家小组讨论，并且把教学与科研很好地结合起来，强调以实践为基础和纽带，[11]带动公共卫生教育的发展和完善，这为国内目前的困境——重科研轻教学，提供了参考模式。此外，公共卫生教育改革的主力军是从事高等教育的研究者和实践者，有着系统完善的教育理念以及工作实践。而从国内来看，公共卫生教育改革主要是从事公共卫生专业领域的实践者，在高等教育的理念、理论和方法学研究水平上尚存在着一定的差距。

（五）公共卫生教育改革的未来

我国预防医学教育沿袭苏联模式，重心在于培养专业性人才；美国公共卫生教育重心在于培养的是人，先是合格的社会人（通识教育），然后才是具有专业的人（核心课程）。在现代公共卫生的发展背景下，如何使预防医学教育适应现代的、未来的公共卫生挑战，则需要进行适应性的改革。国内的一些高校已经开设新专业：全球健康学、卫生监督、妇幼保健医学等，弥补了预防医学教育不足的地方。此外，综合性大学开设公共卫生的辅修学位或第二学位，吸引文理科的学生在三、四年级兼修公共卫生，也是一种非常有利的途径。其优势在于：体系灵活，不受专业的限制；与国际化接轨，同美国本科公共卫生教育体系相同；符合现代公共卫生发展的需求。

（主要内容原发表于《复旦教育论坛》，标题为“美国本科公共卫生教育的发展现状”，2016 年第 4 期。）

参考文献

[1] Gebbie K, Rosenstock L, Hernandez L. Who Will Keep the Public Healthy [R]? Washington: National Academy of Sciences, 2003.

[2] Association of American Colleges and Universities. The Educated Citizen and Public Health [EB/OL]. (2008-07-10) [2019-10-10]. http://www.aacu.org/public_health/project_rationale.cfm.

[3] Riegelman R K. Undergraduate public health education[J]. American Journal of Preventive Medicine, 2008, 35(3): 258-263.

[4] Association of Schools of Public Health. Framing the Future: Recommended Critical Component Elements of an Undergraduate Major in Public Health[R/OL]. (2012-06-01) [2019-04-20]. http://www.aspph.org/wp-content/uploads/ 2014/04/CCE_2012-08-03-FINAL.pdf.

[5] Leider J P, Castrucci B C, Plepys C M, et al. On academics: Characterizing the growth of the undergraduate public health major: US, 1992 - 2012[J]. Public Health Reports, 2015, 130(1): 104 - 113.

[6] Council on Education for Public Health. Accreditation procedures [EB/OL]. (2017 - 06 - 01) [2019 - 07 - 08]. http://ceph.org/assets/Procedures.pdf.

[7] 陈莎，曾诚，李晓松，等. 美国公共卫生教育的认证制度[J]. 现代预防医学，2014，41(11)：1921 - 1923.

[8] 李文先，叶冬青，周晓磊. 美国公共卫生教育委员会与公共卫生学位和研究生教育[J]. 中华疾病控制杂志，2009，13(6)：714 - 716.

[9] Petersen D J, Albertine S, Plepys C M, et al. On academics developing an educated citizenry: The undergraduate public health learning outcomes project[J]. Public Health Reports, 2013, 128(5): 425 - 430.

[10] James W. Holsinger Jr.，赵莉，李蕊，等. 公共卫生与预防医学概念辨析[J]. 现代预防医学，2011，38(15)：3005 - 3006.

[11] Wei B, Lu L, Zhang ZY, Ma ZY. Bridging the gap between education and practice in public health, with particular reference to less-developed provinces in China[J]. Public Health, 2011, 125(1):25 - 29.

第四篇

医学教育中的公共卫生教育

如何能弥合临床医学和公共卫生的裂痕?

——卡尔·L. 怀特

有必要克服存在于医学和公共卫生之间两分的局面或者说是鸿沟……遗憾的是医学教育的发展和公共卫生的发展是分离的。

——苏德隆

第 8 章　医学教育中的公共卫生教育

融入公共卫生领域的教育内容和方法，是医学教育发展的必然趋势。个体诊疗离不开循证的指导，而证据的获取必然依靠公共卫生研究方法。作为从事健康领域的主力军，专科医生和全科医生的公共卫生教育，更加有助于国家健康战略的实施和开展。因此，如何在医学教育中开展公共卫生教育是个永恒的主题。不同国家、不同大学院校往往会采取不同的做法。本章主要介绍美国和中国的发展现状，进而提出未来的发展方向。

一、概况

健康国民离不开个体诊疗的临床医学教育，但更离不开维护群体健康的公共卫生教育。

1. 国际进展

1988 年世界医学教育会议，发布了“爱丁堡宣言”，提出“医学教育的目的是培养促进全体人群健康的医生”。1989 年，美国预防服务工作组起草了“临床预防服务指南”，指出临床医生在减少疾病和伤残的干预中，个体的健康服务最为有效，健康咨询、健康教育要比传统临床活动价值更大[1]。1992 年，世界卫生组织提出了“五星级医生”（即保健提供者、决策者、沟通者、社区领导者和管理者）的概念。1993 年，通过了《医学目的：确定新的优先选择》宣言，确定现代医学目的：预防疾病和损伤，促进和维护健康；解除由疾病引起的痛苦和疼痛；对疾病的保健和治疗，对不治患者的照料；避免早死，追求安乐死亡[2]。1999 年，经纽约中华医学基金会理事会批准，成立了国际医学教育专门委员会。研究制定了“全球医学教育最低基本要求”，界定了医学教育的七个基本方面，阐述了医学毕业生必须具备包括“群体健康与卫生保健”在内的 60 种能力[3]。2001 年，世界卫生组织和世界医学教育联合会制定了“本科医学教育国际标准”，分为九大领域共计 36 个亚领域，对预防医学教育目标、课程设置等提出了明确要求。美国预防医学教师协会于 1999 年重新修改和完善了“医学教育中加强疾病预防和健康促进教学的建议”，从临床预防医学、定量技能课程、卫生服务组织和实施、面向社区的医学实践四个方面对医学生应具备的知识和能力做了详细描述[3]。美国预防教学和研究学会于 2002 年构建了临床预防和群体健康课程框架后，就一直成为美国医学教育中公共卫生教育的核心框架。

2. 国内进展

中国在 1950 年 8 月底一次全国卫生工作会议上确定了预防为主的工作方针。但医学教育中明确提出加强预防医学教育，是在 2001 年的《关于印发中国医学教育改革和发展纲要的通知》（卫科教发[2001]212 号）。纲要明确指出要加强预防医学的教学，以适应基层卫

生工作的需要。纲要为各医学院校的医学教育改革指明了方向，突出强调了加强临床医学专业预防医学教育改革发展的必要性。2012 年，《教育部 卫生部关于实施临床医学教育综合改革的若干意见》（教高[2012]6 号）提出“高等医学院校要大力加强社区和公共卫生等基层实践教学基地建设，增强医学生对人民群众的感情和基层防病、治病的能力”，明确提出注重公共卫生实践的重要性。2013 年，《关于做好临床医学（全科）硕士专业学位授予和人才培养工作的意见（试行）》，提出“临床医学（全科）硕士专业学位获得者……具备较强基层临床实践能力和预防保健能力，能独立开展工作，能以维护和促进健康为目标，向个人、家庭与社区居民提供综合性、协调性、连续性的基本医疗保健和公共卫生服务”。医学院校坚持预防医学实践并在基地建设、实践教学内容改革等方面进行了深入探索与实践。上海、广州等地的医学院校在开展以社区保健服务为主要内容的预防医学实践中，取得了较多的成功经验。如复旦大学上海医学院将公共卫生实习纳入教学计划，明确教学目标，丰富教学内容，加强基地建设，取得了显著教学效果。

为深入贯彻落实全国卫生与健康大会精神和《“健康中国 2030”规划纲要》，进一步加强医学人才培养，继 2014 年《关于医教协同深化临床医学人才培养改革的意见》后，2017 年国务院办公厅发文《关于深化医教协同进一步推进医学教育改革与发展的意见》。在深化院校医学教育改革中，它提出“引导医学生将预防疾病、解除病痛和维护群众健康权益作为自己的职业责任”。这里把职业责任从原有的诊断和治疗，外延到预防疾病、改善生活质量等公共卫生职责。在建立完善毕业后医学教育制度中，它提出“探索建立公共卫生与临床医学复合型人才培养机制，培养一批临床医学专业基础扎实、防治结合的公共卫生人才”。这为预防医学人才培养指明了发展方向。

此外，一些新的内容逐渐引入临床医学教学中，如循证医学、全科医学或社区卫生服务、全球卫生等。原有教材进行了重新修订和编写，如《预防医学》参考了“全球医学教育最低基本要求”，增加了卫生服务与健康、临床经济学评价等。

医学领域的专业认证自 2002 年启动以来，制定了《本科医学教育标准——临床医学专业（试行）》，对哈尔滨医科大学、华中科技大学同济医学院、汕头大学医学院、中南大学湘雅医学院等医学院校进行了陆续的临床医学专业认证，推动了国内临床医学专业的发展，进而也促进了国内临床医学教育的公共卫生教育发展。

从国内外临床医学专业预防医学教育改革的现状来看，预防医学教育越来越受到重视，以培养医学生树立“大卫生”观、加强“三级预防”概念教育、掌握基本预防医学知识和技能为目标的预防医学教育改革已渗透到医学教育改革的各个领域。

二、 美国医学教育中的公共卫生教育

临床预防和群体健康课程框架（Clinical Prevention and Population Health Curriculum Framework）由美国预防教学和研究学会建立于 2002 年。该框架为临床卫生专业提供了个体和群体为导向的预防和健康促进工作的核心知识。该框架能够支持专业间的预防教育和实践，它由四个部分和 23 个主题域[4]组成。

四大部分为：①群体健康基础。掌握评估、比较、描述和监测群体健康的定量和分析技能。②临床预防服务及健康促进。在临床环境中采取循证、健康促进和预防疾病的干预措

施。③临床实践和群体健康。需要个体和群体健康视角。④卫生系统和卫生政策。系统和政策有助于管理健康和卫生保健系统，包括临床护理与公共卫生社区间的合作。

（一）群体健康基础

1. 描述性流行病学：群体健康　包括疾病和伤害负担，疾病和伤害过程，健康、疾病和伤害的决定因素，疾病和伤害分布，数据来源。

2. 病因、利益和危害——健康研究评价　包括研究设计，估计关联性强度，推断，数据质量，数据的呈现。

3. 循证实践　包括评估证据的质量，评估效应的强度，国家认可的指南。

4. 实施健康促进和疾病预防干预　包括干预类型，直接干预的目标对象，接受预防服务时识别健康的社会决定因素影响，在改进群体健康时临床医生和专业间小组的角色，基于实践的系统以协助提供预防服务，关注个体和社区健康。

5. 健康的决定因素　包括社会因素对个人行为的影响，未经改变的环境、改变的环境和建筑环境对健康的影响，政策和法律对健康和疾病决定因素的影响，卫生保健作为健康决定因素的重要性，人类健康、动物健康和生态系统健康间的关联性以及新出现的传染病和疾病的地理传播。

6. 群体健康信息学　包括收集和利用群体健康数据来评估群体健康状况，指导卫生保健服务工作和分析卫生结果；及时和准确地提供文件，传递预防服务和报告疾病给公共卫生机构的信息。

7. 评价　包括过程和结果评估，决策分析，质量改进程序。

（二）临床预防服务和健康促进

1. 筛选　包括筛检试验分析，评估健康风险，成功筛选标准，医患沟通，循证建议，政府规定。

2. 行为改变咨询　包括纳入不同病人角度的行为改变，医患沟通，成功咨询的标准，循证建议。

3. 免疫　包括接种疫苗方法，成功免疫的标准，医患沟通，循证建议，政府规定。

4. 预防药物　包括化学预防方法，成功化学预防标准，医患沟通，循证建议。

5. 其他预防性干预措施　包括生活方式干预，成功预防干预的标准，医患沟通，循证建议。

（三）临床实践和群体健康

1. 将群体健康纳入临床保健　包括寻求获得群体健康改善时，理解和应用病人和社区参与原则；临床干预中健康的社会因素影响；在协调的卫生保健系统中评估和改善群体健康；卫生服务的协调；卫生保健小组实践原则。

2. 与公众合作改善健康　包括社区健康评估，干预备选方案，进行或促进社区参与的研究，媒体传播，素养水平和文化适宜性，社区预防服务的循证建议。

3. 环境卫生　包括环境卫生的范围，环境污染物的成分、载体和进入途径，环境卫生风

险评估和风险管理。

4. *职业健康*　包括基于就业的风险和伤害，包括军事服务，预防和控制职业暴露和伤害，在卫生保健环境中的暴露和预防。

5. *全球卫生问题*　全球卫生的主要国际组织角色，其他国家疾病和疾病的群体模式，成功测量关键疾病负担、人口变化、全球化对健康的影响。

6. *实践的文化层面*　包括文化对临床医生提供卫生服务的影响，文化对个体和社区的影响，设计和提供文化上适当的和敏感的卫生保健，承认偏倚、偏见和刻板化。

7. *应急准备和反应系统*　包括准备和应急系统，确定卫生保健系统的作用并为其做好准备劳动力。

(四) 卫生系统和卫生政策

1. *临床和公共卫生系统组织*　包括临床保健服务，公共卫生系统的职责，公共卫生系统的结构，临床实践与公共卫生之间的合作。

2. *卫生服务筹资*　包括临床服务的医疗保险和报销，为未投保者或过低投保者提供的卫生服务，医疗保健机构的筹资，公共卫生服务的资金筹措，不同卫生服务筹资机制对健康的影响，与医疗融资有关的伦理原则。

3. *临床和公共卫生工作人员*　包括规范卫生专业人员和卫生保健机构，特定学科的历史、哲学、作用和职责，专业间合作办法，卫生专业人员的法律和道德责任。

4. *卫生政策进程*　包括地方、州和联邦卫生政策制定过程，参与政策进程，政策在健康和卫生保健中的作用及其影响，公共卫生决策的道德伦理框架。

建立临床预防和群体健康框架及其主题领域后，Meyer 等在 2016 年提出了课程发展指南，通过整合式学习活动来实现上述的课程要求[5]。

三、 中国医学教育中的公共卫生教育

(一) 临床医学专业认证

继中国启动工科认证以来，医学领域的专业认证于 2002 年开始启动，组建了“中国医学教育质量保证体系研究课题组”。课题组参照世界医学教育联合会《本科医学教育全球标准》、WHO 西太平洋地区《本科医学教育质量保障指南》和美国纽约中华医学基金会所属的国际医学教育组织《全球医学教育的基本要求》，并参考澳大利亚、英国、美国等国家的相关标准，研究拟定了《本科医学教育标准——临床医学专业(试行)》。2008 年，教育部、原卫生部联合颁布了此标准，并将其作为我国临床医学专业认证的依据。2006 年，课题组以中国高等教育学会医学教育专业委员会的名义邀请国际认证专家组，依据《本科医学教育全球标准》，对哈尔滨医科大学进行临床医学专业试点认证，这是我国第一所被认证评估的医学院校。2008 年，由国内外专家组成的认证专家组首次依据《中国本科医学教育标准》，对华中科技大学同济医学院进行了临床医学专业试点认证。随后，陆续对汕头大学医学院、中南大学湘雅医学院等医学院校进行了临床医学专业认证。

(二) 临床医学中的公共卫生教育

根据《中国本科医学教育标准——临床医学专业(2016 版)》对公共卫生教育的相关要求,涉及公共卫生教育的有:第一部分科学和学术领域中的“1.2 能够应用医学等科学知识处理个体、群体和卫生系统中的问题”;第二部分临床能力领域中的“2.10 能够将疾病预防、早期发现、卫生保健和慢性疾病管理等知识和理念结合到临床实践中”;第三部分健康与社会领域。

在“2.5 公共卫生课程”部分提出了基本标准“安排公共卫生相关内容,培养学生的预防战略和公共卫生意识,使其掌握健康教育和健康促进的知识和技能(B2.5.1)”以及发展标准“使学生了解全球卫生的状况,具有全球卫生意识(Q2.5.1)”。在注释中罗列了公共卫生相关课程,包括医学统计学、流行病学、全球卫生、健康教育与健康促进、妇幼与儿少卫生学、社会医学、环境卫生学、营养与食品卫生学、劳动卫生与职业病学等。

此外,“2.2 科学方法教育”的基本标准中提到了“循证医学思想的建立(B2.2.3)”,以及发展标准中提到了“将科学方法原理、医学研究方法包括循证医学观念的教育贯穿整个人才培养过程(Q2.2.3)”。

上述临床医学教育认证标准中的公共卫生教育包括了预防医学的核心课程(预防医学、流行病学和统计学为主)以及全球卫生和循证医学的课程内容。

表 8-1　中美医学教育中的公共卫生教育比较

变量		中国	美国
类别		按照预防医学课程分为 10 类	按照公共卫生教育分为 4 部分
相同点	流行病学	√	√
	医学统计学	√	√
	健康教育与健康促进	√	√
	循证医学	√	√
	全球卫生	√	√
	环境卫生	√	√
	劳动卫生与职业病学	√	√
	社会医学	√	√
不同点		妇幼与儿少卫生学、营养与食品卫生学等	公共卫生、卫生政策、卫生筹资、卫生应急等

通过两国的比较,中国医学教育中的公共卫生教育主要通过课程来体现,而美国是通过制定核心内容或核心胜任力,然后融入现有公共卫生课程或其他课程中。其次,中国医学教育中的公共卫生教育本质是预防医学教育的延伸。在临床医学教育中的预防医学课程,是基于原有预防医学专业的核心课程整合而成,缺少部分公共卫生教育的特征。目前,国内临

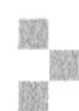

床医学专业的预防医学教育主要采用《卫生学》或《预防医学》课程，其教材编写沿用预防医学专业的学科体系，将劳动卫生与职业卫生学、环境卫生学、营养与食品卫生学、统计学等压缩打包形成“卫生专业的大拼盘”，内容信息量大，缺乏整体性。亦有学校独立设置预防医学、临床流行病学和医学统计学等课程。

四、 未来发展

(一) 从特定疾病到复杂的公共卫生问题

2010 年医学教育全球独立委员会在 *Lancet* 杂志发表长篇报告《面向新世纪的卫生人才:实行转化教育强化相互依存世界中的卫生系统服务》[6]。报告指出:美国、英国和加拿大的卫生工作者在本科、研究生和继续教育中并未得到充分的教育，不能应对老龄化、患者人群的变化、文化多元性、慢性病、患者就医行为方式变化以及公众期望值增加所带来的挑战。针对现状，委员会提出了第 3 代改革的特征，以系统为基础、吸收全球知识、应用核心职业能力，从而改善整个卫生系统的工作。委员会要求所有国家卫生工作者都必须接受运用知识进行批判性思维和伦理行为教育，使自己成为全球团队的一员，立足本地工作，胜任以病人和人群为中心的卫生系统工作。委员会提出的新策略包括了相互依存的教育和转化学习。相互依存强调了各组成部分之间相互作用与影响。这要求实现 3 个转化:独立的教育系统和卫生系统，转化成一个和谐统一的系统;独立的机构要转化成协作团体;只关注单位内部运作转化为充分利用全球教育资源和创新成果。美国建立的责任医疗组织给病人提供一体化的服务，不仅要治疗疾病，改善服务治疗，还要努力控制医疗费用，缓解不断增长的社会医保负担。

医学模式从传统的生物医学模式转变为生物一心理一社会医学模式。这也要求临床医师不仅能够治病，还必须具有预防疾病、维护和促进健康的能力，即处理复杂公共卫生问题的能力。

(二) 公共卫生安全教育是医学教育的重要环节

21 世纪以来，频发的突发公共卫生事件及自然灾害对我国医疗卫生体系中各级医疗机构的应急反应和救援能力提出了考验。临床医务工作者作为接触病人的一线人员，他们的正确应对措施是决定个人防护和事件防控的关键环节。由于现有医学教育少有突发事件课程的学习，导致医学生对突发事件应急意识、应急技能不足。尽管国内一些大学专门成立“灾难医学系”“应急管理系”等[7]，但不具有医学教育的普适性。因此，医学教育的课程设置或教学内容中应该增加相关课程设置和实践技能培训，培养学生突发公共卫生事件应急意识、掌握卫生应急知识和具备卫生应急的核心能力。

(三) 贯穿制培养和课程间的整合趋势

预防医学课程设置不应局限在某一时间段，应结合公共卫生教育目标，将其贯穿于医学教育的全过程。从侧重于人群健康基础和研究方法逐渐过渡到卫生服务和卫生政策等相关课程的教学，在临床教学与实践阶段，侧重于临床预防服务、面向社区的教学。

将预防医学课程与临床医学专业相关课程整合是医学教育改革发展的方向。专业认证标准中，明确提出需要掌握的核心能力，有助于课程间的整合和新课程的开设。我国以课程为单位组织授课，课程间相互独立，缺乏课程间的交叉和融合，特别是预防医学与临床医学的课程间缺乏交叉和融合，这导致知识间的断裂和隔阂。国内外在医学教育领域，开启了整合课程的发展趋势。经典的整合课程，如约翰霍普金斯大学医学院自 2009 年开始实施的创新型医学课程“从基因到社会”[8]。基于适应环境的原则、基因型的可变性和风险的分层，基因到社会课程提供了一个健康和疾病的模型，它不是简单地分为“正常人类生物学（健康）”和“异常生理学（疾病）”的二元观点。它整合了社会科学、行为科学以及公共卫生领域的知识和理念，了解在内在因素（基因、细胞和器官）和外在因素（自然环境和社会环境）的相互作用下，基因在现代医学模式中的作用及其对个体和群体的健康影响。

（四）加强医学生的公共卫生实践

临床医学生需要走出校门参加预防医学实习，进而树立大健康、大卫生观念。中国大多数医学院校设有公共卫生实践相关课程，实践以社区卫生服务或初级卫生保健为主，时间为2—4 周不等。但是由于教学经费、师资配备、基地建设等因素影响，部分学校没有真正地贯彻实施。医学院校应当充分利用疾病预防控制中心、卫生监督所、社区卫生服务中心等资源，加强学生的实践能力。学生在疾病预防控制中心和卫生监督所可以学习到疾病预防、传染病防控、健康促进、流行病学及卫生管理等知识，在社区卫生中心可以了解居民健康状况和疾病状况、慢性病防治、社区卫生服务、对患者的长期健康追踪等知识。通过这些实习，可以加强学生的责任感，提高他们将疾病治疗、预防与健康促进相结合的能力。同时，这些实践培养了学生的预防医学观念和思维方法，使他们能够应用预防医学知识与技能分析医疗实践中与环境、职业、社会、社区、家庭及心理有关的常见疾病，树立大卫生观，全面满足患者与健康人群的卫生需求。

参考文献

[1] 梅人朗. 2000 年美国的预防医学教育[J]. 国外医学（医学教育分册），2001，2：22 - 25.

[2] 王德炳. 医学与公共卫生学的整合是历史发展的必然[J]. 医学教育，2004，24（6）：1 - 2.

[3] 殷朝阳. 中南大学五年制临床医学专业预防医学教育课程设置模式研究 [D]. 长沙：中南大学，2007.

[4] Association for Prevention Teaching and Research. Clinical Prevention & Population Health Curriculum Framework [EB/OL].（2019 - 04 - 20）[2019 - 04 - 20]. http://www.teachpopulationhealth.org/

[5] Association for Prevention Teaching and Research. Advancing Interprofessional Clinical Prevention and Population Health Education [EB/OL].（2016 - 05 - 18）[2019 - 04 - 20]. https://www.aptrweb.org/page/Crosswalk?&hhsearchterms=%22advancing+interprofessional+clinical+prevention+and+population+health+education%22.

[6] Frenk J, Chen L, Bhutta ZA. Health professionals for a new century: Transforming education to strengthen health systems in an interdependent world[J]. The Lancet, 2010, 376(9756): 1923 - 1958.

[7] 吴聪，李华飞，孙小波. 新形势下军民融合对灾害医学教育提出的新要求[J]. 中华灾害救援医学，2017，5(6)：345 - 347.

[8] Johns Hopkins Medicine. Genes to Society: A Curriculum for the Johns Hopkins University School of Medicine [EB/OL]. (2019 - 10 - 02) [2019 - 10 - 02]. https://www.hopkinsmedicine.org/som/curriculum/genes_to_society/index.html. 2019 - 10 - 2.

第五篇

公共卫生专业教育

道虽学不行不至，事虽小不为不成。

——荀子

一盎司的预防胜过一磅的治疗。

——兰安生

第 9 章　美国公共卫生本科学位教育

美国高等公共卫生教育的早期是以研究生教育为主，特别是以公共卫生硕士为主的专业教育。直到 2003 年，美国医学科学院的报告《谁将保护公众的健康》，提出了为应对 21 世纪公共卫生的挑战，大力发展本科公共卫生教育。[1] 随后，美国公共卫生学院协会(Association of Schools and Programs of Public Health，ASPPH)构建了本科公共卫生教育的发展框架，并提出核心要素，逐渐形成了成熟的本科公共卫生教育体系。[2] 这加快推动了美国各个大学相继成立了各种形式的公共卫生本科学位。ASPPH 于 2017 年统计，美国公共卫生教育领域共有 61 655 名学生被授予学位，其中本科占到了 39%，略低于硕士学位的 47%。[3] 美国公共卫生本科学位不仅融入了美国高等教育的特征，也融入了公共卫生专业发展的独有特征，为美国公共卫生人才的体系培养和应对全球公共卫生的挑战奠定了良好的人才基础。因此，本章拟从学位的分布现状、课程设置、特色发展等方面来综述美国本科公共卫生学位的现状以及发展趋势，从而为我国公共卫生与预防医学教育改革与发展提供参考和借鉴。

主要研究方法是利用公共卫生教育委员会(Council on Education for Public Health，CEPH)、ASPPH、American Public Health Association、Council on Linkages between Academia and Public Health Practice、Association of Accredited Public Health Programs 等机构的网站，美国一流大学(全美公共卫生学院排名前 20)的网站，发表的相关论文、书籍等资料，进行相关数据的检索和分析。

一、学位类型

美国公共卫生学位设置呈现出多样化、多层次、交叉型的人才培养体系。除了传统的面对面学位课程之外，还有许多学校和项目提供非传统学位课程，如证书课程、在线学位课程、高级职业课程和暑期课程等。学位设置分为本科、硕士和博士，又分为专业学位和学术学位。而联合学位培养(本硕、硕硕、硕博)更是凸显了美国人才培养的复合交叉型模式，极大地适应了现代公共卫生人才培养的需求。

(一) 美国大学

根据美国公共卫生认证机构——公共卫生教育委员会(Council on Education for Public Health，CEPH)的认证数据统计[4]，在 2018 年，美国公共卫生学位共有 2 491 项，涉及 191 所大学，206 种学位类型。单独学位为 1 990 项，联合学位为 591 项。其中公共卫生硕士(Master of Public Health，MPH)学位排在首位(53. 6%，1335/2491)，在单独学位中占

43.9%，在联合学位中占84.9%。而本科学位在单独学位中名列第4位(10.1%)，在联合学位中占10.2%。

美国公共卫生常见的本科学位有理学学士(Bachelor of Science，BS)、文学学士(Bachelor of Arts，BA)、公共卫生理学学士(Bachelor of Science in Public Health，BSPH)、公共卫生学士(Bachelor of Public Health，BPH)。实际上，后两个学位亦可根据实际情况归属到理学学士或文学学士范畴。此外，一些大学也提供了公共卫生辅修专业(Minor)。所有这些项目的设置为美国本科生提供了早期和广泛的公共卫生培训，也为进一步的公共卫生人才培养做准备。值得注意的是，在美国取得公共卫生本科学位并不是申请公共卫生硕士学位的必要先决条件，这进一步扩大了公共卫生人才培养的范围。

从2018年本科学位分布来看[4]，公共卫生本科学位有12个类型，以理学学士为主(占60.7%)；研究方向有97个，主要集中在公共卫生方向(19.9%)，其次为环境卫生、社区健康教育和全球卫生等方向(表9-1)。从方法学的角度看，开设流行病学方向的有四所大学，为杨百翰大学、印第安纳—普渡大学、印第安纳大学布鲁明顿分校和台湾大学，均为理学学士；开设生物统计学方向的有台湾大学、圣路易斯大学和北卡罗来纳大学教堂山分校，亦均为理学学士；此外纽约州立大学水牛城分校和布朗大学开设了统计学方向。

本硕联合培养学位共有14个类型，60个项目。其中主要的联合类型有BS/MPH 26项、BA/MPH 12项，BSPH/MPH 5项，BS/MS(理学硕士，Master of Science)4项。可见，本科学位主要与公共卫生专业硕士进行联合培养。

表9-1 2018年美国公共卫生本科学位分布情况*[4]

序号	类型	数量(%)	专业方向	数量(%)
1	理学学士	116(60.7)	公共卫生	38(19.9)
2	公共卫生理学学士	43(22.5)	环境卫生	7(3.7)
3	文学学士	20(10.5)	社区健康教育	5(2.6)
4	公共卫生学士	3(1.6)	全球卫生	5(2.6)
5	健康科学学士	2(1.1)	锻炼科学	4(2.1)
6	环境卫生理学学士	1(0.5)	普通公共卫生	4(2.1)
7	其他	6(3.1)	其他	128(67.0)
合计	—	191(100)	—	191(100)

*根据CEPH网站数据进行统计。

美国公共卫生本科学位的授予人数呈现出指数增长(图9-1)。根据ASPPH统计，本科学位授予人数从1992年的750人剧增到2017年的24 045人。在2012年，本科公共卫生学位就已经在全美增长最快的本科教育领域中排名第十位。在美国2003年的医学科学院报告发表以前，本科学位人数在1 500以下，2015年达到了10 988人，两年后就又增加了一倍。

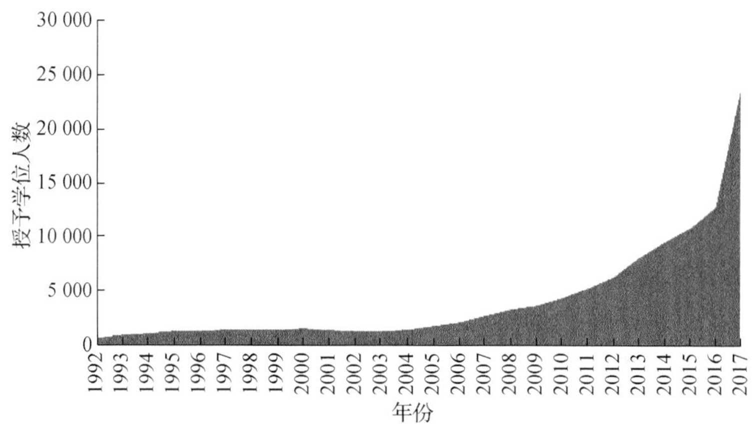

图 9-1　美国 1992—2017 年授予公共卫生本科学位人数[3,5]

(二) 美国一流大学

根据 2017USNews 美国大学公共卫生专业排名，对美国排名前 20 的公共卫生学院学位分布情况进行汇总分析。20 所公共卫生学院共有 876 项学位，包括本科 26 项、硕士 451 项、博士 176 项、联合学位 213 项(本硕联合学位 21 项)。20 所大学仅有 5 所大学没有设立本科学位或本科硕士联合培养学位(表 9-2)。约翰霍普金斯大学的文学学士没有出现在 CEPH 的认证网站上，但是出现在大学网站上[6]，这可能与其学院的认证时间有关。

美国排名前 20 的公共卫生学院学位在专业方向上，以公共卫生方向为主(9 项)，其次为环境卫生和营养(各 2 项)，以及生物统计学、全球卫生、社区与全球卫生、环境公共卫生、环境科学与工程学、运动科学、普通公共卫生、卫生政策与管理、卫生信息学、健康科学、公共卫生科学、公共卫生社会学等方向(各 1 项)。

二、 培养体系

针对本科公共卫生项目，CEPH 提出了认证标准，包括内部组织设置、管理、资源、师资、课程设置、服务、评估与计划。其中，培养体系中要求提供相关学位的任务、目的、目标、学位期限，5 大核心课程，实践技能，实践经历，胜任力，自评程序等[2]。这里重点关注公共卫生本科学位的课程设置体系。

(一) 基本课程体系

美国公共卫生本科学位一般为四年制，120 学时(1 学时为每周 1 次 1 小时的课，连续 15 周)，采取 2+2 模式，即两年通识教育和两年专业教育。基本的课程体系为：通识课程＋基础科学技能课程＋公共卫生核心课程＋公共卫生选修课程＋顶峰体验课。

ASPPH 提出认证核心部分[2]：(1) 通识课程和基础科学技能课程分别对应背景领域的内容领域和技能领域。(2) 公共卫生核心课程主要包括生物统计学、流行病学、环境卫生学、卫生服务与管理学、社会和行为科学，为公共卫生领域的五大核心胜任力。(3) 公共卫生选修课程包括影响群体内和群体间的健康和健康不平等的问题，这与具体的专业方向、学院和大学开设的课程有关，为公共卫生领域的七大延伸核心胜任力或交叉领域。(4) 顶峰体验课程，即实践经历领域，要求学生必须有实践经历，参与到现场实践和学术经历中，接触到公共卫生专业人员和/或机构从事群体健康实践。其具体形式有见习、实习、顶点课程或论文等。

(二) 课程体系例子

以北卡罗来纳大学教堂山分校的环境卫生科学学士学位课程为例，它分为六个要素[7]：

1. **通识教育要求** 包括数量推理、物理和生命科学、英语作文和修辞学、外语、生命健康、社会和行为科学、美术、全球问题、美国的多样性等系列课程。

2. **基础科学要求** 包括生物学、数学、物理学、化学课程。针对专业需要还增加环境化学、环境物理学等课程。

3. **基本技能** 主要是计算机技能，即进行数据分析和建模时的计算机编程技能。

4. **公共卫生核心** 包括公共卫生学科核心课程，如生物统计学、流行病学、卫生政策与健康行为，这些课程是 CEPH 认证中的公共卫生核心胜任力。

5. **环境卫生核心** 包括环境卫生方向的核心课程以及顶峰体验课程。主要是为了认识现有的环境卫生问题以及理解环境健康效应的科学机制。这些课程提供了环境卫生科学的胜任力。顶峰体验课程包括了见习、实习、荣誉论文等形式。

6. **高级选修课** 主要是提供环境卫生相关的 4 门高级本科或研究生水平课程，让学生更深入研究特定环境卫生问题。

这六个方面可简化成图 9-2 的形式，形成阶梯结构，而顶峰体验成为美国公共卫生本科教育的顶峰。

表 9-2 2018 年美国前 20 所大学公共卫生学院的本科学位情况 *

大学名称	总数	在线	混合	本科学位	本硕联合学位
约翰霍普金斯大学	109	11	17	BA	BA/MHS,BA/MSPH
哈佛大学	36	2	0	—	—
北卡罗来纳大学教堂山分校	58	4	1	BSPH(4)	BS/MS, BS/MSPH, BSPH/MS, BSPH/MSPH
密歇根大学安娜堡分校	46	0	2	BA(1),BS(1)	—
哥伦比亚大学	47	1	4	—	—
华盛顿大学	61	0	2	BA(1),BS(3)	—
埃默里大学	39	4	4	—	BA/MSPH,BS/MPH
明尼苏达大学	40	2	9	—	—
加州大学伯克利分校	28	1	0	BA(1)	—
加州大学洛杉矶分校	28	0	2	—	—
波士顿大学	27	0	1	—	BA/MPH,BS/MPH

续表

大学名称	总数	在线	混合	本科学位	本硕联合学位
杜兰大学	45	4	2	BSPH(1)	BS/MSPH,BSPH/MPH,BSPH/MSPH
匹兹堡大学	32	0	0	—	—
乔治华盛顿大学	36	2	1	BS(3)	BS/MPH
耶鲁大学	27	0	1	—	BA/MPH,BS/MPH
佛罗里达大学	58	6	1	BHS(2),BPH(1)	BHS/MPH
伊利诺伊大学芝加哥分校	50	6	5	BA(1)	—
艾奥瓦大学	35	1	2	BA(1),BS(1)	BA/MPH,BS/MPH
俄亥俄州立大学	29	1	0	BSPH(2)	BSPH/MPH
阿拉巴马大学伯明翰分校	45	9	1	BS(3)	BS/MPH

* 文学学士(Bachelor of Arts,BA);理学学士(Bachelor of Science,BS);公共卫生理学学士(Bachelor of Science in Public Health,BSPH);公共卫生学士(Bachelor of Public Health,BPH);健康科学学士(Bachelor of Health Science,BHS);公共卫生硕士(Master of Public Health,MPH);理学硕士(Master of Science,MS);公共卫生理学硕士(Master of Science in Public Health,MSPH);健康理学硕士(Master of Health Science, MHS)。在线式:远程教学或完全在线学习;混合式:指非传统、在线和校园学习混合、在职高级培训等形式。

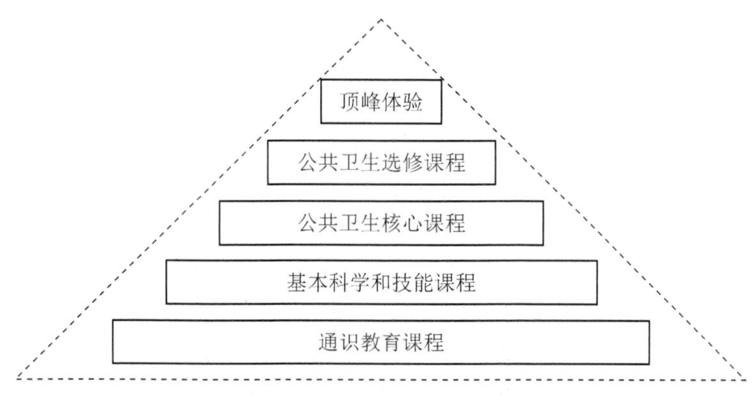

图 9-2　美国公共卫生本科学位的课程体系

(三) 课程改革

传统上,公共卫生五大核心胜任力课程是独立授课。如约翰霍普金斯大学的文学学士核心课程为:公共卫生导论、公共卫生研究方法、环境与健康、卫生政策与管理基础、公共卫生生物统计学和流行病学基础。[8] 近些年来,一些大学开始着手核心课程的整合改革(表 9-3)。哥伦比亚大学公共卫生学院于 2009 年启动 MPH 课程内容和结构改革[9-10],形成核心课程:公共卫生基础、健康的生物与环境决定因素、健康的社会行为与结构决定因素、卫生系统、研究设计与评价方法。密歇根大学安娜堡分校对本科学位的核心课程进行整合,整合核心课程为(13 学分):公共卫生系统-成就与挑战、人群健康的决定因素和差异性、公共卫生数据驱动的解决方案、公共卫生的行动-创造变革。[11]

为加强学生的独立研究能力，各大学开设了独立研究课程，这些课程往往和顶点课程或荣誉论文结合起来。部分大学在课程设置中增设了创新创业课程，如密歇根大学安娜堡分校开设“公共卫生领域的创业和创新：公共卫生经济的新商业模式”课程。根据美国高等教育的认证标准，借鉴公共卫生研究生教育的模式，各大学积极探索了不同模式的顶峰体验课程。

表 9-3　2018 年美国部分大学本科课程设置情况

大学＊	整合核心课程	独立研究课程	创新创业课程	顶峰体验		
				见习或实习	顶点课程	荣誉论文＃
约翰霍普金斯大学	×	√	×	√	√	√(3.30)
北卡罗来纳大学教堂山分校	×	√	×	√	√	√(3.50)
密歇根大学安娜堡分校	√	√	√	√	√	√
华盛顿大学	√	√	×	√	√	×
加州大学伯克利分校	×	√	×	√	√	√(3.50)
杜兰大学	×	√	×	√	√	√
乔治华盛顿	×	√	×	√	√	×

＊华盛顿大学学位为 180 学分，其他大学为 120 学分。“√”开设，“×”未开设。＃荣誉论文均不是获得本科学位的必要条件；()为申请荣誉论文的最低成绩平均绩点。

三、 顶峰体验

顶峰体验(Culminating Experience)，包括了见习、实习、顶点课程(Capstone Course)和论文(thesis)等。有时顶峰体验与顶点课程的概念是等同的。Capstone 出自建筑学术语“封顶石”之意。顶点课程开设在基础课程(Cornerstone course)和核心课程(Keystone course)的基础之上，三类课程共同筑成了高等教育的“知识塔”(类似图 9-2)。课程的核心目的“是培养学生发现问题的能力、应用既有知识和技能解决问题的能力、批判性思维能力和表达结论的能力”。[12]在 CEPH 认证标准的规定下，每个大学形成了不同的顶峰体验课程，这里以大学具体课程设置为例来阐述。

(一) 杜兰大学

以杜兰大学公共卫生学院的本科课程为例[13]。顶峰体验为顶点课程，有五种选择方式：(1) 高级研讨会。研讨会包括讨论和思考与公共卫生实践有关的问题以及对就业机会的调查。目标是通过一系列的客座演讲、反思短文和专业公共卫生投资组合的发展来促进个人成长和职业发展。(2) 独立学习。与教师一对一的工作，学生将完成一篇高水平的研究论文。(3) 实习。通过在真实的世界经历中(如政府机构或企业实习)建立专业技能。(4) 国际顶点课程。学院提供夏季国际顶点课程，或者学生参与一个学期的留学项目。这些项目可以算作公共卫生的顶点课程。回国后，学生们将在国际学术研讨会上展示他们的

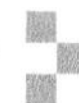

作品，并由教师评分。(5) 荣誉论文。这只对杜兰大学荣誉项目的学生开放。它需要工作两个学期，由三名教师组成的论文委员会进行指导。这对计划读研的学生来说，非常有益。

(二) 华盛顿大学

华盛顿大学公共卫生学院本科学位的顶峰体验是顶点课程[14]。它要求学生完成一篇文献综述、至少 50 小时的服务学习实践、简短的反思、一篇综合论文和一篇报告。写作要求 20—30 页。为更好说明实习、顶点课程、论文的差异性，这里以该院的课程说明为例。(1) 实习。学生需要在提供公共卫生相关规划或服务的组织或机构中完成实地工作。如学生在某次博览会上开展洗手运动，并为当地学区儿童制定洗手政策；召开烟草会议，提高当地人群对烟草风险的认识。(2) 顶点项目。它是一项高质量的学术工作，展示了学生在现实世界中独立、高质量的工作能力发展，旨在帮助组织、机构或社区解决公共卫生问题或具有实际重要性的问题。如对华盛顿基萨普县青少年性健康进行社区评估；医生安全教育培训；预防导管相关性尿路感染的策略。(3) 论文。它强调创造出具有普遍性的新知识。论文是基于研究或知识的现状来提出问题，查阅该问题的相关文献，形成一个假说，制定一个研究设计(通常是数据分析方法)来证实或反驳假设，进行数据分析，清晰地呈现分析的结果，仔细考虑设计的优点和缺点，相关结果同之前证据的关系，并评论这项工作的意义。如跌倒老年人的循证护理实践；霍乱暴发期间区多米尼加共和国波多巴拉的两个社区比较等。本质上，三者的差异在于：实习主要是看和学，协助解决局部问题；顶点项目强调系统综合地解决问题；而论文更强调创新性。

(三) 其他大学

约翰霍普金斯大学的顶峰体验课程为公共卫生应用经历(public health Applied Experience)。[6]该项目强调学生在公共卫生实践中积累经验。对于少数优秀学生(GPA 3.3 以上，完成一个荣誉论文)授予荣誉学位。其荣誉论文是在 1 名教师指导下进行自主研究，并在海报会议、研究研讨会或科学会议上展示他们的研究成果。荣誉论文不是本科生的必须要求。

北卡大学的顶峰体验[7]是二选一：(1) 见习或实习课程；(2) 顶点课程。顶点课程主要是分析和解决公共卫生实践过程中发生的实际问题。类似约翰霍普金斯大学，对于少数优秀学生才能参加荣誉论文项目，并要求递交论文和参加学院答辩。

密歇根大学安娜堡分校的顶峰体验为公共卫生实践和专业化、顶点课程两部分；乔治华盛顿大学的公共卫生本科学位提出的是专业提升计划和进行合作机构培训；佛罗里达大学提出的是服务学习实践。

四、 启发与借鉴

(一) 公共卫生本科学位的多样化

为应对 21 世纪公共卫生的挑战，促进美国公共卫生事业的健康发展，美国教育部大力推动了公共卫生本科学位的发展，形成了文学学士、理学学士、学士与硕士联合培养的多种模式，覆盖了群体健康的各个领域。获得美国公共卫生本科学位的毕业生有多种就业途径。如直接就业，毕业生可以在政府机构、非政府组织、企业等领域从事调查员、教育工作者、项目协调员、环境专家、信息专家以及与他们技能相适应的各种工作。此外，这些学生可以读研究生，进入公共卫生硕士课程的学习，或通过联合学位培养模式（4＋1 模式）直接进入医学、法律、商业、健康管理等多个领域的学习。如美国排名前 20 的 15 所大学开设本科相关学位，有 11 所大学提供本硕联合培养模式。在全球公共卫生人才的迫切需求下，这些多样化的人才培养模式极大地吸引了美国大学本科生进入公共卫生领域学习。

（二）培养体系的稳定性与灵活性

CEPH 提出本科公共卫生认证的基本要求，五大核心胜任力和七大拓展胜任力。所有大学的培养体系均围绕其核心胜任力标准来制定，体现出体系的稳定性（图 9－2），也便于形成良好的制度化管理。开设公共卫生本科学位的大学，都严格按照 CEPH 认证标准制定系列规章制度，明确考核制度，形成多种反馈和评价机制。如顶峰体验课程中，在选课前与管理者协商制定个人的学习计划；在上课过程中，由学院教师督导、现场教师评价、学生定期自评（如记日志），并记入总成绩；课程结束后，通过递交报告、粘贴海报、汇报等形式，由三方进行总评。

美国大学在培养体系稳定的基础上，才能更灵活地进行课程结构和内容的改革，进而形成各自特色的课程体系。如密歇根大学对核心课程进行整合，形成新的课程清单。通过调整课程结构，增设跨学科和综合性的课程，加强相关学科专业间的相互交叉和渗透，实现交叉学科核心胜任力的要求。这也有助于学生以问题为中心，从不同的思维角度思考某一特定问题，扩展学生视野，有助于激发学生的创造性[15]。此外，在刚性规定的基础上，学生可以自由选择开设的课程，体现了通识教育与个人情趣爱好的有机结合。

（三）顶峰体验课程的设置

顶峰体验课程作为本科教育的顶点，自开设以来，就得到了欧美高校、学生和用人单位的普遍欢迎，在欧美高等教育课程改革中产生了重大影响。“这是一种极点体验，通过学习这种课程，学生可以综合、拓展、批判和应用所学的知识。”[16]

顶峰体验突出了公共卫生本科学位以实践为重心的特征，强调了对培养学生实践能力和保证本科教学质量的重视。顶峰体验课程绝大多数是来自公共卫生实践中急需解决的实际课题，少部分是相关学科教授的在研项目或基金资助研究项目，它们多与美国健康产业和居民健康密切相关。顶峰体验课程注重以学生团队协作为主，围绕特定公共卫生领域的实际问题，学生在整个学习过程中都要相互协作。团队合作对整个项目的成功是至关重要的，学生必须学会从别人那里汲取力量，通过相互帮助来弥补自己的薄弱环节，以便完成各自负责的任务。

值得注意的是，美国本科的荣誉论文不同于我国毕业论文。对于一般学生来说，顶峰体验课程更多采用见习、实习、撰写调研报告、分析报告等形式。而针对少数优秀学生，才会把荣誉论文作为顶峰体验课程，而且它不是培养体系的必须要求。排在全美前 20 开设本科学位的大学，都明确限定了参与荣誉论文课程的学生。实际上，我国的毕业论文界定模糊，与美国大学的实习报告、顶点课程和荣誉论文有所交叉重叠，这不仅给一般学生带来了无形的压力（如国内毕业论文的一人一题），限制了优秀学生的发展，也导致教育资源的不合理配置。

总之，美国公共卫生本科教育的快速发展，适应了现代公共卫生事业的发展需求，其中的一些理念、培养模式和课程体系，为我国公共卫生与预防医学教育事业的发展提供了参考和借鉴。

（主要内容原发表于《中华医学教育杂志》，标题为“美国公共卫生教育的学位与课程体系透视”，2019 年第 9 期。）

参考文献

[1] Gebbie K, Rosenstock L, Hernandez L. Who Will Keep the Public Healthy [R] ? Washington: National Academy of Sciences, 2003.

[2] 金辉，沈孝兵，李涛，等. 美国本科公共卫生教育的发展现状[J]. 复旦教育论坛，2016，14(4)：108 - 112.

[3] Association of Schools & Programs of Public Health. Data Center [EB/OL]. (2019 - 01 - 01) [2020 - 05 - 20]. https://www. aspph. org/connect/data-center/.

[4] Council on Education for Public Health. Search for a degree program [EB/OL]. (2016 - 06 - 01) [2019 - 10 - 10]. https://ceph. org/accredited/search/.

[5] Leider J P, Castrucci B C, Plepys C M, et al. On academics: Characterizing the growth of the undergraduate public health major: US, 1992 - 2012[J]. Public Health Reports, 2015, 130(1): 104 - 113.

[6] Johns Hopkins Krieger School of Arts and Sciences. Academics [EB/OL]. (2019 - 05 - 20) [2019 - 05 - 20]. http://krieger. jhu. edu/publichealth/academics/.

[7] UNC Gillings School of Global Public Health. BSPH in environmental health sciences handbook [EB/OL]. (2017 - 03 - 01) [2019 - 05 - 25]. https://sph. unc. edu/files/2013/08/BSPH-ENHS-HANDBOOK-March - 2017 - 1. pdf.

[8]Johns Hopkins Krieger School of Arts and Sciences. Undergraduate program in public health studies [EB/OL]. (2019 - 05 - 20) [2019 - 05 - 20]. http://krieger. jhu. edu/publichealth/academics/degree-requirements-for-2017/.

[9] Begg MD, Galea S, Bayer R, et al. MPH education for the 21st century: Design of Columbia university′s new public health curriculum[J]. American Journal of Public Health, 2014, 104(1): 30 - 36.

[10] 秦永杰，于磊，赵坤，等. 美国哥伦比亚大学 MPH 新课程及其启示[J]. 复旦教育论坛，2015，13(1)：106 - 109.

[11] School of Public Health University of Michigan. Undergraduate degree options [EB/OL]. (2019 - 05 - 20) [2019 - 05 - 20]. https://sph. umich. edu/undergrad/degrees/index. html.

[12] 刘小强，蒋喜锋. 质量战略下的课程改革：20 世纪 80 年代以来美国本科教育顶点课程的改革发展[J]. 清华大学教育研究，2010，31(2)：69－76.

[13] School of Public Health & Tropical Medicine of Tulane University. School of Public Health [EB/OL]. (2019－05－20) [2019－05－20]. https://sph.tulane.edu/.

[14] University of Washington School of Public Health. School of Public Health [EB/OL]. (2019－04－28) [2019－04－28]. http://www.sphcm.washington.edu/.

[15] Zhao L, Wang R O, Xin J G, et al. Analysis of the preventive medicine undergraduate curriculum in China: The West China school of public heath experience: A case study[J]. Frontiers in Education, 2017, 2: 28. DOI:10.3389/feduc.2017.00028

[16] Wagenaar T C. The capstone course[J]. Teaching Sociology, 1993, 21(3): 209.

第 10 章　美国公共卫生硕士学位教育

美国高等公共卫生教育源于公共卫生硕士(Master of Public Health，MPH)教育。1916 年，美国在约翰霍普金斯大学成立了第一所公共卫生学院，开设了 MPH 学位教育。1946 年，美国高等公共卫生教育开创了历史上最早的认证体系——MPH 认证[1]。ASPPH 于 2017 年统计，美国公共卫生教育领域共有 61 655 名学生被授予学位，其中硕士学位占到首位(47%)。[2]美国 MPH 教育围绕核心胜任力建设，开展了灵活多变的人才培养模式，为美国公共卫生人才的体系培养和应对全球公共卫生的挑战奠定了良好的人才基础。因此，本章从 MPH 学位的分布现状、课程设置、特色发展等方面来综述美国 MPH 学位的现状以及发展趋势，从而为我国公共卫生与预防医学教育改革与发展提供参考和借鉴。

主要研究方法是利用公共卫生教育委员会(Council on Education for Public Health，CEPH)、ASPPH、American Public Health Association、Council on Linkages between Academia and Public Health Practice、Association of Accredited Public Health Programs 等机构的网站，美国一流大学(全美公共卫生学院排名前 20)的网站，发表的相关论文、书籍等资料，进行相关数据的检索和分析。

一、 硕士学位

(一) 美国大学

美国公共卫生相关领域的硕士学位，主要分为专业学位和学术学位。专业学位中，MPH 是由美国 CEPH 认证的最常见研究生学位，其次为公共卫生理学硕士(Master of Science for Public Health，MSPH)、卫生管理硕士(Master of Health Administration，MHA)等。这些专业学位适合于对从事公共卫生专业感兴趣的学生，而不是以教学或研究为主的学生。学生就业包括医院、咨询公司、国际机构、州和联邦机构、卫生部门、管理医疗组织、社区组织等。学术学位中，主要有理学硕士(Master of Science，MS)和健康理学硕士(Master of Health Science，MHS)等。这些学术学位是为希望在大学或其他环境中从事教学或研究工作的学生准备的。

根据美国 CEPH 认证数据进行统计发现：在 2018 年，美国公共卫生相关学位共有 2 491 项，涉及 191 所大学，206 种学位类型。[3]单独学位为 1 990 项，联合学位为 591 项。其中 MPH 学位排在首位(53. 6%，1335/2491)，在单独学位中占 43. 9%，在联合学位中占 84. 9%(表 10 - 1)。从 2018 年学位分布来看，专业硕士学位以单独 MPH 学位为主，研究方向主要集中在流行病学、生物统计学、全科医学、环境卫生学等领域；学术学位以MS为主，研究方向主要集中在流行病学、生物统计学、环境卫生学等领域。

表10-1　2018年美国大学公共卫生学院学位项目汇总统计表

单独学位			联合学位					
学位名称		数量	本硕联合	数量	硕硕联合	数量	硕博联合	数量
学士	BA	23	BS-MPH	26	MPH-MSW	43	MPH-MD	82
	BPH	47	BA-MPH	12	MPH-MBA	28	MPH-JD	51
	BS	125	BSPH-MPH	5	MPH-MS	19	MPH-PharmD	27
硕士	MPH	834	BS-MS	4	MPH-MA	17	MPH-PhD	17
	MS	209	BA-MSPH	2	MPH-MSN	14	MPH-DVM	16
	MSPH	60	BS-MSPH	2	MPH-MPA	12	MPH-DPT	10
	MSc	47	BSPH-MSPH	2	MHA-MBA	9	MPH-DMD	10
	MHA	25	BA-BA	1	MPH-MPP	8	MPH-DDS	10
	MHS	32	BA-MHS	1	MPH-MHA	5	MPH-DO	9
	其他	46	BHS-MPH	1	MPH-MURP	4	PhD-MD	8
博士	PhD	337	BSc-Bsc	1	MPH-MUP	3	MHA-JD	8
	DrPH	94	BSPH-MS	1	MPH-MMSc	3	MSPH-MD	3
	其他	21	其他	2	其他	82	其他	33
合计		1 900		60		247		284

BA, Bachelor of Arts; BS, Bachelor of Science; DDS, Doctor of Dental Science; DMD, Doctor of Dental Medicine; DO, Doctor of Optometry; DPT, Doctor of Physical Therapy; DrPH, Doctor of Public Health; DVM, Doctor of Veterinary Medicine; JD, Juris Doctor; MA, Master of Arts; MBA, Master of Business Administration; MD, Doctor of Medicine; MHA, Master of Health (Healthcare) Administration; MMSc, Master of Medical Science; MPA, Master of Public Administration; MPH, Master of Public Health; MPP, Master of Public Policy; MS, Master of Science; MHS, Master of Health Science; MSN, Master of Science in Nursing; MSW, Master of Social Work; MSPH, Master of Science in Public Health; MUP, Master in Urban Planning; MURP, Master of Urban and Regional Planning; PharmD, Doctor of Pharmacy; PhD, Doctor of Philosophy。

(二) 美国一流大学

根据2017 USNews美国大学公共卫生专业排名，对美国排名前20的公共卫生学院学位分布情况进行汇总分析。20所公共卫生学院共有876项学位，包括本科24项、硕士451项、博士176项、联合学位212项(表10-2)。其中约翰霍普金斯大学拥有的学位数达109项(占到12.4%)，随后是华盛顿大学61项(7.0%)、北卡罗来纳大学教堂山分校58项(6.6%)、佛罗里达大学58项(6.6%)。

表 10-2　2018 年美国前 20 所大学公共卫生学院学位项目汇总统计表*

单独学位			联合学位					
学位名称		数量	本硕联合	数量	硕硕联合	数量	硕博联合	数量
学士	BA	5	BA-MHS	1	MPH-MSW	15	MPH-MD	19
	BPH	8	BA-MPH	3	MPH-MBA	10	MPH-JD	17
	BS	11	BA-MSPH	2	MPH-MSN	7	PhD-MD	6
硕士	MPH	258	BS-MS	1	MHA-MBA	6	MPH-DVM	5
	MS	97	BS-MPH	6	MPH-MS	5	MHA-JD	4
	MSPH	49	BS-MSPH	2	MPH-MA	5	MPH-PharmD	4
	MHS	18	BSPH-MS	1	MPH-MPP	4	MPH-PhD	4
	MHA	14	BSPH-MPH	2	MPH-MPA	3	MPH-DDS	3
	其他	28	BSPH-MSPH	2	MPH-MDiv	2	MPH-DMD	2
博士	PhD	132	—	—	MPH-MMSc	2	MPH-DO	2
	DrPH	35	—	—	MPH-MURP	2	MPH-DPT	2
	ScD	9	—	—	其他	41	其他	22
合计		664	—	20	—	102	—	90

* 缩写含义请见表 10-1 的备注。

单独学位里，MPH 为 258 项(38.9%)，其次为 PhD 为 132 项(19.9%)、MS 为 97 项(14.5%)、MSPH 为 49 项(7.4%)。联合学位里，本硕中本科学位+MPH 为 11 项(55.0%)；硕硕联合中 MPH 联合其他硕士学位为 77 项(75.5%)，其次 MHA 为 11 项(10.8%)、MSPH 为 6 项(5.9%)；硕博联合中 MPH 联合其他博士学位为 63 项(70.0%)，其次 MHA 联合其他博士学位为 6 项(6.7%)。因此，所有学位授予中，与 MPH 学位有关共 409 项，单独学位中占 63.1%。

二、培养体系

针对 MPH 项目，CEPH 提出了认证标准，包括内部组织设置、管理、资源、师资、课程设置、服务、评估与计划。其中，培养体系要求提供相关学位的任务、目的、目标、学位期限，5 大核心课程，实践技能，实践经历，胜任力，自评程序等[2]。这里重点关注课程设置体系。

(一) 基本类型

美国 MPH 学位常见形式有常规 MPH、加速 MPH(Accelerate Master of Public Health，AMPH)、高级 MPH(Executive Master of Public Health，EMPH)，亦可分为全日制 MPH 和非全日制 MPH。这些类型的学分、年限和相关要求各不相同。

以哥伦比亚大学为例[4]，常规 MPH 要求申请者有学士学位即可，课程为 52—60 学分，2 年年限；而加速 MPH 要求申请者有博士学位或硕士毕业后有 5 年工作经历，课程为 42—

45学分,1年年限。加速MPH学位要求申请者有一定的实际工作经历,节省实习时间。如约翰霍普金斯大学[5],它的常规MPH项目只有11个月,类似其他大学的加速MPH项目,要求申请者具有工作经历。

高级MPH项目不仅要求有长期工作经验,对先前的专业领域和现有的职务也有一定要求。它主要针对公共卫生领域的中高级工作人员开设。以波士顿大学公共卫生学院为例,常规MPH和高级MPH间的差异性见表10-3。[6]

表10-3 波士顿大学常规MPH和高级MPH的比较[6]

变量	常规MPH(48学分)	高级MPH(42学分)
入学条件	学士学位或正在进行学习(就读MPH前授予学士学位)	学士学位和主修过统计学、生物统计学或相关专业的大学课程
	5年内GRE、GMAT或MCAT成绩	不需要英语成绩
	不需要工作经验	至少有5年公共卫生方面的全职经验
核心课程	公共卫生定量方法(4学分)	公共卫生定量方法(4学分)
	卫生系统、法律和政策(4学分)	卫生系统、法律和政策(4学分)
	个人、社区和群体健康(4学分)	个人、社区和群体健康(4学分)
	公共卫生领导与管理(4学分)	公共卫生领导的沟通与协作(4学分)
专业课程	必修,1门功能证书(16学分)	跨学科技能发展(24学分)
	选修,1门背景证书(12学分)	每类至少选4学分:研究方法、社区评价、管理、项目设计与评估、政策和宣传
职业准备	必修,0学分,7个模块	不需要
实习-整合学习经历	公共卫生组织工作240小时—0学分,通过学术工作产品与功能证书的绑定,实现基础(核心)和专业(证书)胜任力的整合	2学分的高级现场经历,确保掌握基础的和量身定做的能力

(二)基本课程体系

美国MPH学位一般为二年制,在42—80学时间变动。基本的课程体系为:学院级核心课程+学系级或专业方向核心课程+选修课程+应用实践经历+整合学习经历(图10-1)。

根据CEPH的MPH认证核心部分[7],其课程体系包括:(1)学院级核心课程,主要包括公共卫生基础知识和体现公共卫生基础的核心胜任力课程(即5个核心胜任力)。(2)学系级或专业方向核心课程,主要包括特定领域胜任力的课程。(3)公共卫生选修课程,这与具体的专业方向、学院开设的课程有关,为公共卫生领域的七大延伸核心胜任力或交叉领域。(4)应用实践经历(applied practice experience,APE),要求学生必须有实践经历。(5)整合学习经历(integrative learning experience,ILE),是基础胜任力和专业方向胜任力的整合。实际上,(4)和(5)均属于顶峰体验的一种类别。在课程体系设置中,(4)和(5)大多被放在(2)中。

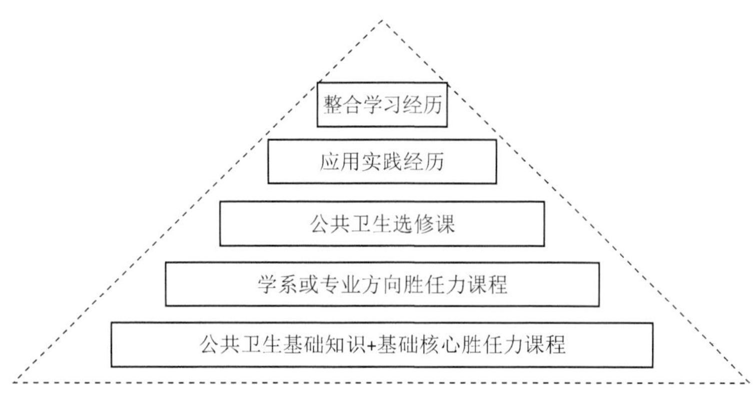

图 10－1　美国公共卫生硕士学位的课程体系

应用实践经历(APE)强调 MPH 学生通过实践经历获得胜任力(至少五项)。[7]具体的形式包括:见习或实习;基于课程的活动(如在教师监督下,参与公共卫生或卫生保健组织所需的任务);服务学习的相关活动;课外活动(如志愿者服务)等。APE 实践地点包括政府、非政府、非营利、工业和营利机构或适当的大学附属机构。整合学习经历(ILE)反映出 MPH 学生基础能力和专业方向能力的综合应用,可采用的形式有基于实践的项目、基于 essay 的综合考试、顶点课程、综合研讨课等。[7]两者的比较可见表 10－4。[8]

表 10－4　应用实践经历和整合学习经历的比较

变量	应用实践经历	整合学习经历
本质	公共卫生经历	学术要求
目的	真实世界的应用经验,有组织外的合作;展示公共卫生概念和技能的应用;参与与职业目标相符的活动;由外部导师指导和评估	综合、整合和应用公共卫生技能和能力的顶峰体验;在学院老师的指导下进行评估
要求	个人和/或团体的努力;由导师决定和学生同意的作品,是根据外方合作组织的公共卫生实践需要开发的	书面材料和口头报告

(三) 课程体系例子

美国大学公共卫生学院围绕着 CEPH 认证体系,既体现了核心课程体系,又形成了各自的特色。加州大学洛杉矶分校的流行病学 MPH 由 68 个学分组成,其课程体系如下[9]:

1. 公共卫生核心课程要求(22 学分)　生物统计学导论、行为科学与健康教育、环境健康介绍、流行病学方法Ⅰ、健康服务组织。

2. 流行病学课程要求(26 学分)　生物统计学导论、流行病学方法Ⅱ、流行病学方法Ⅲ、流行病学现场研究、传染病流行病学原理、数据管理课程。

3. 选修课　至少选择 20 门流行病学选修课,其中 8 门可来自其他系的课程。涉及的领域有方法学、全球传染病流行病学、慢性病流行病学、社会和行为流行病学等。

4. 书面报告　学生必须提交一份报告,以证明他们获得的胜任力。具体形式有:分析现有数据撰写报告,开展原创研究项目,一种疾病的文献综述和相关流行病学研究的设计书,也可利用实习机会撰写报告。

杜兰大学流行病学 MPH 由 45 个学分组成,其课程体系如下[10]:

1. 学院核心课程(15 学分) 公共卫生基础、公共卫生生物统计、公共卫生流行病学、卫生系统、政策和管理、公共卫生项目设计策略。

2. 学系或专业课程要求(14 学分) 健康与疾病的生物学基础、流行病学计算机包、流行病学方法Ⅱ、中级生物统计学、观察流行病学。

3. 选修课:高级方法(选 5 或 6 学分) 遗传流行病学、临床及转化研究方法、临床流行病学、营养流行病学等;描述性流行病学(3 学分):传染病流行病学、癌症流行病学、心血管疾病流行病学、分子流行病学、生殖流行病学等;从学系、学院或大学课程中选 7 或 8 学分。

4. 应用实践经历 在完成基础课程后进行,需要递交一份总结现场经验的 APE 报告。

5. 综合学习经历 所有学生都必须完成一项 ILE,它展示了基础能力和专业能力的综合。

三、 课程特色与改革

(一) 定制项目

MPH 学生可以选择一个研究方向,也可以定制一个研究计划。如约翰霍普金斯大学的 MPH 项目分为两类[11]:一类是 MPH 专业方向领域,学生希望专注特定领域,并有机会与同一领域的其他师生互动。课程模式为核心课程(30—40 学分)和研究方向指定(20—30 学分)的必修课程,然后选择选修课程(20—30 学分)。而定制 MPH 项目,是为那些希望了解更广泛的公共卫生问题的学生,而不是针对某一集中领域。在导师的指导下,学生可以定制他们的学习计划,需要完成核心课程(30—40 学分),然后选择剩下学分的选修课(40—50 学分)。

(二) 课程体系改革

哥伦比亚大学公共卫生学院于 2009 年启动 MPH 课程内容和结构改革[12],形成比较独特的课程体系。整体课程在 CEPH 要求的体系基础上,调整了核心课程模块,增加了整合的科学与实践课程、领导力和创新课程。核心课程分为 6 个模块:公共卫生基础、研究方法和应用、健康的影响因素、公共卫生干预、全球和发展的视角、卫生系统。

(三) 核心课程改革

除了哥伦比亚大学的核心课程改革外,其他大学也进行了系列研究。

哈佛大学形成了新综合公共卫生核心课程——公共卫生专业人员的批判性思维和行动(Critical Thinking and Action for Public Health Professionals)。[13]它整合了环境卫生、卫生服务管理(包括卫生管理和卫生政策)、社会和行为科学和伦理学的核心胜任力,并探讨了生命科学、沟通和全球卫生的问题。它是一种主动学习的课堂体验,使用讨论、案例研究、小组作业和其他实践活动,使学生能够综合应用多个学科的知识和技能,解决现实生活中的公共

卫生挑战。该课程由哈佛大学在各自领域的顶尖专家授课，课程的六个单元探讨不同的公共卫生主题。这种课程方法建立了综合的知识、交叉技能和专业能力，学生需要系统地、全面地处理复杂的问题，即像公共卫生专业人员那样思考和行动。

波士顿大学将核心课程整合为四门课程：公共卫生定量方法，公共卫生领导与管理，卫生系统、法律和政策，个人、社区和人口健康；此外增加一门整合课程研讨会，用于合作应用所学知识的研讨。[6]

伊利诺伊大学芝加哥分校的核心课程整合成三门：群体健康的决定因素，分析与研究方法，公共卫生系统、政策和管理。[14]

耶鲁大学"主要健康威胁的社会、环境和生物因素"是一门跨学科、团队授课的课程，结合了讲座、案例研究和小品方法。学生学习应用概念，锻炼数据解释技能，提出研究设计和健康解决方案。[15]

杜兰大学 2018 年开始对原有核心课程进行改革，形成新基础课程。[10]其特征是：全院范围的课程，而不是以院系为基础的课程；整合和跨学科；强调在专业实践中的应用；以合作学习的方式模拟专业实践；包含与基础胜任力相关的交互式作业；为学生提供将概念和方法应用到他们自己的研究领域的作业。新的课程既考虑 5 个核心胜任力，又纳入了与公共卫生实践相关的交叉胜任力，同时注重学生将知识和技能应用到专业公共卫生实践领域的内容设置。形成新五门课程：公共卫生基础，公共卫生生物统计，公共卫生流行病学，卫生系统、政策和管理，公共卫生项目设计策略。

（四）证书课程

哥伦比亚大学[4]和波士顿大学[6]开设了证书课程，主要结合公共卫生实践用于跨学科的知识和技能培养。如波士顿大学，学生可从 17 项跨学科证书课程中选择。波士顿大学的 MPH 证书课程分为两类：技能领域，反映跨学科技术基础；背景领域，反映关键人群或感兴趣的公共卫生领域。技能领域课程有：社区评估、项目设计、实施和评估；公共卫生研究的设计和实施；环境卫生学；流行病学和生物统计学；卫生政策和法律；健康沟通和健康促进；医疗保健管理；全球健康项目的设计、监测和评估；项目管理。背景领域的课程有：慢性非传染性疾病；全球健康；人权和社会公正；传染性疾病；妇幼卫生；精神健康和药物滥用；药物开发、交付和使用；性、性取向和性别。更重要的是，证书课程还同 ILE 结合起来，并在适当的时候将内容和技能结合到他们的背景证书中。[6]

（五）顶点课程

美国大学公共卫生学院的顶点课程形式多样化。约翰霍普金斯大学规定，完成顶点课程要求可采取下列形式之一[5]：文献综述、项目规划、项目评估、政策分析、研究计划、研究报告、二次资料分析、原始数据分析等。杜兰大学指定的顶点课程形式有公共卫生分析、综合考试、综合研讨会。无论形式如何，都要求学生提供高质量的书面作品，如项目评估报告、培训手册、政策声明、课后综合论文考试等。这些书面作品应对外部利益相关者（如非营利组织或政府组织）有用。

以杜兰大学为例。[10]（1）公共卫生分析：是一个有计划的项目，旨在解决公共卫生问题和提出解决方案。形式有：调查并提出公共卫生问题的解决方案；进行项目评估或干预；制定培训手册；对公共卫生问题的批判性评论；基于批判性分析的政策声明。(2) 综合考试：是针对每个项目的，有两种形式。一种是论文考试，至少有 5 个问题，需要综合运用能力进行深入的回答；另一种是对一个案例研究的分析，该案例研究旨在演示胜任力的整合和应用。(3) 综合研讨会：一个部门可能提供一个学期的课程或综合研讨会，调查公共卫生和专业问题。课程或研讨会将是基于特定项目的，体现具体项目的胜任力。

四、启发与借鉴

(一) 认证体系确保 MPH 教育质量

认证是美国高等公共卫生教育的核心，它将教学活动与社会目的联系起来，是高等教育评估体系的重要组成部分。而以胜任力为基础的教育模式又是认证体系的核心，它以期望的学习目标来引导课程设置，从而培养学生必备的胜任能力。它根据卫生需求来确定毕业生应具备的能力，然后调整课程设置来培养学生的胜任力，并进行最后的评价。因此，核心胜任力的培养，特别是跨专业的核心胜任力培养，有助于应对 21 世纪不断涌现的公共卫生新挑战。

CEPH 制定了系列 MPH 认证标准，明确了核心胜任力和日常管理的规范化文件。如标准化文件 D5 中明确规定，要提供文档：政策文件，阐述项目培养如何体现获得 APE 的胜任力；教学大纲和手册，说明学生达到了 APE 的要求；往年学生实习的相关材料。D7 中要求提供文档：列出 ILE 获得的胜任力列表；总结每次 ILE 的过程、期望和评价；教学大纲和/或手册，说明 ILE 实施的政策和程序；ILE 评估规则或指导方针；学生在 ILE 中的作品。

每个大学的公共卫生学院网站均可查询到每一年的 MPH 学位的学生手册，详细罗列了 MPH 学位的组织机构、入学要求、课程体系、评价标准等，有助于学生尽快熟悉相关流程。

更为重要的是为保证 MPH 学位的管理，美国大学有着明晰化的管理机构。以约翰霍普金斯大学为例，由 MPH 执行委员会负责 MPH 项目。它下设 MPH 项目办公室、档案与登记办公室、财政资助办公室、学生账户及商务服务办公室、国际服务办公室、学生生活办公室、就业服务办公室、伤残支持服务办公室、教学与学习中心、信息技术办公室。

(二) 多路径的 MPH 培养模式

宽口径。除了 MPH 特殊类型外，常规 MPH 入学不特别强调前期的专业领域，只要有学士学位即可。如密歇根大学 MPH 项目的申请者须拥有生物、医学预科或牙科前研究、护理、动物学、微生物学、数学、心理学、社会学和人类学等领域的学士学位。就业路径多样化。根据约翰霍普金斯大学 2016 年初统计，MPH 毕业生就业组织类型有联邦政府、医院或其他卫生保健部门、大学卫生保健部门、非营利性组织(基金会或项目办)、咨询公司、非营利/研究机构、国家或地方卫生部门、健康保险、非政府组织。

多形式。包括常规 MPH、加速 MPH 和高级 MPH 等多种形式，从 11 个月到 24 个月的年限，从 42 到 80 学时的变动，从校园学习、在线学习以及混合模式的学习，满足了不同人群的不同需求，也满足了现代公共卫生人才的需求。

联合学位。本硕 4+1 模式，如 BA-MPH、BS-MPH 等模式，即 2 年通识教育+3 年专业教育，获得 MPH 学位；硕硕联合培养模式，如 MPH-MSW、MPH-MBA、MPH-MSA 等模式，同时获得两个硕士学位；硕博和博硕的联合培养模式，如 MPH-PhD、MD-MPH、MPH-JD 等模式，由硕士直接转为博士。这些联合学位不仅拓宽 MPH 学生的培养路径，而且加速了研究生的培养进程。

（三）注重顶峰体验，突出专业学位特色

美国各大学核心课程体系的改革突出了公共卫生理论与实践的深度融合，如哈佛大学的公共卫生专业人员的批判性思维和行动课程，波士顿大学的整合课程研讨会，杜兰大学的公共卫生项目设计策略课程，哥伦比亚大学的核心课程改革。这些课程为后续的顶峰体验提供理论和实践指导。

APE 和 ILE 作为顶峰体验的课程，体现了专业学位的主要特征。顶点项目的主题和形式是灵活的，通过学生和顾问之间的讨论发展起来，可选择多种形式的课程以完成大学要求。APE 主要形式为实习，强调在公共卫生实践中解决公共卫生问题，获得相应的胜任力。ILE 主要形式为顶点课程或论文，强调书面报告和口头汇报，甚至由专家委员会组织答辩评审。

部分大学鼓励学生把实习与顶点课程联系起来，通过学术公共卫生实践，来推动公共卫生领域的学术提高。

除此以外，美国大学还设立了各种辅助课程，这些课程设置均为 MPH 学生尽早提供培养方案的帮助。如约翰霍普金斯大学的 MPH 个性化目标分析，用于在导师的指导下尽早制定学生 MPH 教育计划和实现的目标和胜任力；哈佛大学的学位审计追踪表和项目规划等。

总之，美国已经形成了成熟的 MPH 学位教育体系，并在不断探索中进行改革，以更好地适应现代公共卫生的人才需求，培养出能解决公共卫生实践问题的高质量人才。

（主要内容原发表于《中国医学教育杂志》，标题为“美国公共卫生教育的学位与课程体系透视”，2019 年第 9 期。）

参考文献

[1] Winslow C-EA. The accreditation of North American schools of public health: American Public Health Association [M]. New York: The Rockefeller Foundation, 1953.

[2] Data Center [EB/OL]. https://www.aspph.org/connect/data-center/.

[3] Search for a Degree Program [EB/OL]. https://ceph.org/accredited/search/.

[4] Mailman School of Public Health. Masters Handbook [EB/OL]. (2019-05-20) [2019-05-20]. https://www.mailman.columbia.edu/sites/default/files/pdf/2017_masters_handbook.pdf.

[5] Bloomberg School of Public Health. Master of Public Health Program Manual

2018—2019 [EB/OL]. (2017 - 05 - 01) [2019 - 05 - 20]. https://www.jhsph.edu/academics/degree-programs/master-of-public-health/program-overview/FINAL _ MPH%20Fulltime%20Manual_2018_2019.pdf.

[6] BU School of Public Health. Executive Master of Public Health[EB/OL]. (2019 - 05 - 20) [2019 - 05 - 20]. http://www.bu.edu/sph/education/degrees-and-programs/executive-master-of-public-health-mph/.

[7] Council on Education for Public Health. Accreditation criteria [EB/OL]. (2016 - 06 - 01) [2019 - 05 - 20]. https://ceph.org/assets/2016.Criteria.pdf.

[8] Bloomberg School of Public Health. Practicum Linked to Capstone[EB/OL]. (2019 - 05 - 20) [2019 - 05 - 20]. https://www.jhsph.edu/offices-and-services/practice-and-training/practicum/for-students/practicum-linked-to-capstone.html.

[9] Fielding School of Public Health. MPH in Epidemiology [EB/OL]. (2019 - 05 - 01) [2019 - 05 - 01]. https://ph.ucla.edu/academics/departments/epidemiology/mph-epidemiology.

[10] School of Public Health & Tropical Medicine of Tulane University. MPH in Epidemiology [EB/OL]. (2019 - 05 - 20) [2019 - 05 - 20]. https://sph.tulane.edu/epid/mph.

[11] Bloomberg School of Public Health. Full-time format of Master of public health [EB/OL]. (2019 - 05 - 20) [2019 - 05 - 20]. https://www.jhsph.edu/academics/degree-programs/master-of-public-health/program-overview/full-time.html.

[12] Begg M D, Galea S, Bayer R, et al. MPH education for the 21st century: Design of Columbia university′s new public health curriculum[J]. American Journal of Public Health, 2014, 104(1): 30 - 36.

[13] School of Public Health of Harvard University. Master of public health [EB/OL]. (2019 - 05 - 20) [2019 - 05 - 20]. https://www.hsph.harvard.edu/admissions/degree-programs/master-of-public-health/.

[14] UIC School of Public Health. Student handbook of master of public health[EB/OL]. (2019 - 05 - 20) [2019 - 05 - 20]. http://publichealth.uic.edu/sites/default/files//public/documents/student-handbooks/2017—2018/MPHHandbook2017—2018.pdf.

[15] Yale School of Public Health. Curriculum 2018—2019 Matriculation [EB/OL]. (2019 - 05 - 20) [2019 - 05 - 20]. https://publichealth.yale.edu/emd/curriculum/mph/curriculum.aspx.

第 11 章　美国公共卫生博士学位教育

随着美国社会政治经济文化的转型发展、全球化程度的不断加深以及现代公共卫生的挑战，公共卫生领域的博士学位出现转化，从学术博士学位主导演变成学术型与专业型两种博士学位“双轨并行，各具特色”的博士学位体系。美国博士教育围绕核心胜任力建设，开展了灵活多变的人才培养模式，为美国公共卫生人才的体系培养和应对全球公共卫生的挑战奠定了良好的人才基础。

最早的公共卫生博士(Doctor of Public Health, DrPH)教育可以追溯到1911年的哈佛大学，Arthur I. Kendall 和 Edward B. Beasley 是当时最早的毕业生。但 DrPH 的真正起源是 1986 年 Roemer 建议发展一项培养“公共卫生专业博士”的学制五年的学位计划。[1] 1988年，美国医学研究所《公共卫生的未来》报告肯定了 Roemer 建议的重要性，指出了通过高层次研究生教育培养公共卫生领导者的社会需求。[2] 由此，北美、欧洲及亚洲的公共卫生学院纷纷创设 DrPH 学位。

本章主要研究方法是利用公共卫生教育委员会(Council on Education for Public Health, CEPH)、ASPPH、American Public Health Association、Council on Linkages between Academia and Public Health Practice、Association of Accredited Public Health Programs 等机构的网站，美国一流大学(全美公共卫生学院排名前 20)的网站，发表的相关论文、书籍等资料，进行相关数据的检索和分析。

一、博士学位

(一) 美国大学

美国公共卫生相关领域的博士学位，主要分为学术学位和专业学位。公共卫生的学术博士有公共卫生哲学博士(Doctor of Philosophy, PhD)和理学博士(Doctor of Science, ScD)。PhD 学位的目的是让学生为从事教学和研究做好准备，PhD 和 ScD 在大学继续他们的职业教学，可以在国家实验室进行研究，也可以在世界各地进行现场调研。专业学位有公共卫生博士(Doctor of Public Health, DrPH)，它是一个高级的研究生学位，如同 MPH，关注公共卫生领域的职业和实践要素，而不是学术要素。

数据统计主要来自 https://ceph.org/网址的数据。[3] 根据 2018 年统计，美国公共卫生学位共有 2 491 项，涉及 191 所大学 206 种学位类型。其中博士学位中最高为 PhD 学位，在单独学位中占 17.7%，在联合学位中占 5.1%。

从 2018 年学位分布来看，公共卫生博士学位以 DrPH 为主，研究方向主要集中在流行病学、生物统计学、卫生政策与管理、公共卫生等领域(表 11-1);而哲学博士学位以 PHD 学位为主,研究方向主要集中在流行病学、生物统计学、环境卫生等领域(表 11-2)。

表 11-1　2018 年美国公共卫生博士学位分布情况(95 项)*

类型	数量	专业方向	数量	大学	数量
DPH	5	Epidemiology	12	Johns Hopkins University	9
DPHSEH	1	Biostatistics	5	University at Albany-SUNY	7
DrPH	89	Health Policy & Management	5	Columbia University	5
—	—	Public Health	4	George Washington University	4
—	—	Environmental Health Sciences	3	Georgia Southern University	4
—	—	Epidemiology & Biostatistics	3	Colorado School of Public Health	3
其他	—	其他	63	其他	63

* 按数量排在前六位的名称列出。根据 CEPH 网址提供数据。

表 11-2　2018 年美国公共卫生领域哲学博士学位分布情况(324 项)*

类型	数量	专业方向	数量	大学	数量
DPHS	3	Epidemiology	54	Johns Hopkins University	26
DPHSPN	1	Biostatistics	41	University of Washington	12
MD-PHD	1	Environmental Health Sciences	16	University at Albany-SUNY	9
PHD	310	Joint Degree	10	University of Illinois at Chicago	9
PHD-JD	1	Toxicology	6	National Taiwan University	8
PHD-MA	1	Environmental Health	5	University of Nebraska Medical Center	8
PHD-MD	7	其他	192	其他	252
	324		324		324

* 按数量排在前六位的名称列出。根据 CEPH 网址提供数据。

(二) 美国一流大学

根据 2017USNews 美国大学公共卫生专业排名,对美国排名前 20 的公共卫生学院学位分布情况进行汇总分析,以为我国一流专业提供参考。

前 20 位的美国大学均设置 PhD 学位;设置 DrPH 学位的大学有约翰霍普金斯大学、哈佛大学、北卡罗来纳大学教堂山分校、哥伦比亚大学、加州大学伯克利分校、加州大学洛杉矶分校、波士顿大学、杜兰大学、匹兹堡大学、乔治华盛顿大学、佛罗里达大学、伊利诺伊大学芝加哥分校、阿拉巴马大学伯明翰分校等 13 所大学;设置 ScD 学位的有约翰霍普金斯大学和杜兰大学。

前 20 所大学单独学位共 664 项,其中博士学位 176 项(PhD 为 132 项,DrPH 为 35 项,ScD 为 9 项);联合学位 212 项,其中主要是 PhD 的联合学位,如 PhD-MD 为 6 项,MPH-PhD 为 4 项。

二、培养体系

针对公共卫生博士项目，CEPH 提出了认证标准，包括内部组织设置、管理、资源、师资、课程设置、服务、评估与计划。这里重点关注课程设置体系。[4]

（一）基本课程体系

美国公共卫生博士学位一般为四年制，至少 36 学分。基本的课程体系为：MPH 预先课程＋高级博士课程（必修课程＋选修课程＋研究伦理课程＋应用实践经历＋综合考试＋整合学习经历）。

根据 CEPH 的公共卫生博士认证核心部分[5]，其课程体系包括：MPH 或同等学历的预先课程，原先修过的课程可替代相应学分，如果未修过的课程要补修。高级博士课程包括：(1) 必修课程，主要包括公共卫生基础知识和体现公共卫生基础的核心胜任力课程。(2) 选修课程，主要包括特定领域胜任力的课程。(3) 研究伦理课程，强调从事研究工作必须通过课堂或在线学习研究伦理相关内容。(4) 应用实践经历（applied practice experience，APE），要求学生必须有实践经历。(5) 整合学习经历（integrative learning experience，ILE），是基础胜任力和专业方向胜任力的整合。

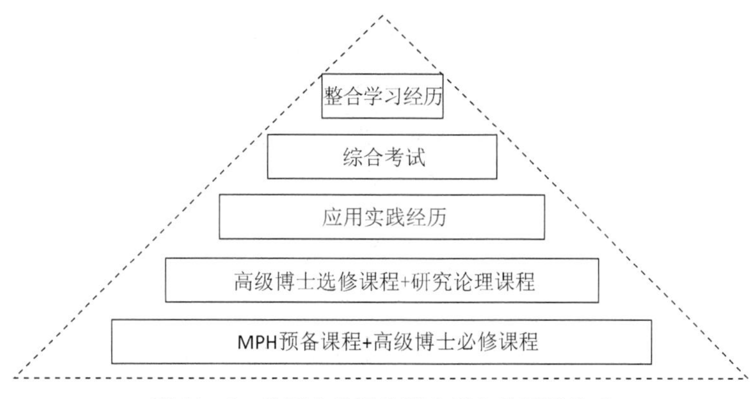

图 11－1 美国公共卫生博士学位的课程体系

APE 强调学生通过实践经历来获得胜任力（至少五项）。[7]

（二）DrPH 与 PhD 比较

为了更好地说明美国 DrPH 学位的课程体系，以杜兰大学的全球社区卫生和行为科学为例，表 11－3 比较了 DrPH 和 PhD，可以看出两者的大部分课程设置是相同的，其差异性主要体现在培养目的不同。值得注意的是高峰体验都采用了论文形式（dissertation），DrPH 强调较强的科研能力和公共卫生实践能力并重，PhD 强调对原创知识或理论的贡献。

表 11-3 杜兰大学全球社区卫生和行为科学的 DrPH 和 PhD 比较

	DrPH	PhD
学位	专业型	学术型
目的	培养在全球范围内应用公共卫生项目开发、评估和与项目相关的研究来促进社区卫生的领导者	培养通过理论研究、发展、应用与教学等手段推进全球社区卫生领域的专家
胜任力	8 条	6 条
入学要求	MPH 学位或同等学历;具有公共卫生实践经验者优先;本科 GPA 达到 3.5 或以上	MPH 学位或同等学历
学位要求	72 学分(预科课程+高级博士课程)	72 学分(预科课程+高级博士课程)
预科课程(硕士学位)	课程(全球健康的社会和行为,监测和评估,公共卫生基础,公共卫生生物统计,公共卫生流行病学,卫生系统、政策和管理,公共卫生项目设计策略)或类似课程,36 学分	课程(全球健康的社会和行为,监测和评估,公共卫生基础,公共卫生生物统计,公共卫生流行病学,公共卫生项目设计策略或统计软件课程)或类似课程,42 学分
高级博士课程	36 学分(必修+选修)	30 学分(必修+选修)
必修	1. 社会与行为科学研究方法,定性方法Ⅰ或Ⅱ,评估理论,高级项目规划/拨款写作,高级研究生研讨会(必修 12 学分)。2. 高级公共卫生:①社会决定因素/健康沟通,高级公共卫生;②卫生政策,高级公共卫生;③卫生系统课程,高级监测和评估(每类必选 1 门,12 学分)	社会与行为科学研究方法,定性方法Ⅰ或Ⅱ,全球健康高级研究方法,健康的社会决定因素Ⅰ或Ⅱ,高级项目规划/GRANT 写作,高级研究生研讨会(18 学分)
选修	任选 12 学分	任选 12 学分
研究伦理	课程培训或在线培训	课程培训或在线培训
实习	300 小时,高级领导技能	无
综合考试	有	有
论文	公共卫生领域的论文,以推进知识、实践或政策领域的发展	具有较强基础性的社会科学或自然科学研究重点的论文,并对科学文献做出独特的原创贡献

DrPH 要求的胜任力为:(1) 结合定性、定量、混合方法以及政策分析研究和评估方法的知识,从多个层面(个人、小组、组织、社区和群体)解决公共卫生问题和群体健康问题;(2) 培养专业的领导力和管理技能,协调社区组织和动员,制定需求评估和战略计划,并在不同的全球卫生环境中设计干预措施;(3) 批判性地分析社会和行为决定因素对个人、社区和人群健康的影响;(4) 展示进行和应用形成性研究的解释能力,以在不同的背景下开发公共卫生干预措施;(5) 具备项目规划和实施计划制定的高级知识;(6) 具备先进的评估理论知识,能够实施监控和评估系统;(7) 展示文化胜任力,理解性别、文化、社会、经济和历史背景在展示和实施全球公共卫生项目中的作用;(8) 展示与健康教育和信息相关的健康素养知识和有效沟通。

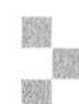

PhD 要求的胜任力为:(1) 分析主要的社会和行为科学理论以应用于循证研究;(2) 分析定性和/或定量数据,以回答社会和行为科学中的重要研究问题;(3) 综合公共卫生领域的跨学科观点;(4) 在学术或实践环境中设计、实施和评估基于独立理论的科学研究;(5) 翻译和传播特定领域的全球社区卫生问题知识;(6) 适应一个全面的角色,有明确的研究重点,包括展示道德行为、文化敏感性和学术诚信。

(三) 课程体系特点

这里以 DrPH 为重点阐述美国博士课程体系特点。

1. *培养目标*[6-7]　DrPH 主要是为卫生服务机构培养公共卫生专业领导者、管理者和政策制定者,而不是公共卫生科学研究者。它让学生能够在未来的领导岗位上灵活运用相关的知识、技能为改善公众健康做出贡献,能够评价、监控和推进卫生服务组织运行和提升绩效,能够推进组织改变,成为高层领导。

2. *入学要求*　具有 MPH 学位或同等学历的学生,特别强调具有一定的工作经验。如霍普金斯大学 DrPH 招生条件是:具有医疗管理或公共卫生硕士相关的学位,申请者还必须具有 3 年及以上的相关工作经验。北卡大学的招生则要求 DrPH 申请者是具有卫生领域研究生学位,而且拥有至少 5 年中层领导及管理经验,具有领导潜力,自身有动机获得高级管理职位,并且有意愿为提高公众的健康做贡献。哈佛大学也要求 DrPH 申请者必须具有至少 2 年以上的公共卫生领域的全职工作经验。

3. *胜任力要求*　在具备公共卫生基础知识的基础上,要求具备公共卫生核心胜任力和特定发展方向的胜任力。如杜兰大学全球社区卫生和行为科学博士的核心胜任力。这些胜任力要求通过课程体系的设置来完成,包括了实习和论文。核心目的是突出对解决实际问题能力的培养,强调将理论知识转化为解决实际问题的能力,在研究领域的设置中都侧重于调查研究、社会科学研究、领导能力培养等方面。

4. *课程设置的特点*　博士课程体系沿用了 MPH 课程体系,既强调基本课程学习,又突出顶峰体验课程的作用。

不同于 MPH 课程,DrPH 突出了对实践和学术研究的要求。如哈佛大学 DrPH 围绕重大的公共卫生问题,在第一和第二学年举行整合研讨会。同时,建立"领导变革的工作室"这种创新的教学方法,将活动与正式课堂教学结合、互补,如在当地组织的参观考察、模拟,通过翻转教室的在线教育,和"合作"教学案例,进一步发展 4 个"加强积极变化"的 DrPH 的职业能力的领域。霍普金斯大学所有 DrPH 研究生都被要求至少参加 8 次不计学分的全校性公共卫生学讲座,学生每学期都要求参加卫生保健管理与领导研究生研讨会,完成卫生政策与管理特殊研究和调查。

此外,DrPH 研究生必须通过一次综合的笔试考试、撰写论文及论文答辩。综合笔试考试是考核一个学生是否掌握了开展博士课题研究的基本知识和技能,考核能否综合运用从课程中学到的知识,可以开卷考试。考试结果给予通过(全面掌握)、未完成(一个或者多个领域掌握不够,考试委员会建议如何处理,比如单独完成某个小的研究工作或者完成某些课程)和未通过(学生必须重新参加综合考试)3 类评分结果。

开题和学位论文:博士研究生应该在第一、二年就开始对论文进行准备,在第二学年的下期进行论文开题工作，在第三学年进行论文的书写及完成答辩。每位博士研究生都需要撰写高质量的、具有原始创新性，对卫生服务研究、卫生政策和卫生事业管理有贡献的博士论文，并参加答辩。博士论文可以按照传统的专题论文形式，也可以选择 3 篇论文的格式。

5. 哈佛大学特色项目[6]　哈佛大学为 DrPH 开展了 DELTA 项目。该项目的特色主要体现在 DrPH 的实际能力培养和考核上。DELTA 项目是哈佛大学 DrPH 的终极体验，主要是集中在最后 10—18 个月。它包括项目本身、项目管理、一份专业书面报告和自我评估报告。DrPH 的 DELTA 项目培养学位候选人能够应用基础知识和能力在公共卫生领域创造积极的改变。例如，参与"在美国减少没有保险的穷人数量"的项目，DrPH 研究生需要在美国的州立国家卫生机构工作一段时间，其任务是实现显著减少在该州没有医疗保险的穷人数量。这些研究生需要分析该州穷人没有保险的原因，并且研究一个项目方案以减少没有保险的穷人数量。如果其项目得以实施，研究将可能需要进一步报告项目进展或评估结果。需要提交的报告里主要包括：项目报告，分析现存卫生问题及其原因，相关证据，影响因素，当地的相关卫生政策，项目制定开发和实施建议等。附加材料，可能包括向相关卫生行政机构报送的政策简报，州议会演讲，非政府组织、社区、新闻媒体的报道，以及通讯材料等。这样的培养项目，将学生所学的课程基础知识、调查与研究方法等应用于实践中，不仅能培养将理论知识转化为实践的能力，同时能够培养学生公共卫生领导力，并能够对解决实际的公共卫生问题产生一定的效果。

三、 启发与借鉴

(一) DrPH 是社会发展的需要

公共卫生领域是一个专业性、实践性很强的行业，从业人员不但需要具备良好的专业素质，而且还需要有很强的实践技能。随着社会经济转型，现行公共卫生教育与现实公共卫生服务需要"脱节"的矛盾愈发凸显。博士毕业主要集中在大城市科研单位、国际组织或出国深造就业，很少能在国家或地方的疾病控制中心或卫生部门从事管理工作。因此，培养高层次专业型人才是国内高校对公共卫生人才的培养重点。在现有科学学位博士研究生培养的基础上，进一步培养 DrPH 研究生，是完善我国公共卫生研究生培养制度的需要，更是卫生事业发展对该专业人才培养提出的紧迫任务。这有助于推动公共卫生高层次人才培养模式和教育观念的转变，造就一支高素质的公共卫生事业从业队伍，提高我国公共卫生工作的总体水平，对提高人民健康水平具有积极作用。

(二) 核心胜任力是培养的关键

我国目前的公共卫生人才培养在一定程度上忽略了医疗卫生领域复合型、应用型高层次专业人才的知识结构和综合素质需求，理论知识的灌输多于能力的实际运用。无论是本科教育还是研究生教育，从培养模式和培养方向来看仍然属于学术研究型，对培养对象能力定位模糊，并未在公共卫生领域内发挥更大作用。因此，我国 DrPH 研究生培养模式必须要适应新医改对人才需求的特点，拓展人才培养的类型和规格，改变以往博士研究生培养单一性(只培养教学科研人才)的状况，推动复合型、应用型高层次专业人才的培养，既要重视以

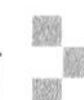

教学科研为主的学术研究型人才的培养，又要重视探讨解决各种实际问题的应用型、复合型高级管理人才的培养。因此，在设定我国 DrPH 教育培养目标时，应侧重于体现培养博士研究生在未来的高级岗位上灵活运用相关的知识、技能的能力，体现其将理论知识转化为实践的能力，为改善我国医疗体制、医疗现状、公众健康能够做出自己的贡献。

（三）课程体系是人才培养的质量保证

目前，我国很多开设课程的学校都在进行学位的课程改革，但是一般多是在原有的课程体系中增加或减少一门或几门课程，或者复制国外相关专业课程体系。建议在 DrPH 课程设置上精简公共卫生专业的医学基础课程，尤其要与临床医学专业的课程区别开来，建立独立的、系统的、具有公共卫生专业特色的医学课程模式。在完成应有的公共基础课及专业课程之外，开设选修课时应考虑到培养学生能力的问题，开设一部分拓宽学生视野、提高综合素质的课程。同时，进一步提高学生转化能力、实践能力，在课程设置体系中，应适当加大实验及讨论课的比例，增设公共卫生发展现状、形势、政策分析等方面的实践教学内容。

此外，为了进一步加强复合型、应用型高层次专业人才的培养特点，应侧重实践能力的培养，加大实习课程比重。美国 DrPH 课程设置与实践紧密相关，开设的课程与时俱进，关注医改和卫生热点及难点问题。而且，DrPH 研究生阶段开设较长时间的实习活动，提供实践体验和知识迁移应用的机会。借鉴美国高校经验，结合我国实际，建议以卫生行业特点为背景，以就业为导向，以培养学生就业能力、创新意识、创业精神和实践能力为目标，针对不同年级专业能力和实践需求特点，设计出综合性、层次性的实践教学环节，使学生由浅入深、循序渐进地接触实践教学。实践教学应贯穿整个教育过程，按时间顺序可分为基础实践、专业理论实践和专业实践。

参考文献

[1] Mi R. The need for professional doctors of public health[J]. Public Health Reports, 1986, 101(1): 277.

[2] Institute of Medicine of National Academies. The Future of Public Health[R]. Washington: National Academy Press, 1988.

[3] Association of Schools & Programs of Public Health. Data Center [EB/OL]. (2019-01-01) [2020-05-20]. https://www.aspph.org/connect/data-center/.

[4] Council on Education for Public Health. Search for a degree program [EB/OL]. (2016-06-01) [2019-10-10]. https://ceph.org/accredited/search/.

[5] Council on Education for Public Health. Accreditation criteria schools of public health [EB/OL]. (2011-06-01)[2019-10-10]. http://ceph.org/assets/SPH-Criteria-2011.pdf.

[6] 曾婉玲，李颖，周来新. 美国公共卫生专业博士研究生培养方案的特点及启示[J]. 重庆医学，2015，44(33)：4740-4743.

[7] James W. Holsinger Jr.，赵莉，马骁，等. 美国的经验：对中国设立公共卫生博士学位的启示[J]. 现代预防医学，2015，42(15)：2878-2880.

第 12 章　中国公共卫生学位教育

我国预防医学教育的发展史，主要是本科学位教育的发展史。因此，本章主要介绍我国公共卫生研究生学位教育。我国公共卫生的研究生教育发展迅速，以科学学位培养为主（学术型硕士和哲学博士），而专业学位硕士培养则刚刚起步，专业博士学位处于论证和试点阶段，这导致难以适应我国公共卫生实践领域对高素质应用人才的需求。

本章主要根据全国医学专业学位研究生教育指导委员会发布的《公共卫生硕士专业学位基本要求》[1]和《公共卫生与预防医学一级学科博士硕士学位基本要求》[2]以及各大学公共卫生学院官方发布的文件，来分析我国公共卫生研究生学位教育的情况。

一、 硕士学位

我国公共卫生的研究生教育发展迅速，以科学学位培养为主（学术型硕士），而专业学位硕士（全日制和非全日制 MPH）培养则刚刚起步。目前，我国的公共卫生硕士学位有学术型硕士、全日制公共卫生硕士、非全日制公共卫生硕士。

为了培养适应我国社会经济发展、医疗卫生体制改革和发展需要的高素质、高层次的公共卫生专业应用型人才，与国际公共卫生教育及人才培养接轨，教育部自 2002 年开始正式实施非全日制公共卫生硕士（Master of Public Health, MPH）的专业学位研究生教育[3]。首批 24 所大学公共卫生学院作为试点单位。2010 年起，教育部又启动全日制 MPH 专业学位教育[4-5]，初步形成了具有中国特色的公共卫生专业学位研究生教育体系。

（一）基本要求

学术型硕士和公共卫生硕士的基本要求比较见表 12 - 1。两者的主要差异性体现在公共卫生实践的重视程度，MPH 招生要求具有一定的公共卫生实践经历，且在培养过程中有为期 6 个月的实践训练。

从基本素质上看，两者都注重学术道德，学术型硕士更注重学术素养，MPH 注重的是专业素养和职业精神。学术素养体现在：具有较好的才智、涵养和创新精神，较强的理论研究兴趣、学术悟性和语言表达能力，具备一定的学习和实践能力。能够将公共卫生与预防医学的理论研究与人群健康问题结合起来思考问题，具备一定的学术洞察力、较好的学术潜力和创新意识。此外，应掌握并尊重与本学科相关的知识产权，在研究过程中，要对本领域相关成果的获得者、相关观点的提出者进行明确而又准确的表述。遵循学术研究伦理，具有高度的社会责任感，借助学科知识服务于社会发展和人类健康事业。专业素养体现在：热爱公共卫生事业，对保障人类健康具有高度的责任感和专业责任心，有解决现场公共卫生实际问题的兴趣；敏锐的学术洞察力；良好的求知欲，勤奋学习，勇于钻研，具有扎实的公共卫生与预防医学的理论知识，掌握该领域的职业技能，具有团结协作的精神；勇于创新，不断追求卓越。职业精神体现在：坚持人群健康利益和患者利益至上的原则，具有正确的人生观，遵守职业道德，热心为大众服务，做大众的健康使者，尊重和关爱患者，为患者减轻痛苦；具有良好的人文素质、语言修养、伦理道德修养以及良好的诚信意识；不断提高业务能力，创新立业，促进社会公平。

表 12－1　学术型硕士和公共卫生硕士基本要求比较

变量	学术型硕士	公共卫生硕士
学制	3 年	2—3 年
培养目的	在掌握一般医学理论知识与技能的基础上，系统掌握公共卫生与预防医学专业的基础知识和基本技能，了解所学专业的前沿理论知识，系统了解科学研究工作过程，并具有一定的开展科学研究的基本能力	具有良好的一线公共卫生实践和职业胜任能力，同时具备一定科研潜能，能够独立从事公共卫生、预防医学、卫生行政管理、医疗保健管理等相关领域的高素质、高层次的公共卫生应用型专门人才
培养模式	理论学习和课题研究	理论学习、社会实践、课题研究
基本素质	学术道德、学术素养	学术道德、专业素养和职业精神
基本知识	医学相关知识、公共卫生与预防医学基本知识、专业知识和相关交叉学科知识，以及一门外语	基础知识和专业知识，以及一门外语
实践训练	无	6 个月
基本能力	获取知识能力，科学研究能力，实践能力，学术交流能力，其他能力	获取知识能力，公共卫生实践能力，科学研究能力，发现问题、解决问题和组织协调等能力
学位论文	进行科学研究或承担专门技术工作的全面训练，是培养研究生创新能力，综合运用所学知识，发现问题、分析问题和解决问题能力的重要环节	进行科学研究或承担专门技术工作的全面训练，是培养研究生综合运用所学知识，发现问题、分析问题和解决问题能力的重要环节
论文形式	科研论文	专题研究论文或质量较高的公共卫生现场调查报告，或卫生政策分析报告或典型案例分析（字数不少于 2 万）
论文发表	要求	未要求

从学位论文的要求上亦有所不同，学术型硕士要求培养的是科研创新能力，而 MPH 要求培养的是实践创新能力。

（二）北京大学案例

以北京大学公共卫生硕士研究生人才培养方案为例[6]，表 12－2 可见学术型硕士和公共卫生硕士的具体差异性。总体上看，全日制 MPH 和非全日制 MPH 的培养模式相近，后者更强调的是在职人员，即有一定工作经验的人员攻读。尽管略有不同，表 12－2 中的学位模式符合全国医学专业学位研究生教育指导委员会发布的学位基本要求。学术型硕士与 MPH 比较：MPH 更加注重公共卫生实践，包括课程设置增加了应用型课程、专业实践课程，学位论文强调要紧密结合公共卫生现场实践，运用所学理论与方法分析公共卫生实践中出现的问题和解决问题。三个学位均对论文发表有着明确的规定。

表 12－2　北京大学 2017 级公共卫生相关硕士学位的比较

变量	学术型硕士	全日制 MPH	非全日制 MPH
培养目标	坚持德、智、体、能全面发展，能适应我国公共卫生事业发展需要的高素质、高层次专门人才	具有坚实的理论基础和宽广的专业知识、掌握公共卫生的管理方法和技能。侧重培养针对公共卫生不同领域具有较强的专业能力和职业素养的应用型高层次公共卫生专门人才	针对在职人员，为公共卫生部门培养与健康中国建设和全球健康发展趋势相适应的，德智体全面发展、高素质、复合型高层次公共卫生应用型专门人才
具体要求	1. 严格遵守国家法律、法规，具有严谨求实的学风和良好的学术道德与行为规范。能尊重他人的劳动成果和技术权益，严格遵守学术研究和学术获得基本规范。维护优良的学术氛围，杜绝剽窃、篡改、造假。2. 应在掌握一般医学理论知识与技能的基础上，系统掌握公共卫生与预防医学专业的基础知识和基本技能，系统了解科学研究工作过程，并具有一定的开展科学研究的基本能力。掌握基本知识包括医学相关知识、公共卫生与预防医学基本知识和专业知识及相关交叉学科知识。3. 了解本学科发展的历史背景、现状及前沿知识。通过研究动态分析、生产实践调查、科研活动和学术交流等各种方式和渠道了解学科学术研究前沿问题。4. 掌握一门外语，有一定的外语应用交流能力。5. 具有健康的体格	1. 掌握公共卫生的管理方法和技能，能独立从事公共卫生现场工作；具有较强实践能力，在开展学术研究或应用技术探索方面具有较强的本领；具备解决公共卫生实际问题的能力和组织管理能力；能与他人良好配合，具有团队协作精神。2. 能解决目前存在和新出现的公共卫生问题，如慢性非传染性疾病、传染性疾病、不良生活方式问题、医疗服务的可获得性及公平性以及许多其他关键的公共卫生问题。3. 掌握多学科及交叉领域知识，包括卫生统计学、环境卫生学、流行病学、卫生服务管理、社会和行为科学、生物科学、伦理学、信息技术的应用、卫生政策和卫生法等相关学科。4. 在专业领域提供深厚的知识，在工作中提供有效的技术与方法，确保所有学生在关键领域具有核心竞争力	同全日制 MPH
年限	3 年	3 年（基础课程＋专业实践＋论文）	3 年
总学分	21.5—25 学分	33 学分	37 学分
必修课	15—17.5 学分	18 学分	21 学分

续表

变量	学术型硕士	全日制 MPH	非全日制 MPH
公共必修课	中国特色社会主义理论与实践研究，公共外语，专业外语，医学统计学类课程(9 学分)	中国特色社会主义理论与实践研究，公共外语，专业外语，医学统计学基础，任选 2 门医学统计学课程(9.5 学分)	同全日制 MPH
专业必修课	高级公共卫生，流行病学研究方法 I，各二级学科的专业课程(6－8.5 学分)	中国公共卫生理论与实践，流行病学研究方法 I，卫生事业管理，健康教育与健康促进(8.5 学分)	中国公共卫生理论与实践，流行病学研究方法 I，卫生事业管理，卫生经济，健康教育与健康促进(11.5 学分)
限制性选修课	自然辩证法概论、马克思主义与社会科学方法论选一门；医学研究学术规范、安全防护与相关法规；实验动物学(根据专业需要选择)	自然辩证法概论、马克思主义与社会科学方法论选一门；医学研究学术规范、安全防护与相关法规；实验动物学(根据专业需要选择)	自然辩证法概论、马克思主义与社会科学方法论选一门；医学研究学术规范、安全防护与相关法规；实验动物学(根据专业需要选择)
选修课	文献综述，其他选修课(4 学分)	任选课(1 学分)	任选课(7 学分)
实践	教学实践、现场实践、实验室轮转，选择一种形式(4 学分)	文献阅读、学术活动交流、专业实践(10 学分)	文献阅读、公共卫生实际问题案例分析(5 学分)
学位论文	表明学生掌握科学研究方法，具有从事科学研究、综合运用所学知识分析问题和解决问题的能力	紧密联系公共卫生现场实际，运用所学理论与方法分析问题和解决问题，完成具有应用价值的学位论文	结合公共卫生实际，突出课题的实际意义和应用价值
论文发表	要求	要求	要求

二、博士学位

我国公共卫生领域的博士有两类：哲学博士和公共卫生博士。由于公共卫生博士只在北京大学和西安交通大学试点，因此全国医学专业学位研究生教育指导委员会发布的《公共卫生与预防医学一级学科博士硕士学位基本要求》只包含了学术博士的说明。

(一) 学术型博士

公共卫生领域的哲学博士(Doctor of Philosophy，PhD)要求：博士生应在掌握医学理论知识与技能的基础上，系统地掌握公共卫生与预防医学专业的基础理论、基本知识和基本技能，深入掌握所学专业的前沿理论与知识，开展专题科学研究。它强调博士生应掌握公共卫生与预防医学专业知识和技能，主要包括营养与食品卫生学、儿童青少年卫生学、妇幼卫生学、职业卫生学、环境卫生学、健康教育与健康促进、卫生毒理学、卫生检验等；学习和了解其他相关学科，如实验分析、生物技术、计算机应用、统计分析技术等前沿知识和技能，可为开展公共卫生与预防医学研究提供必要的方法和技术支撑，具备创新性科学研究的基础。

类似于硕士教育，博士学位应具备的基本素质包括学业素养和学术道德。不同于硕士教育，在应具备的基本学术能力上特别强调了学术鉴别能力和学术创新能力。学术鉴别能力强调：博士生具有较强的学术鉴别能力，包括对已有研究成果科学性的判断能力，对公共卫生与预防医学已有问题力求更简洁地描述和概括，判别已有研究成果及可能出现的公共卫生与人群健康问题在公共卫生与预防医学学科中的地位，对社会经济发展的影响。博士生应具有相应的科学批判性思维，对涉及本学科的研究课题、研究过程以及研究成果，具有良好的学术鉴别力，并能对其做出正确评价。学术创新能力强调：创新能力指能够在所从事的研究领域提出独到见解，开展创新性思考、创新性科学研究和取得创新性成果的能力。公共卫生与预防医学研究的创新性主要体现在：发现新的健康问题及促进健康途径；获取有价值的数据和掌握获取数据的新方法；发现新的影响因素及其新的作用途径；建立新的疾病预防控制模型以及对已有模型的改进；建立新的理论以及对已有理论的修正完善；解决社会问题所做出的具有价值的研究等。

学位论文基本要求中突出创新性成果，即博士学位论文应在科学或专业技术上做出创新性成果；应对促进社会经济发展以及解决人群重大健康问题具有一定的理论意义和实用价值，对本学科的发展有所贡献。创新性成果的体现方式包括发表在本专业领域国际期刊、国内权威期刊或学位授予单位规定的其他刊物的学术研究论文，登记授权的发明专利以及国家接受或颁布的标准等著作权成果。

（二）专业型博士

借鉴美国的公共卫生专业博士学位，2016 年北京大学首先开展公共卫生专业博士(Doctor of Public Health，DrPH)试点工作，并于 2017 年招生。其生源为国家部委、国家级、省级疾控一线工作人员，培养目标为以社会需求为导向的个性化定制式培养。能力考评：对中国公共卫生有深刻的理解；具备现场工作能力、科研能力、项目设计、实施、评价能力、政策发展与应用能力、数据分析与转化、应用能力、人际沟通交流能力、终身自学能力；良好的公共卫生职业素养。

2018 年北京大学公共卫生学院博士研究生入学申请考核制招生细则规定：报考医学(理学)学术学位博士研究生的条件是，获硕士学位或博士学位的人员，或应届硕士毕业生，或具有推荐免试资格的本科应届生申请推荐免试直博生。报考专业学位博士者，还须至少具备两年公共卫生领域的工作经验。学位申请要提供英语水平证明或参加北京大学博士研究生英语水平考试。年龄一般不超过 45 岁。

以北京大学 2017 年研究生培养方案为例[6]，比较 PhD 与 DrPH 的异同点(表 12－3)。相对于硕士研究生培养，PhD 与 DrPH 的学分差距更大，前者为 8.5—15 学分，后者为 27 学分。这种学分的差距主要体现在专业必修课、选修课和实践活动上。DrPH 的专业必修课侧重于公共卫生实践的相关课程，而 PhD 专业必修课侧重于基础理论与实验方法的课程。

选修课上，DrPH 关注公共卫生的发展前沿、热点问题，PhD 关注学科领域的发展前沿。实践活动上，DrPH 强调科学研究是基于公共卫生实践来解决实际问题，PhD 强调通过学术性活动来提高科学研究能力。相对于硕士研究生，PhD 与 DrPH 对学位论文提出了更高的学术要求，即做出创新性的成果，而不仅仅是培养科研和创新能力。

表 12－3　北京大学 2017 级公共卫生博士和哲学博士比较

变量	公共卫生博士	哲学博士
培养目标	坚持德、智、体、能全面发展，特别强调公共卫生职业素养的培养	坚持德、智、体、能全面发展
具体要求	1. 严格遵守国家法律、法规；严格遵守学术研究和学术活动的基本规范，积极维护科学、规范的良好学术氛围；2. 具有从事公共卫生实际工作的能力；3. 具有监测健康状况、确认社区健康问题的能力；诊断、调查社区健康相关问题及健康危害因素；针对个体及人群健康服务的有效性、可获得性及质量进行评估；4. 制定促进个体及社区健康相关的政策及方案；强化促进安全与健康的相关法律和法规的实施；具有前瞻性研发针对健康问题的政策及策略的能力；5. 保障人群健康服务及卫生保健措施的可及性；保障健康相关问题的宣教、知情及强化实施；动员社区参与发现及解决健康问题的能力；6. 具备组织和实施公共卫生调查或干预等工作所必需的技能，具有良好的管理和沟通能力	1. 严格遵守国家法律、法规，保护知识产权、严谨治学、探求真理，维护科学诚信，尊重他人的劳动成果和技术权益；严格遵守学术研究和学术活动的基本规范，认证执行学术刊物引用规范，杜绝弄虚作假、抄袭剽窃，积极维护优良的学术氛围；2. 掌握医学理论知识与技能的基础上，系统掌握公共卫生与预防医学专业的基础理论、基本知识和基本技能，具有从各种文献资料中获取所学专业的前沿理论与知识的能力，开展专题科学研究；3. 掌握本学科相关知识，具备开展学术研究所必需的能力，具有从事本学科工作的才智与涵养，具有批判性思维，具备深入探索科学问题与学术创新精神，具备运用专业知识开展创新研究的综合素质；4. 具有学术创新能力，发现新的健康问题及促进健康途径；获取有价值的数据和掌握获取数据的新方法；发现新的影响因素及其新的作用途径；建立新的疾病预防控制模型以及对已有模型的改进；建立新的理论以及对已有理论的修正完善；解决社会问题所做出的具有价值的研究等；5. 具备科学和规范的撰写学术论文、学术报告的能力，能够在专业期刊或会议上展示学术成果；同时具备在专题学术研讨会、国际和国内会议等场合熟练地进行学术交流、表达学术思想和学术成果的能力；6. 熟练掌握一门以上外语，具有较强的外语应用与学术交流能力；7. 具有健康的体格
年限	3 年	3 年
总学分	27	8.5—15 学分
必修课	13—16 学分	6—10 学分
公共必修课	中国马克思主义与当代，公共外语，专业外语(3—6 学分)	中国马克思主义与当代，公共外语，专业外语(3—6 学分)
专业必修课	医学数据库管理，系统流行病学，中国公共卫生理论与实践，健康战略，公共卫生实施性研究，公共卫生综合能力提升系列讲座，卫生政策评价(10 学分)	根据需要选择基础理论课和实验技术课程(3—4 学分)

续表

变量	公共卫生博士	哲学博士
选修课	进展类课程,前沿性、进展性和热点问题类讲座(4—6 学分)	限制性选修课(医学研究学术规范、安全防护与相关法规,实验动物学);进展类课程(1—2 学分)
实践活动	公共卫生实践(10 学分)	学术性活动,包括学术报告、论文展示(3 学分)
资格考试	有	有
论文	独立解决公共卫生实际问题并开展相关研究和做出创新性成果的能力	独立从事科学研究工作的能力,在科学或专门技术上做出创新性成果
发表	要求	要求

三、 问题与挑战

随着国家公共卫生研究生教育政策的系列出台[8],在全国医学专业学位研究生教育指导委员会的推动下,我国公共卫生研究生教育得到了快速的发展,但是依然面临着一些问题。

(一) 专业认证体系是核心

专业认证体系已经成为美国高等公共卫生教育的成熟标志。它是美国研究生教育模式的基础,也是研究生教育质量的保证。我国的高等公共卫生教育,无论是本科教育还是研究生教育均缺乏有效的认证标准。这导致了我国研究生教育的目标不够明确,培养模式多样化,课程设置存在随意性。美国研究生教育体系中涉及的七大交叉核心胜任力,如系统思考、领导力等能力培养是公共卫生人才培养的重要元素,但大多数学院的研究生教育课程中缺乏应有的设置。

全国医学专业学位研究生教育指导委员会发布的学位基本要求,为我国各高校的研究生教育培养提供了指南和辅助作用。但其体系建设还有待进一步完善,其监督、评价和管理机制还有待进一步加强。

(二) 科学学位与专业学位区分不够

尽管我国已经开设了科学学位和专业学位,但是由于科学学位的长期主导地位,教师们根深蒂固的思想,使专业学位的设置沿袭了科学学位的模式。大多数课程是针对科学学位和专业学位同时开设,而不是专门针对专业学位开设。高校教师长期从事科学研究,缺乏甚至是脱离公共卫生实践,他们的授课更是强调了科学学位的培养模式,严重削弱了专业学位的人才培养质量[7]。唯科研导向、唯论文导向的模式,会导致科学学位与专业学位区分不够,本科、研究生教育的培养目标区分不够。

专业学位的公共卫生实践能力培养严重不足。我国在实践环节上落实不够。尽管各培养单位建立了完善的培养方案,明确规定了课程学习、社会实践、课题研究的联合培养模式,但是缺乏有效的制度管理和监督,专业学位学生到公共卫生现场锻炼的机会少或不足,导致

所学理论知识与实践问题脱节，也缺乏应用的现场技能训练。

沿用科学学位的考核重点——发表学术论文，也导致了专业学位培养的偏离。美国的MPH培养要求学生必须修满规定的学分后，注重顶峰体验，这种体验可以是见习、实习，也可以是撰写综述、调研报告、项目计划书、论文等。撰写毕业论文不是硕士研究生毕业的必备条件。而我国高校的科学学位和专业学位毕业要求条件之一，大多是要求撰写学位论文并发表。

（三）形成灵活的多学位组合模式

传统的研究生教育模式已经不适合现代公共卫生的发展需求，需要对原有的培养体系进行修订和变革，以满足21世纪现代公共卫生人才的需求。美国灵活多变的学位设置，本硕、硕硕、硕博的各种组合，甚至是跨专业学位的设置，都是为了满足日新月异的公共卫生专业人员需求。诸如公共卫生博士学位的设置，是为了培养公共卫生领域的领导者，以更好地满足大公共卫生的人才需求，以应对现代公共卫生的挑战。再如3+2的本硕联合培养、加速MPH的培养，既节省了学习时间，又保证了人才培养质量。

我国公共卫生的研究生教育发展迅速，以科学学位硕士培养为主，而专业硕士学位则刚起步，专业博士学位处于论证和试点阶段，难以满足我国公共卫生实践领域对高素质应用人才的需求。与美国研究生教育的多层次、多路径的灵活培养模式相比，我国研究生教育的入口和出口相对狭窄。如硕士研究生招生对象主要为有医学背景特别是预防医学背景的本科毕业生，大多缺乏相关工作经验或学术背景。毕业的就业渠道主要局限在疾病预防控制中心、医院和卫生政府部门，这需要对现有的研究生教育体系进行积极的探索和改革。

参考文献

[1] 全国医学专业学位研究生教育指导委员会. 公共卫生硕士专业学位基本要求[EB/OL]. (2019－04－19) [2019－10－10]. http://www.medgrad.cn/site/content/315.html.

[2] 全国医学专业学位研究生教育指导委员会. 公共卫生与预防医学一级学科博士硕士学位基本要求[EB/OL]. (2019－04－19) [2019－10－10]. http://www.medgrad.cn/site/content/476.html.

[3] 国务院学位委员会办公室. 关于转发《公共卫生硕士专业学位指导性培养方案》的通知[Z/OL]. (2003－03－11) [2019－12－10]. http://old.moe.gov.cn/publicfiles/business/htmlfiles/moe/moe_823/201002/xxgk_82705.html.

[4] 中华人民共和国教育部. 教育部关于开展研究生专业学位教育综合改革试点工作的通知[Z/OL]. (2010－04－26)[2019－10－10]. http://www.moe.gov.cn/srcsite/A22/moe_826/201005/t20100507_91987.html.

[5] 国务院学位委员会. 关于印发《硕士博士专业学位研究生教育发展总体方案》、《硕士博士专业学位设置与授权审核办法》的通知[Z]. (2010－09－18) [2019－10－10]. http://yjs.ccsfu.edu.cn/info/1137/1118.htm.

[6] 北京大学公共卫生学院. 攻读医学(理学)科学学位/公共卫生硕士专业学位研究生

培养方案[EB/OL].（2017-06-01）[2019-10-10]. https://max.book118.com/html/2017/1112/139827390.shtm.

[7] 郭旖雪. 我国全日制公共卫生硕士（MPH）培养模式研究[D]. 重庆：第三军医大学，2014.

[8] 黄宝印，唐继卫，郝彤亮. 我国专业学位研究生教育的发展历程[J]. 中国高等教育，2017(2)：18-24.

第 13 章　公共卫生教育的比较

尽管我国的预防医学教育不同于西方的公共卫生教育，但是随着现代公共卫生的发展，我国预防医学的工作重点逐步向整体人群常见病、多发病的预防和控制转移[1]。本章主要进行中美公共卫生人才培养模式的比较，阐述公共卫生人才培养的新趋势——创新型人才培养模式。

一、传统的预防医学人才培养模式

我国传统的预防医学人才培养模式主要是参照苏联的预防医学人才培养模式，教学模式的课程设置以五大卫生为主，即流行病学、卫生统计学、环境卫生学、劳动卫生与职业卫生学、营养与食品卫生学为专业主干课程，侧重于理论课的教学。这种教学模式主要是为适应新中国建立时所面临的挑战，急需大批卫生专业技术人才，来应对烈性传染病的传播。但是，随着社会的发展，医学环境的变化，传统预防医学人才培养模式已不适应培养具有创新意识、实践能力和终身学习的能力，不适应从事疾病控制与预防、卫生监督、卫生保健、卫生事业管理、公共卫生服务等工作的公共卫生与预防医学应用型、创新型专门人才这一目标的要求。为此，必须改革传统的预防医学人才培养模式，构建适应时代需要的预防医学课程体系[2-3]。2003 年的 SARS 和 2020 年的 COVID-19 给中国带来的巨大冲击，不仅反映出疾病预防控制系统所存在的巨大问题，也折射出我国在公共卫生人才培养模式上的问题。学院派的人才培养模式与实践派的基地实际需要间相脱节，更迫切地对我国预防医学或公共卫生人才培养模式的改革提出了严峻的要求[4]。

随着卫生改革的深入开展，卫生服务体系和卫生管理体系发生了很大的变化。医学模式发生了重大转变，提出了现代医学模式。这种模式最重要的是卫生服务模式由以疾病为主导转向以健康为主导，以单纯患者为中心转向以人群为中心，以医疗为中心转向医疗、保健、预防、康复四位一体。卫生服务模式的转变，对医学教育影响很大，特别是对预防医学教育提出了更新更高的要求。因此预防医学教育培养人才的模式、课程体系、教学内容、实践环节都随之改变。我们现在使用的课程体系已经不能满足新的卫生服务模式。改革的预防医学专业的课程设置应遵循适应疾病控制中心、卫生监督等部门的主要工作任务的原则，要求设置的课程除了指导公众进行自我保健、预防疾病、控制疾病流行、消除或减少致病因子的作用外，还应增加卫生行政执法的相关课程[5]。

改革传统的预防医学人才培养模式，除了课程设置的改革，很重要的一环就是培养预防医学专业学生的实践能力，使之成为能完全适应公共卫生和预防医学工作要求的应用型人才。教学与实践相脱节，培养的人才与用人实际需求相脱节，这必然引起专业人才资源的浪费与流失。因此，必须加强理论与实践的紧密结合，加大实验课时的比例，强化基本技能训练，注重实践能力和创新能力的培养，构建较完整的实践教学体系。实践体系应由校（院）内实验课教学（基础医学课实验、临床医学课实习、专业基础课和专业课实验）、综合性创新性实验环节、临床实习、专业实习、专题毕业论文、课外科技实践活动（社会实践/调查、学生创新性实验和研究性学习项目、各类竞赛、社团活动）等构建而成。

随着突发公共卫生事件频发，公共卫生人才应对突发公共事件能力日益受到各级用人单位及教育部门重视。培养卓越公共卫生人才，是新时期公共卫生人才培养大势趋势，意义重大。我国公共卫生人才特点在于医学背景优秀，弱点在于其管理、法律、社会等社会科学背景薄弱，组织管理和处理突发公共卫生事件的能力较弱。厚基础、强人文、宽专业、高能力应成为衡量卓越公共卫生人才的标准。卓越公共卫生人才培养利国利民，必须拓展知识领域，不仅应包括信息学、基因组学，还应包括人文科学、社区服务和健康管理、全球健康理念以及政策法律和伦理学[6]。

二、 国内公共卫生人才培养模式

鉴于中国预防医学本科教育是我国公共卫生人才培养的主流，所以这章主要对国内部分大学近几年的预防医学专业人才培养目标和培养方案进行比较分析。

（一）培养目标

培养目标是人才培养模式的根本，是人才培养模式其余要素运行的基石和指导。教育目标是全部教育工作的核心，是一切教育活动的出发点和归宿，同时也是确定教育内容、选择教育方法、检查和评价教育结果的依据。国内部分高校的预防医学培养目标如下：

1. 北京大学（2016 年）　预防医学专业七年制教育的目标是培养适应经济建设和社会发展需要、具有宽厚扎实的知识基础、具有开拓进取的科学精神和具有求真求实的科学态度、具有从事公共卫生与预防医学实际工作能力和教学科研潜能的高素质的领军人才。

2. 复旦大学（2018 年）　培养适应和满足社会发展与公共卫生事业需求，具有良好的政治素质和道德修养、厚实的人文科学素养和医学基础理论，掌握坚实的公共卫生与预防医学理论和专业技能，具备较强的现场科研工作能力，能在人群健康及相关领域等从事疾病预防控制及卫生监督等有关的研究、教育、管理和实践性工作的创新型公共卫生领军人才。

3. 华中科技大学（2018 年）　培养具有良好素质的能获得公共卫生医师资格的高级专门人才，毕业后能从事疾病预防与控制、卫生监督、卫生保健、健康促进、社区卫生服务等工作，并为毕业后进一步深造打下良好的基础。

4. 中山大学（2019 年）　围绕学校“德才兼备、领袖气质、家国情怀”的总体人才培养目标，秉承医科“三基、三严、三早”的优良办学传统，坚持“教学一体、以教带学、学以致用”的原则，形成“宽人文、厚基础、强临床、重实践”的办学理念，五年制预防医学专业人才培养目标为“具有国际视野、心怀民众健康、高素质的公共卫生与预防医学的领军人才”。

5. 四川大学(2018年)　以推动健康中国为目标，以维护公共卫生安全和人群健康为己任，培养具备良好的思想道德素质、科学文化素质、专业素质和身心素质，能熟练掌握自然科学和人文与社会科学、医学和公共卫生的基本理论与方法，且具有从事监测人群健康相关状况、预防控制疾病和健康危害事件、执行公共政策、法律、法规、部门规章和卫生标准、开展健康教育和健康促进活动、研究和实施公共卫生策略与措施等能力的专业人才。

6. 南京医科大学(2015年)　培养适应我国社会经济发展要求的公共卫生与预防医学人才，具有深厚的人文底蕴、严谨的科学精神、强烈的创新意识、较高的社会责任感，同时具有扎实的预防医学基础理论、基本知识、基本技能，能够为保障和促进人类健康提供疾病防治、健康教育及保健服务，具有获取信息、分析信息的能力，具有应急参与和处理公共卫生突发事件能力，能够从事疾病预防控制、卫生政策评价、卫生执法监督等工作的复合型应用人才。

7. 东南大学(2019)　培养具有深厚人文底蕴与高尚职业道德、扎实专业基础与独立思考能力、大胆创新与勇于实践、善于团队合作与全球化视野的公共卫生与预防医学领军人才。

从上述培养目标来看，实践和创新为公共卫生与预防医学人才培养的核心要素，这符合了国际公共卫生人才培养的新趋势——创新型人才培养。

(二) 培养方案

从人才培养方案上看，各大学的预防医学专业培养方案在不断修订，既保留了共性特征，又有着明显的差异性(表13-1)。

1. 培养方案的课程模块均包含了通识教育、大类基础教育、基础医学教育、临床医学教育、预防医学教育和实践环节等模块　除了通识教育的模块外，这个整体模式可以追溯到1978年原卫生部下发《关于颁发高等医药院校七个专业教学计划试行草案的通知》和1982年原卫生部制订的高等医学院校五年制卫生专业教学计划。随着高等教育的改革发展，现有的培养方案在不断修订，体现在课程名称和内容以及学时和学分的差异。

2. 大多高校已经设置《公共卫生导论》课程　作为公共卫生教育，公共卫生导论课程的设置是十分必要的，有助于学生尽早把握专业方向、稳定专业思想。尽管在1984年的首届卫生专业教育学术研讨会上，专家已经建议要开设《预防医学概论》(第5章表5-3)，但是直到近些年一些大学才开始开设公共卫生导论课程。

现有开设的公共卫生导论课程，由于对预防医学专业的理解不同，其课程内容不尽相同。华中科技大学采用的是预防医学导论，主要涉及原有的五大卫生概念；而东南大学采用的是公共卫生导论，主要涉及了广义的公共卫生概念。

3. 大类基础教育课程中，大多采用高等数学课程　华中科技大学已经用《微积分》课程替代《高等数学》，部分大学增设了概率论与数理统计课程。从预防医学人才培养角度看，流行病学和卫生统计学是该专业课程的重中之重，但基础课程如微积分和概率论是这两门课程的基础，这就要求开设的高等数学课程内容要包含这两部分内容，否则不利于后期课程的学习。

面对21世纪的复杂疾病，系统思考和循证思维拓展了流行病学的思维领域，这种交叉课程的设置，从建构主义的学习理论看，有利于学生形成解决复杂问题的思维，从而培养学生应对诸如突发公共卫生事件、慢性病的疾病管理能力。

4. *基础医学、临床医学和预防医学课程的设置比例上，大学间存在差异性*　这也是新中国成立以来在系列预防医学教学改革中，一直存在争议的问题。在预防医学人才培养方案上，究竟采取何种比例？是突出预防医学的“医学”还是突出“预防”？1984年首届卫生专业教育学术研讨会上，北京医学院卫生系代表提出医学基础课、临床医学基础课与专业课之比为1∶1∶2。目前来看，复旦大学为1∶0.7∶1.1；华中科技大学为1∶0.7∶0.8；中山大学为1∶0.7∶0.8；东南大学为1∶0.8∶1.6。

随着国际医学教育的改革-整合医学教育的发展趋势，以及欧美国家对公共卫生教育核心课程的整合式改革，欧美对原有课程教学内容进行了重新整合，强调以疾病为中心或以问题为中心的课程改革。因此，原有基础医学、临床医学和预防医学课程的分界线应该被打破，部分跨领域的知识应该进行重新整合。如哥伦比亚大学于2009年启动的MPH课程内容和结构改革，进行了课程的重新设计(第9章)。

5. *专业核心课程上，各大学依然保持着原有的核心概念*　专业核心课程即流行病学、卫生统计学、环境卫生学、营养与食品卫生学、职业卫生与职业医学。在学时学分设计上，复旦大学把五大卫生课程分为理论课和实践课；东南大学把流行病学和卫生统计学分成了Ⅰ和Ⅱ，把卫生统计学Ⅰ和流行病学Ⅰ设置在第二学年，卫生统计学Ⅱ和流行病学Ⅱ设置在第三学年和第四学年。

6. *专业教育中差别最大的是选修课程*　为了适应现代公共卫生教育改革和人才培养的需要，各大学均增加了全球卫生、卫生经济学等课程。但是在任选课比例上，中山大学的比例最高，其次为东南大学、华中科技大学和复旦大学。尽管可能与呈现方式有关，但加大任选课的比例、体现个性化人才培养，已经成为人才培养方案的重要修订原则之一。

社区卫生服务和循证医学已经成为医学教育的核心课程，但是在预防医学教育的课程设置上大多未能体现。社区卫生服务中心是连接医学教育和公共卫生教育的纽带，是实现人人享有卫生保健的基地，也是实现基本公共卫生服务的根本单元。作为技术指导的疾病预防控制中心，必须要协助社区卫生服务中心提供基本公共卫生服务。因此，预防医学教育中要增设社区卫生服务内容。临床医学需要证据，公共卫生与预防医学更需要证据，在制订健康干预战略和措施时，必须要有科学证据的指导。循证医学不仅提供了证据，更重要的是培养学生的质疑和批判性精神以及循证思维。循证医学课程的设置，也是流行病学思维模式的拓展。

7. *实践环节均包含临床实习、专业实习和毕业设计，但是在实习时间安排上有所不同*　公共卫生实践是预防医学人才培养的基础，否则培养的人才就是无根之木。各大学积极地采取了形式多样的实习实践课程：复旦大学、中山大学等拓展了海外实习基地，这对学生的国际化培养提供了良好基础；华中科技大学利用科研平台与学生实践进行整合，提高了学生的科研创新能力；东南大学把大学生科研训练计划与后期的毕业论文设计有机结合，推动了学生实践创新能力的提高。

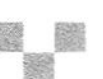

表 13-1　国内高水平大学的教学计划比较

条目	复旦大学(2018)	华中科技大学(2018)	中山大学(2019)	东南大学(2019)
培养目标	创新型公共卫生领军人才	公共卫生医师资格的高级专门人才	公共卫生与预防医学领军人才	公共卫生与预防医学领军人才
主干课程	预防医学和公共卫生管理相关学科,基础医学,临床医学	基础医学、临床医学和预防医学	基础医学、临床医学和预防医学	基础医学、临床医学和预防医学
核心课程	公共卫生导论、卫生统计学 A、流行病学、环境卫生学、营养与食品卫生学、职业卫生与职业医学、卫生事业管理学、健康教育学	预防医学导论、卫生统计学、流行病学、环境卫生学、营养与食品卫生学、职业卫生与职业医学、社会医学与卫生事业管理学、健康教育学	预防医学概论、卫生统计学、流行病学、环境卫生学、营养与食品卫生学、劳动卫生与职业医学、卫生事业管理学、健康教育学	公共卫生导论、卫生统计学(Ⅰ,Ⅱ)、流行病学(Ⅰ,Ⅱ)、环境卫生学、营养与食品卫生学、职业卫生与职业医学、卫生事业管理学、健康教育与健康促进
特色课程	全英文课程(从生物学和统计学视角看人类疾病、生殖健康导论);增加全球卫生、经济学、管理与沟通、项目评价等选修课程	创新创业课程(预防医学导论);增加全球卫生、经济学等选修课程	本硕贯通课程(流行病学应用、实用医学科研设计与统计分析)、荣誉课程;增加全球卫生、经济学等选修课程	全英文课程(工业卫生学、疾病营养学)、校企共建课程(公共卫生应急学)、基本(实验、科研、实践)技能训练;增加循证医学、系统思考、全球卫生、经济学等课程
总学分	187.5	225	242	203.5
通识大类	67	63	43	53
基础医学	34.5	50	43.5	29
临床医学	24.5	36	29	23.5
专业课程	38.5	38.5	35	45.5
临床实习	8	12	12	7
生产实习	1	3	16	7
毕业论文	6	6.5	8	10.5
任选课程	8	16	55.5	28

三、国外公共卫生人才培养模式

(一)培养目标

不考虑公共卫生人才培养的层次,只是从专业的培养目标和重点看,国外主要有三种模式:①以德国为代表,着重于健康科学研究,目标是培养公共卫生领域的专家,重点是微生物学、流行病学、统计学。②以英国为代表,着重于卫生立法和公共卫生管理,目标是培训公共卫生管理人员,重点是卫生立法、卫生服务组织与管理、卫生监督。③以美国为代表,着重于上述两个方面的结合,培养既能进行科学研究,又能从事具体工作实践的公共卫生医师,重点是群体医学和卫生管理。

系列立法和报告对北美的公共卫生教育产生了深远的影响,极大地促进了美国公共卫生教育及其领域的飞速发展。美国公共卫生学院协会提出公共卫生教育要让学生具备 7 种能力:

(1) 理解社会原动力。掌握如何应用社会科学方法、公共卫生知识和社会的新发明去解决人们的健康问题。

(2) 掌握正常人和异常人生命周期发生的变化,掌握人生命周期的不同关键点。这些关键点往往需要采取措施去预防相应疾病的发生或相应的卫生健康问题发生。

(3) 牢固树立广泛的系统观念。具有相当的技巧去解决与人类身体健康密切相关的环境问题、营养问题等。

(4) 管理的能力。有能力评价公共的需求,提出公共卫生项目去解决卫生与健康问题。熟练掌握公共卫生管理的方法和手段,并能身体力行去实践。

(5) 掌握人口及各类个人卫生健康的需求。包括各个国家、地区的不同经济水平和疾病多发地的卫生健康状况,找出存在问题的原因,并能加以解决。

(6) 熟练掌握健康研究的方法,具有分析判断能力。包括:通过调查能发现问题并提出建议;提出恰当的研究题目与设计;能评价、解决公共卫生与健康问题的方法或新发明。

(7) 认识未来健康需求的能力。

而欧洲公共卫生核心能力项目要求所有欧盟国家的公共卫生专业教育必须满足如下要求:

(1) 公共卫生方法:流行病学、卫生统计学、定性方法。

(2) 社会环境与健康:实际技能、制定策略、能检索和评价文献资料、能制定项目计划。

(3) 物理、化学和生物环境与健康:实际技能、制定策略、能检索和评价文献资料、能制定项目计划。

(4) 卫生政策,组织,管理和经济:实际技能、制定策略、能检索和评价文献资料、能制定项目计划。

(5) 健康促进和疾病预防:实际技能、制定策略、能检索和评价文献资料、能制定项目计划。

(6) 跨学科主题,包括战略制定,伦理学和其他主题:实际技能、制定策略、理解伦理学的哲学基础、能检索和评价文献资料、能制定项目计划、熟悉电脑和 IT 产品。

（二）课程设置与教学内容

鉴于欧美国家的公共卫生教育以研究生教育为主，首先了解这些国家研究生公共卫生教育的课程设置和教学内容，然后过渡到本科公共卫生教育的现状。

根据欧洲 12 个国家公共卫生教育课程设置的调查资料，其必修科目分两类，即基础科目和应用科目。为了在欧洲制定统一的培养标准，欧洲公共卫生教育认证机构（APHEA）对 MPH 课程的核心领域进行了规定（表 13－2）。

表 13－2　APHEA 要求纳入 MPH 课程的核心课程领域

核心课程领域	课程内容	学分
介绍	公共卫生介绍	2
公共卫生研究方法	流行病学方法，生物统计学方法，定性研究方法，调查法	18—20
人口健康及其决定因素	环境科学（包括物理、化学、生物因素），传染性及非传染性疾病，职业健康，社会学与行为学，健康风险评估，社会阶级分层引起的健康状况不平等	18—20
卫生政策，经济学，管理学	经济学，医疗保健制度规划，组织管理，卫生政策，卫生服务财政管理，卫生项目评估，健康目标	16—18
健康教育与健康促进	健康促进，健康教育，卫生防护与管理，疾病预防	16—18
跨学科主题 （必修及/或选修课程）	公共卫生生物学，法学，伦理学，老龄化，营养学，儿少与妇幼卫生，心理健康，人口统计学，IT 技术，卫生信息学，领导与决策，社会心理学，全球公共卫生，市场营销，沟通与宣传，健康人类学，人权，项目规划与发展，公共卫生基因组学，技术评估	21—23
实习期/毕业方案内的论文/专题/备忘录	由教师（全职及/或兼职）监督指导	24—26

美国公共卫生学院的研究生教育基本必修课程大致分为 7 个模块，包括生物统计学、流行病学、环境卫生学、卫生服务管理、卫生政策与策略、社会与行为科学、伦理学。同时强调了实践教育不可或缺。

值得关注的是，尽管美国在以往的公共卫生人才培养模式中，很少关注本科公共卫生教育，但是美国的本科公共卫生教育却逐渐发展起来。关键的标志是在 2003 年，美国医学科学院（Institute of Medicine，IOM）的报告《谁将保护公众的健康》，总结了 21 世纪公共卫生所面临的现状，提出大力发展本科公共卫生教育[7-9]。随后，美国公共卫生学院协会（Association of Schools and Programs of Public Health，ASPPH）构建了本科公共卫生教育的发展框架，并提出核心要素[10-11]。表 13－3 列举了美国杜兰大学公共卫生理学学士的课程要求，可反映出美国本科公共卫生教育的基本课程设置，体现了美国本科公共卫生教育的核心要素。

表 13-3 公共卫生理学学士的课程和技能*[12]

课程	技能
前期课程	人文科学/社会科学/自然科学/数学等领域的基础课程
导论	
公共卫生导论 细胞、个体和社区	群体健康研究方法和干预措施 社区和群体动力学 人文素质能力
公共卫生核心领域	
生物统计学 流行病学基础 环境卫生基础 卫生保健系统基础 公共卫生视角的社会和行为	定量方法(数据使用和分析) 定性方法(访谈等) 健康影响因素(环境/社会/经济/行为) 循证方法(检索、使用、评价和合成信息) 沟通、写作和表达能力
综合	
公共卫生政策形成 社区服务/现场实习 毕业设计	有判断力的思考和分析 提出问题和解决问题 复杂现象的综合分析

*学制 4 年

（三）教学方式与方法

欧美国家课堂活动强调“以学生为中心”，寻找学生感兴趣的主题，调动学生的积极性，引导学生进行思考和研究是教师的主要任务。因此，教师需要摒弃传统“填鸭式”的教学方法，而采用形式多样的教学方法来调动学生的积极性。近年的教学改革中，纳入了很多新的教学方法和手段，如 PBL 教学法、计算机模拟教学法、参与式教学法、情景教学法、模块式教学法、研究项目教学法、基于实践基础上的教学法、在线教学等。

这里以美国为例，其教学方法与手段主要具有以下显著特点：

1. 注重探究式教学　美国公共卫生教学中，最为流行的是以问题为先导的讨论式教学法。美国启发诱导式教学源于杜威首创的解决问题五步法，包括“暗示—问题—假设—推理—检验”五个阶段，鼓励学生成为提问的主体，培养学生发现问题和解决问题的能力。具体过程如下：首先由教师陈述公共卫生相关的现象或事实，引导学生透过现象探究本质、通过事实分析原因，在此过程中发现问题、提出问题；其次让学生提出解决问题的思路和方案，逐步论证其合理性和可行性，在文献检索和相互讨论中寻求最优方案。在整个问题的探究过程中，培养学生的文献检索能力、质疑和批判性思维能力、独立解决问题的能力。

2. 提倡合作学习　合作学习强调团队成员的协作能力，它是指以小组活动为主，组内合作，组间竞争。具体过程如下：将学习能力不同的学生混合编为小组，让各小组阅读所要学习的材料，然后组内学生分工负责学习材料的某方面内容，承担起该部分的学习任务。当每个成员熟悉各自的材料后，各组接受同一材料和任务的学生再合起来组成一个话题小组，就所承担的内容进行对话，然后各自回到各人所在的小组去承担该方面内容。目的是让所有参与学习的学生都能接受和消化所要学的全部材料，并通过考试。考试结果标志着小组每个成员的努力，也标志着小组每个成员的整体成绩。这种教学方法使小组每个成员不但期望自己的伙伴努力，而且自己也会加倍努力。它大大刺激了学生的学习积极性，有效地帮助师生完成教学任务。

3. *重视实践与创新能力培养* 美国公共卫生教育中，采用案例教学法、项目教学法等来提高学生的实践创新能力。

案例教学法首先是根据教学进展的需要，选择与教学内容有紧密联系的案例；其次，抓住学生个人阅读分析案例、小组讨论分析案例、课堂讨论分析案例这 3 个重要环节；最后，案例的评价总结，由教师对班级讨论中形成有关案例的各种观点进行归纳。

项目教学法的实施过程主要包括：师生讨论，确定项目主题；教师指导学生选定研究方法，查阅资料；确定对象，进行调研，采集数据；撰写项目调查分析报告；学生展示项目成果，教师对项目成果进行评估。整个过程，教师扮演的是设计者、指导者的角色，学生则在这一系列活动中锻炼了综合分析能力、批判反思能力和创新实践能力。

4. *关于在线教学和虚拟教学的特别规定* 美国大学强调通过在线教学和虚拟教学提供的课程内容和培养的学生技能应当与课堂教学处于同一水平。即使开展线上教学，也应当保证学生有足够的机会与教师接触、与同学进行合作学习。对于实验实践课程，基于公共卫生实践的必要性，要求学生亲自动手接触和操控物质、设备和仪器，亲临公共卫生现场学习。美国大学强调虚拟实验可以作为一种教学补充手段，但不能替代亲自动手实验。

5. *注重过程性评价* 过程性评价是指通过多种评价手段和方法，对学生学习过程的表现、学习内容的掌握程度等情况进行持续评价，其目的是优化学习过程、调整教学策略从而实现教学过程价值增值。它由美国教育学家布卢姆引入教学领域。学生评价的主体不仅限于教师、家长等外部力量，更重视学生的自我评价诊断，评价的内容由重视结果到重视动态的学习过程，评价方式多元化以达到对学生特殊能力的关注。如对交流能力进行评价主要可以采用口语交流、论文写作、实习日记等方式；对批判性思维能力的评价方式为评论写作，即学生根据已掌握的相关问题的背景知识，对问题进行分析评估，最终做出合理判断；对问题解决能力的评价多以角色扮演、案例研究等方式展开。论文成果、发明作品展示、科学研究报告等都成为学生创新能力的考评方式。

四、 国内外公共卫生教育的比较

同国外的高等公共卫生教育比较，国内公共卫生教育存在的主要问题主要有以下几个方面：

1. *缺乏统一的认证标准* 美国公共卫生教育委员会于 1945 年开始启动专业认证。1993 年 10 月 3 日颁布美国公共卫生学院认定标准，随后在 2005 年 6 月、2011 年 6 月再次修订。该体系界定美国公共卫生教育的有关标准及评价方法。标准包括：公共卫生学院的任务、目的和目标；制度环境、组织机构及管理；资源状况；教学计划；公共卫生核心知识、实践技能及经验和能力要求；学位教育；科学研究；服务；师资及专业人员；学生等方面。评估方法与之对应，分别阐述其评估的问题。该标准要求公共卫生学院要通过建立常规的数据收集机制，开展系统的、广泛的、综合性的评估，在进行自我评估和自我研究的同时，接受外部认证[13]。国内公共卫生教育指导委员会尽管提出了中国公共卫生学院认证标准的提案，但由于存在分歧而依然未能赋予实施。

2. 培养目标不统一　国内预防医学源于苏联的模式，以医学课程加预防医学课程(3+2)构成了专业体系。相对西方的本科公共卫生教育，培养的是专才，适用于比较狭窄的领域。这导致两个问题：一是学习3年医学课程，但是毕业生在临床诊疗方面普遍缺乏处理能力；二是2年专业课程学习，导致专业理论学习和实践能力不足，进而其就业渠道远不如西方学生灵活。

3. 评价体系缺乏　由于没有统一的认证标准，缺乏科学完整的公共卫生教育评价体系，导致教师对教学重视程度不足，教学模式单一；由于缺乏在实习基地的工作经验，教师实践能力较弱。

4. 学生来源的问题　作为综合性大学，学校推行“第二学年转系转专业政策”，导致许多优秀学生转到其他专业。2003年SARS发生后，尽管国家改变对公共卫生的认识，加大公共卫生机构建设，但是并没有重视公共卫生教育的发展。这间接导致公共卫生专业招生的第一生源比例偏低。

5. 国内大学同美国大学课程设置的异同点

(1) 公共卫生课程：相同课程有公共卫生导论、环境卫生学、流行病学、健康社会影响因素；但是美国大学增设卫生政策、全球卫生和公共卫生灾难经历课程。

(2) 统计学课程：均开设统计学课程，但美国大学统计学课程体系很多，而且是在不同领域中出现，如社会学、心理学、数学和人类学等领域。

(3) 生命科学课程：美国大学开设一般生物学课程和相关实验课程，国内大学也开设相关课程。围绕基础医学和临床医学，国内课程体系更详细和完整。

(4) 选修课程：美国大学开设有150门选修课，包括健康促进、健康与人类行为、健康与社会、全球健康实践、全球HIV/AIDS流行、社区健康评价、GID在健康科学的应用、健康心理学、健康交流、健康风险交流等系列课程。

(5) 其他课程：均开设物理和化学课程，但是美国大学也开设微积分课程。

表13-4的中西方公共卫生本科教育的核心课程比较，可看出国内的预防医学专业是基于医学而延伸出的分支，其特征是强调全体健康的科学研究，但是忽视了对国家和地区的卫生政策学习和研究，忽视了预防医学专业不仅是作为研究者，也是作为管理者和领导者。

表13-4　中西方公共卫生本科教育的核心课程比较

中国	美国	欧洲
卫生统计学	生物统计学	生物统计学、流行病学
流行病学	流行病学	人群健康的研究方法
环境卫生学	环境卫生学	环境与健康
营养与食品卫生学	卫生服务管理	卫生政策、卫生管理和卫生经济
职业卫生与职业医学	卫生政策与策略	健康促进和健康教育

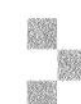

五、创新型人才培养

(一) 创新型人才培养与健康战略

21 世纪层出不穷的新发传染病和依旧沉重的慢性病给人类健康带来巨大的压力;学生的个性化发展、高校生源结构和毕业流向的复杂化,折射出多样化的人才培养要求;国际上提出的"公共健康 3.0"的概念,强调健康因素的多元性、健康促进的社会性、健康服务的社区性,推动医疗卫生健康服务升级跨越,向着全社会广泛参与支持人群健康的系统化服务升级跨越。在这样的背景下,传统的专才人才培养模式已经不再适合,积极探索创新型公共卫生人才培养模式成为历史的必然。

探索创新型公共卫生人才培养模式,是健康中国战略的必然要求[14-16]。《"健康中国 2030"规划纲要》的主旨是推进健康中国建设、提高人民健康水平,用以解决新时代我国人民日益增长的美好生活需要。公共卫生与预防医学教育(简称公共卫生教育)是国家健康战略的一个关键组成部分,与国家健康战略的宗旨是一致的。党十九大出台的《"健康中国 2030"规划纲要》和《健康中国行动(2019—2030 年)》是实施健康中国战略的纲领性文件和重要举措[17]。这些国家战略都强调了公共卫生教育的重要意义,它既是提高国民素质的重要手段,也是承担建设健康社会的一个先决条件[18]。面对 21 世纪不断涌现的新发传染病(如禽流感、MERS、SARS、COVID-19)和慢性非传染病(如高血压、糖尿病、各种肿瘤)等健康挑战,国家健康战略实施承受了巨大压力,公众健康受到的威胁,不仅是局部地区甚至会波及全球。这都对培养的公共卫生人才提出高要求,不能沿袭守旧来应对这些挑战。因此,在健康中国战略背景下如何开展创新型公共卫生人才培养是个需要迫切解决的问题,这有助于全面提高学生的群体健康意识、掌握群体健康知识和技能,以实现社会健康、全民健康的目标。

(二) 创新型人才培养的中美比较

从公共卫生专业教育角度看,现有的公共卫生人才培养体系和层次结构不能满足应对疾病和重要公众健康问题的需要[19]。主要体现在人才培养层次偏低、创新型人才培养不足,毕业后教育、继续医学教育体系薄弱。我国现有的公共卫生教育体系是基于生物医学模式的传染病流行和急性疾病治疗基础上发展起来的,与当前以生物因素、环境因素、行为因素和社会因素等共同作用引起的非传染性疾病预防控制需要的专业知识、技能和基础设施差距巨大,难以满足预防控制慢性病流行所需的早期筛查、健康咨询和长期随访、治疗的需要[18]。2003 年 SARS 和 2020 年 COVID-19 给中国带来的巨大冲击,不仅反映出疾病预防控制系统所存在的巨大问题,也折射出我国在公共卫生人才培养模式上存在着问题[19]。如何从传统的预防医学教育走向公共卫生教育?如何从重视理论和实验室的科学研究走向重视公共卫生实践的教学和科学研究?这是现有公共卫生教育体系改革的重点。我国现有公共卫生队伍人员流失严重,队伍结构不合理(年龄、专业、知识),不同层级队伍专业能力亟待提高。因此,面对复杂多变的发展现状,要重视创新型人才培养,提高公共卫生人才的核心能力,以便为健康中国战略和国家公共卫生安全服务。

我国高等教育领域已经开始积极探索创新型人才培养模式。创新型人才就是具有创新意识、创新精神、创新思维、创新能力并能够取得创新成果的人才[20-21]。刘智运提出从传输性教学模式向研究性教学模式的转变(表13-5),即向创新型人才培养模式的转变应该以研究性教学模式为主[22]。徐高明等对北京大学、清华大学、浙江大学、复旦大学和南京大学人才培养方案进行分析[23],五所大学已经初步建立起以通识教育为基础、宽口径的专业教育和个性化多元培养的创新人才培养新模式。但与美国一流大学相比,新模式在人才培养目标上尚待进一步明确化,通识与专业教育的衔接等课程连贯性与梯度问题、怎样落实全球意识培养问题等需要进一步研究。针对医学院校创新人才培养研究发现,影响高等医学院校创新人才培养的主要影响因素包括[24-25]:教育理念以书本、课堂和教师为中心,重专才教育轻创新能力培养;培养模式单一,重知识传授轻创新思维和实践能力的培养;师资力量薄弱,缺乏一支稳定的、高水平的教师队伍;财力、物力投入不足,制约了创新教育的全面实施;教师的考评重科研轻教学,教师的教学质量对其考核晋升影响不大;学生的考评"机械化""书本化",限制了学生的全面发展。这亦体现在公共卫生与预防医学的人才培养上[19,27],反映了传输性教学模式对医学人才培养的长期影响。探索研究型人才培养模式,就要积极推进三结合:教与学的密切结合、教学与研究的密切结合、课内与课外的密切结合[22]。

表13-5 两种教学模式的比较[22]

	传输性教学模式(传统型)	研究性教学模式(创新型)
理论基础	基于认识论的课堂教学	发现学习模式和认知发展学说
教学方法	预备、想象、联合、概括和应用	发现问题、分析问题和解决问题
教师	口头讲解、文字阅读、直观演示等方法传递知识	精心设计教学要素,引导学生完成各种教学活动,体验和发现知识
学生	观察感知、理解教材、练习巩固、领会运用等方法接受知识	主动学习、自主建构、积极发现和执着探索
特点	教师为中心、课堂为中心、教材为中心	学生为主体、突出研究的作用、全面发展(知识、能力和素质)

尽管我国在医学相关领域已经开展了创新型人才培养模式的探索与实践,但相对于欧美国家的人才培养模式发展还有着一定差距(表13-6)。从国外高等公共卫生教育的发展趋势看,以研究性教学模式为主的创新型人才培养模式已经逐渐成熟且在不断变革中。

纵观欧美国家的创新型人才培养具有以下特征[26-27]:系统开展公共卫生教育是实施健康国家战略的必然趋势。美国在2010年提出"健康美国人2020",提出健康教育路线图,旨在连接整个教育阶段,提出整体健康教育策略,以实现一个更健康的美国[16]。逐步推进公共卫生教育认证是确保人才培养质量的必要措施。为了确保公共卫生学院创新型人才培养的质量,欧美国家实施了公共卫生学院的认证系统。认证标准客观可行,认证程序公开、透明,进而确保公共卫生教育的质量。有层次构建公共卫生胜任力是公共卫生教育的核心要求。欧美国家的公共卫生学院认证提出的本科公共卫生教育基本要求,包括基本核心胜任力和交叉领域[28]的核心胜任力。这既保证了必修课程的核心内容,又体现个性化、研究性为导向的灵活选修内容。围绕核心胜任力建设,美国一流大学的新生研讨课、通识教育课

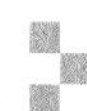

程、本科生科研、顶峰课程计划能够从宏观架构上保证学生本科四年能力发展的循序渐进[22,29]。明确突出公共卫生实践主体地位是公共卫生教育改革的内在动力。无论是认证标准还是核心课程改革，均有系列的调研报告和专家小组讨论，把教学与科研很好地结合起来，强调以实践为基础和纽带[30]，带动公共卫生创新型人才培养的发展和完善[31]，这为国内目前的困境——重科研轻教学，提供了参考模式。

表 13-6 中美公共卫生教育的比较[29]

	中国公共卫生教育	美国公共卫生教育
健康战略	重视专业教育 开始全民公共卫生通识教育	重视专业教育 重视全民公共卫生通识教育
专业认证	无(探索阶段)	有(1945 年开始)
核心胜任力体系	有(探索阶段)	有(本科、研究生、职业)
公共卫生实践	重视实验室研究	强调实践主体地位
教学模式	传输性向研究性转变	研究性
本科课程体系	基础课程＋基础医学＋临床医学＋专业教育	基础课程＋核心课程(公共卫生核心＋选修)＋顶峰体验课程
顶点课程	临床、专业实习和毕业论文	高级研讨、独立学习、实习、国际顶点课程、荣誉论文
课程改革趋势	核心课程的综合性、整合性改革;灵活多样的顶峰体验模式;个性化课程;证书课程(美国)	

因此，尽管我国在医学相关领域已经开展了创新型人才培养模式的探索与实践，但相对于欧美国家的人才培养模式发展还有着一定差距。但是，从传输性教学模式向研究性教学模式的转变应该是我国高等公共卫生教育人才培养的必经之路。

(部分内容原发表于《中国高等医学教育杂志》，标题为“预防医学专业人才培养模式的探索与发展”，2016 年第 5 期。)

参考文献

[1] Griffiths S M, Li L M, Tang J L, et al. The challenges of public health education with a particular reference to China[J]. Public Health, 2010, 124(4): 218-224.

[2] 孙维权，王月云，熊光练，等. 新时期预防医学课程教学改革与建设初探[J]. 西北医学教育，2007，15(2)：278-280.

[3] 杨克敌，杨世秀，欧阳宁慧. 公共卫生与预防医学人才培养模式研究[J]. 中国高等医学教育，2003(3)：24-25.

[4] 侯淑军王志玉. 预防医学专业教学体系改革初探[J]. 中国高等医学教育，2006(1)：50-51.

[5] 唐明德，欧阳江，唐美秀，等. 构建应用型的预防医学专业人才培养模式分析[J]. 社区医学杂志，2013，11(6)：72-73.

[6] 李乐，龙鼎新，何淑雅，等. 基于应急能力提升的卓越公共卫生人才培养模式初探[J]. 中国高等医学教育，2012(9)：12 - 13.

[7] Gebbie K，Rosenstock L，Hernandez L. Who Will Keep the Public Healthy[R]? Washington：National Academy of Sciences，2003.

[8] Association of American Colleges and Universities. The Educated Citizen and Public Health [EB/OL]. (2008 - 07 - 10)[2019 - 10 - 10]. http://www.aacu.org/public_health/project_rationale.cfm.

[9] Riegelman R K. Undergraduate public health education[J]. American Journal of Preventive Medicine，2008，35(3)：258 - 263.

[10] Association of Schools of Public Health. Framing the Future：Recommended Critical Component Elements of an Undergraduate Major in Public Health [R/OL]. (2012 - 08 - 03)[2019 - 10 - 10]. http://www.aspph.org/wp-content/uploads/2014/04/ CCE_ 2012 - 08 - 03 - FINAL.pdf.

[11] Leider J P，Castrucci B C，Plepys C M，et al. On academics：Characterizing the growth of the undergraduate public health major：US，1992 - 2012[J]. Public Health Reports，2015，130(1)：104 - 113.

[12] White L E. Success of the undergraduate public health at tulane university[J]. Frontiers in Public Health，2015，3：60.

[13] Council on Education for Public Health. Accreditation criteria schools of public health [EB/OL]. (2011 - 06 - 01)[2019 - 10 - 10]. http://ceph.org/assets/SPH-Criteria-2011.pdf

[14] 施小明. 全球国家健康战略概况及对建设健康中国的启示[J]. 中华预防医学杂志，2016，50(8)：668 - 672.

[15] Winslow C E. The untilled fields of public health[J]. Science，1920，51(1306)：23 - 33.

[16] Healthy People 2020. Clinical Preventive Services [EB/OL]. (2014 - 04 - 07)[2019 - 10 - 10]. https://www.healthypeople.gov/2020/leading-health-indicators/2020-lhi-topics/Clinical-Preventive-Services.

[17] 中共中央国务院. "健康中国 2030"规划纲要[EB/OL]. (2016 - 10 - 25)[2019 - 10 - 10]. http://www.gov.cn/zhengce/2016 - 10/25/content_5124174.htm.

[18] 李立明. 公共卫生在健康中国建设中的地位和作用[J]. 中华流行病学杂志，2018，39(7)：867 - 872.

[19] 段志光，王彤，李晓松，等. 大健康背景下我国公共卫生人才培养的政策研究[J]. 中国工程科学，2019，21(2)：61 - 68.

[20] 钟秉林. 国际视野中的创新型人才培养[J]. 中国高等教育，2007(Z1)：37 - 40.

[21] 曾志嵘，周增桓，文民刚，等. 高等医学院校人才培养创新体系的探索与实践[J]. 中华医学教育杂志，2006，26(3)：4 - 6.

[22] 刘智运. 创新人才的培养目标、培养模式和实施要点[J]. 中国大学教学，2011

(1)：12－15.

[23] 徐高明，张红霞. 我国一流大学创新人才培养模式的新突破与老问题[J]. 复旦教育论坛，2010，8(6)：61－66.

[24] 张超. 高等医学院校创新人才培养的主要影响因素及路径选择[D]. 广州：南方医科大学，2012.

[25] 胡伟军，王云贵. 医学院校创新人才培养的影响因素及其对策研究[J]. 中华医学教育杂志，2017，37(1)：19－22.

[26] 金辉，沈孝兵. 欧洲公共卫生教育的历史和现状[J]. 复旦教育论坛，2017，15(2)：108－112.

[27] 金辉，沈孝兵，李涛，等. 美国本科公共卫生教育的发展现状[J]. 复旦教育论坛，2016，14(4)：108－112.

[28] Frenk J，Chen L，Bhutta Z A，et al. Health professionals for a new century：Transforming education to strengthen health systems in an interdependent world[J]. The Lancet，2010，376(9756)：1923－1958.

[29] 金辉，沈孝兵，梁戈玉，等. 美国公共卫生教育的学位与课程体系透视[J]. 中华医学教育杂志，2019，39(9)：716－720.

[30] Becker E R B，Chahine T，Shegog R. Public health entrepreneurship：A novel path for training future public health professionals[J]. Frontiers in Public Health，2019，7：89. DOI：10.3389/fpubh.2019.00089

[31] Singh S，McKenzie N，Knippen K L. Challenges and innovations in interprofessional education：Promoting a public health perspective[J]. Journal of Interprofessional Care，2019，33(2)：270－272.

第六篇

公共卫生教育焦点领域

德不优者，不能怀远；才不大者，不能博见。

——汉·王充

不能等别人为你铺好路，而是自己去走，去错误，而后，创造一条自己的路。

——罗伯特

第 14 章　公共卫生的课程思政

一、课程思政的概念

我国高等教育肩负着培养德智体美全面发展的社会主义事业建设者和接班人的重大任务，必须坚持正确的政治方向。这意味着思想政治教育是创新人才培养的根基。习近平总书记在 2016 年全国高校思想政治工作会议上提出“使各类课程与思想政治理论课同向同行”，在 2019 年学校思想政治理论课教师座谈会上指出“要坚持显性教育和隐性教育相统一，挖掘其他课程和教学方式中蕴含的思想政治教育资源，实现全员全程全方位育人”，强调要推进思政课程与课程思政有机结合。

高校所有课程分为思想政治教育显性课程和隐性课程。显性课程即高校思想政治理论课，是进行社会主义核心价值观教育的核心课程，在思想政治教育中发挥价值引领作用；隐性课程包含综合素养课程（如通识教育课）和专业教育课程[1]。通过推动思想政治理论课显性育人与其他所有课程隐性育人相结合，实现教育教学中的全员、全方位、全过程育人。

课程思政，主要指的是通过各种专业课程、专业课堂和教学方式中蕴含的思想政治教育资源进行的教育教学活动，实现思想和价值引领，达到立德树人的目的[2]。在高校的教育教学工作中，专业课程和课堂的教育教学的比例远远超出思政课程和课堂所占比例。积极利用课堂主渠道，充分发挥教师主导、学生主体作用，结合专业和课程特色，理论联系实际，知识传授结合价值引领，教育引导学生掌握科学理论知识，坚定理想信念，坚定“四个自信”，树立正确的世界观、人生观和价值观，厚植爱国主义情怀，养成优良的思想品德、健康心理。

二、公共卫生课程思政

面对国家发展的新形势、新任务，根据《国务院办公厅关于深化医教协同进一步推进医学教育改革与发展的意见》（国办发〔2017〕63 号），医学教育要按照“四个坚持”“四个围绕”的总体要求开展工作。坚持社会主义办学方向，紧紧围绕健康中国建设，将社会主义核心价值观与医学社会实践相结合，实现全程育人、全方位育人，培育“德医兼修”的社会主义医学人才；坚持医教协同，紧紧围绕医药卫生体制改革需求，全面推进人才培养、科学研究、社会服务和文化传承创新，推动教改服务医改；坚持改革创新，紧紧围绕人才培养体制机制，遵循医学教育规律和医学人才成长规律，构建适应行业特点的医学人才培养制度和教育管理体制;坚持质量为上,紧紧围绕人才培养质量要素,深化教育教学改革,注重医学实践能力培养,强化医德素养和人文素质教育,整体提升医学教育办学能力和人才培养质量。这既为公共卫生教育的改革与发展提供了方向,也为公共卫生课程思政建设提供了核心要素。

(一) 公共卫生课程思政体系

根据构建的高等公共卫生教育体系和教育教学模式,公共卫生课程思政体系同样涉及通识教育、医学教育和专业教育领域。

1. 通识教育根植于大健康理念　国家健康战略的主旨是健康国民,通识教育的核心是培养有健康素养的大学生,培养学生的大健康、大卫生理念和健康社会责任感。通识教育要有灵魂,要成为培育和践行社会主义核心价值观的重要课堂,在潜移默化中加强大健康理念。学生不仅关注个人的健康,更要关注群体的健康,关注和关心生活环境的健康,具有社会责任感。

2. 医学和专业教育强调职业素养和科学精神　以公共卫生专业技能知识为载体加强专业学生的思想政治教育,具有强大的说服力和感染力,有助于将课堂主渠道功能发挥最大化,扭转专业课程教学重智轻德现象,具有其他教育方式不可替代的优势。专业课程思政应重点开展公共卫生职业素养和科学精神的教育。

职业素养包括:爱岗敬业,热爱公共卫生事业,具有为人类健康服务的敬业精神;良好的医德医风,关心居民的健康状况,对病人具有高度的责任心、同情心和爱心;具有诚实的品格,较高的道德修养以及高尚的思想情操;善于沟通与合作,能够与其他专业人员、非专业人员和居民保持良好的合作与人际关系,相互尊重、友爱、团结;具有健康的心理和体格等[3]。

科学精神包括:执着的探索精神,基于现有的科学证据和专家经验,敢于深入探究;创新改革的精神,创新是公共卫生研究的动力;求实精神,科学客观地反映现实,实事求是;求真精神,敢于维护真理,反对独断、虚伪和谬误;协作精神,能够进行多学科、跨学科合作;实践精神,以公共卫生实践为主体;怀疑和批判精神,要勇于质疑传统、权威,坚持真理和以科学证据为导向。

(二) 公共卫生课程思政元素

专业课程的思政元素,可以从专业课知识点中发掘;可以通过研究教学内容,发掘其中所蕴含的哲学思想;可以从专业课程的历史中发掘失败的教训、警示性的问题等,提高学生辨识能力和责任意识;可以围绕专业相关的社会热点问题进行讨论而发掘;可以从专业课的典型代表人物、教师个人经历等方面进行发掘。通过知识传授、能力提高到价值塑造,以培养学生的世界观、价值观和人生观。下面罗列了一些公共卫生课程相关的思政元素,以供参考。

1. 历史唯物主义和辩证唯物主义　历史唯物主义是关于人类社会发展一般规律的科学,是马克思主义哲学的重要组成部分,科学的社会历史观和认识、改造社会的一般方法论。历史唯物主义是人类科学思想中的伟大成果,为人类认识开辟了一个新的广阔的科学领域。辩证唯物主义要人们在承认世界是物质第一性的同时,也要人们以发展、全面、变化的观点

看问题。它认为：世界是物质的，物质是第一性的，物质在决定意识的同时，意识也反作用于物质，它承认人类主观能动性的作用。

2. *人类卫生健康共同体*　人人享有健康是全人类共同愿景，也是共建人类命运共同体的重要组成部分。一切为了人民，一切依靠人民。把人民群众生命安全和身体健康放在第一位。面对新冠疫情，万众一心，众志成城，有力扭转疫情局势，维护人民生命安全和身体健康；与世卫组织和国际社会分享防控、治疗经验，积极开展抗疫国际合作，携手应对共同威胁和挑战。这正是公共卫生教育的宗旨。

3. *实践论的观点*　社会实践是认识的来源和基础。公共卫生教育的发展是源于工业化革命所带来的社会需求，是来自于当时的公共卫生实践。实践、认识、再实践、再认识是人类认识发展的总过程和总规律。这种认识发展的辩证过程，也体现在公共卫生教育的发展历程。无论是美国还是中国的公共卫生教育发展史，社会实践研究、科学理论研究均在交替地发挥着主导的作用，进而推动了公共卫生教育的发展。

4. *医德医风*　立德树人是教育工作的根本任务，而高等医学院校担负着培养优质医疗人才，为人民健康、生命服务的重任。随着人们对医疗服务需求的不断提高，对医学生的综合素质提出了更高的要求。“德才兼备”的医学人才的培养，除需具有丰富的理论知识和精湛的技术外，医德的培养也是医学教育中不可忽视的环节。将“思政教育”融入专业课程中尤为关键。

5. *大卫生和大健康理念*　习近平总书记提出“没有全民健康，就没有全面小康”，这体现出全民健康在国家发展中的重要地位。《“健康中国2030”规划纲要》明确将推进健康中国战略作为保障和改善民生水平的重点工作。这都是基于大卫生、大健康的理念，没有群体的健康，就没有个体的健康，也就实现不了全面小康的目标。

6. *预防为主的原则*　预防为主的原则是在成立新中国后提出并一直成为我国卫生工作的指导方针。坚持预防为主、防治结合、综合治理原则，能有效防止健康问题的产生和恶化，是维持生态平衡、保护人体健康和保障经济、社会持续发展的决定因素。

7. *大局观和社会责任意识*　社会并不是无数个独立个体的集合，而是一个相辅相成不可分割的整体。树立责任意识、主人翁意识，帮助学生树立一种大局观和社会责任意识。国家健康战略的主旨就是维护和促进国民的群体健康，这与公共卫生教育的人才培养目标是一致的。

8. *质疑和批判性精神*　批判质疑是科学精神的精髓。注重培养学生的开放型思维和质疑精神，鼓励学生质疑他们所学到的知识。循证医学的兴起促进了公共卫生教育核心课程——流行病学和统计学的外延，它强调制定政策、策略和措施时必须要审慎地、明确地和明智地应用最佳证据。

这里只列举了公共卫生课程的部分思政元素。实际上，不同的学者、不同的角度、不同的课程还会挖掘出更多的思政元素。如果能与从事思政课程的老师进行合作，有助于专业课程思政元素的深度挖掘。这不仅能提高学生的思想政治水平和个人的价值观念，对专业教师来说也是一种精神境界的感悟。

三、 公共卫生课程思政案例

以循证医学课程为案例，探讨课程思政的建设方案。

1. **建设思路** 以立德树人为根本，以循证医学实践为主体，以核心胜任力为导向，进行课程思政建设。主要从三个方面展开：凝练课程核心价值观和思政元素，为课程思政的开展奠定基础；通过知识传授和案例讨论，渗透课程所独有的思政元素，实现课程的育德功能；通过定期的课程考核和修订，以达到课程育德的效果。

2. **建设方案**

(1) 育人目标：本课程紧紧围绕社会主义核心价值观和"健康中国2030"的核心精神，结合课程的自身特征，突出本课程的思政元素（医德、奉献、伦理、严谨、分享、合作、批判、公正、法制和诚信等），从而使学生在掌握专业知识和提高专业技能的过程中，塑造正确的健康观、科研观和"四个自信"。

(2) 思政元素的凝练：重新梳理课程的核心胜任力体系，凝练课程思政元素，形成授课和考核的标准。

(3) 教学内容和环节：课程实施的整体方案见图14-1。以循证医学实践为核心，围绕"循证"，通过自行选择感兴趣的健康问题、制定检索策略、进行文献筛选和评价、数据分析和讨论系列实践过程，运用所学理论知识来训练循证思维能力和探寻科学证据，从而树立正确的健康观、科学观和养成"四个自信"。

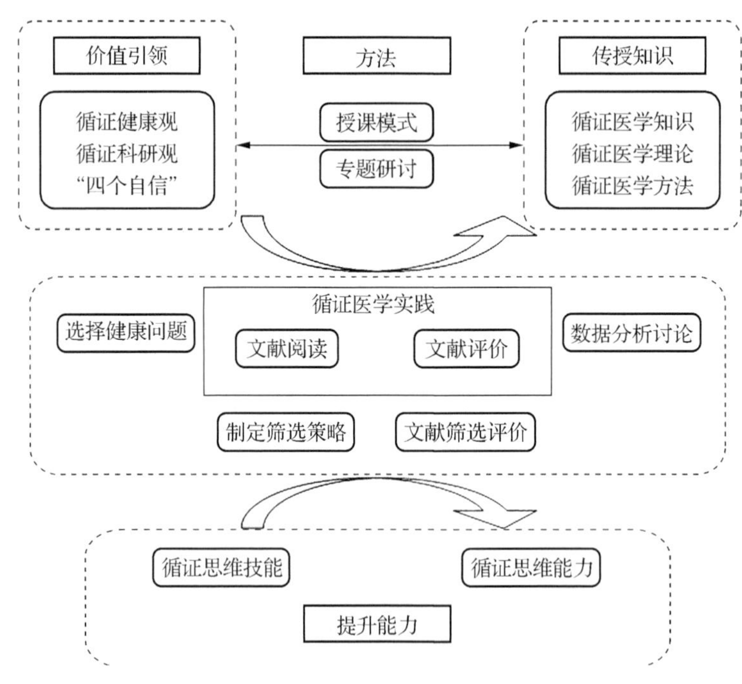

图14-1 循证医学课程思政的实施路径图

案例一：医疗实践中的谬误

授课章节：绪论（基本概念）

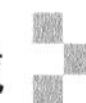

教学目标：重点阐述循证医学的历史背景、意义和核心概念，进而引入系列思政元素，突出无私奉献、资源共享、国际合作和追求真理的人文素养。

思政元素：医德、伦理、共享与合作、批判精神、健康观、文化自信。

教学思路：收集整理素材，确定“课程思政”元素和素材，以放血疗法和妇科疗法分析为素材，让学生了解循证医学的产生背景、意义和核心概念，从而培养学生的国际视野、共享、合作等素养。

案例简介：

本案例以放血疗法和惊人的产科治疗发现为例，引出循证医学产生的背景、意义和概念。

放血疗法曾作为灵丹妙药用了几百年。理论基础是古希腊希波克拉底和伽林的体液学说（血液是人体产生的，过剩的；放右臂静脉的血治疗肝病，放左臂静脉的血治疗脾脏疾病）。美国著名的大夫本杰明·瑞师是放血疗法的推广者和实践者，他给美国总统华盛顿治病，放掉近 2 500 毫升血，导致华盛顿死于失血性休克。人们开始质疑放血疗法，有用还是有害？随后引出系列研究探讨该方法的有效性，提出科学证据的重要性。

英国的伊恩·查默斯爵士带领他的团队于 1989 年发布了一项震惊整个医学界的研究。他们发现，在产科使用的 226 种方法，经临床试验证明：20%有效，即疗效大于副作用；30%有害或疗效可疑；50%缺乏高质量的研究证据。随后，引出他参与构建的全球考克兰协作网，公益性地为全世界医务工作者提供证据。

教学方法：PBL 教学法为主，多媒体辅助教学。

教学设计：

		教学环节	师生活动	设计思想	教学方法	思政融入	教学延伸
教学过程	案例导入	5 分钟 [教师]介绍放血疗法的历史背景和系列研究，请同学们指出研究中所用的流行病学方法，判断结论的可靠性。 [教师]放血疗法同我国中医中的针刺放血比较	[手段]多媒体课件＋图片展示 [教师]引导循证思维模式 [学生]探究式学习	激发学生思考，通过现象利用所学流行病学方法分析证据，遵循证据的重要性	启发式	医德、伦理、质疑和批判精神	文化自信
		5 分钟 [教师]介绍伊恩·查默斯爵士的产科治疗发现。请同学们谈对这个发现的认识。 [教师]介绍伊恩·查默斯爵士参与组建的全球考克兰协作网	[手段]多媒体课件＋图片展示 [教师]引导循证思维模式 [学生]探究式学习	激发学生思考，要科学评价和利用证据，借此引出教学目标和教学内容	启发式	共享和合作	健康观

续表

<table>
<tr><th colspan="3">教学环节</th><th>师生活动</th><th>设计思想</th><th>教学方法</th><th>思政融入</th><th>教学延伸</th></tr>
<tr><td rowspan="5">教学过程</td><td rowspan="3">新知识探索</td><td>15 分钟
一、循证医学概念
[教师]罗列多个关于循证医学的概念和看法，让学生选择。
[学生]确定最佳概念或选择概念核心要素。
[教师]结合教材概念进行点评</td><td>[手段]多媒体课件＋图片
[教师]讲解启发
[学生]思考、回答、理解并掌握知识要点</td><td>通过分析课件和图片引导学生理解概念</td><td>启发式</td><td>独立自主、科学严谨、职业素养</td><td>健康观、科学观</td></tr>
<tr><td>20 分钟
二、证据等级
[教师]理论介绍证据等级的五分类、七分类和九分类方法，以及分类依据</td><td>[手段]多媒体课件＋图片
[教师]讲解启发
[学生]思考、回答</td><td>通过分析课件和图片材料引导学生理解内容与应用</td><td>启发式</td><td>质疑和批判精神</td><td>传导学习方法、体现科学观和制度自信</td></tr>
<tr><td>35 分钟
三、证据等级实战
[教师]利用伊恩・查默斯爵士产科治疗的论文为具体案例，阐述产科证据的分级。
[学生]以小组为单位，结合理论尝试区分相关等级。
[教师]进行点评</td><td>[手段]多媒体课件＋图片
[教师]讲解启发
[学生]思考、回答、理解并掌握知识要点</td><td>通过分析课件和图片材料引导学生理解内容与应用</td><td>TBL</td><td>职业素养、团队精神</td><td>科学观</td></tr>
<tr><td>课堂总结</td><td colspan="2">5 分钟
[教师]绪论的要点。
[学生]找出本节课的重点、难点(请同学们总结并说明理由)</td><td>培养学生总结归纳能力</td><td>启发式</td><td>系统思维</td><td>科学观</td></tr>
<tr><td>课下作业</td><td colspan="2">5 分钟
[教师]选择健康相关题目，简要介绍选题的来源和依据</td><td>撰写系统综述和 Meta 分析的起点</td><td>案例法</td><td>独立自主的科研能力</td><td>科学观</td></tr>
</table>

案例二：缓解到遏制策略——一步之遥、千里之远

授课章节：纳入文献的筛选和评价

教学目标：重点阐述如何对发表的文献进行科学的评价，让学生养成勇于批判和质疑的精神，从科学的角度去评价前人的成果。

思政元素：爱国情怀、职业素养、团队精神、科学观和制度自信。

教学思路：收集整理素材，确定"课程思政"元素和素材，以全球新型冠状病毒肺炎为题材，引出本章节所讲内容，教学过程中通过新冠疫情流行期间中西方采取的防控策略比较，实现知识传授、能力培养与价值引领的有机统一。

案例简介：本案例以近期发生的新型冠状病毒肺炎为例，阐述中西方防控策略的差异性，突出中国在疫情防控过程中遵循科学证据、政府主导、群防群控的优势，而西方采取的群体免疫策略，导致发病人数和死亡人数急剧上升。

两种策略比较：(1) 西方采用缓解(mitigation)策略：再生繁殖数 $R_0>1$，保护易感者为主、降低病死率、减少死亡人数。疑似病例居家隔离；疑似病例全家居家隔离；增大老年人及其他高风险人群社交距离；数万人死亡和医疗资源挤兑。(2) 中国采用抑制(suppression)策略：$R_0<1$，控制传染源为主、降低发病率、减少发病人数。疑似病例居家隔离；疑似病例全家居家隔离；全民社交距离；关闭社交场所；二次暴发的可能？

两种结局比较：通过确诊病例数、死亡病例数、发病率和病死率等指标进行两种干预策略比较。

教学方法：PBL 教学法为主，多媒体辅助教学。

教学设计：

	教学环节		师生活动	设计思想	教学方法	思政融入	教学延伸
教学过程	案例导入	10 分钟 [教师]同学们是否关注新冠疫情进展？ 通过图形展示中西方新冠疫情进展。请同学说出中西方疫情差异化的原因：文化；政治制度；防控策略；干预措施？ [教师]常用的非药物干预措施介绍，在新冠疫情防控中有用吗？	[手段]疫情图形、图片展示 [教师]引导循证思维模式 [学生]探究式学习	激发学生思考，通过现象分析防控措施的有效性，借此引出教学目标和教学内容	启发式	民族自豪感、质疑和批判精神、国家公共卫生安全	渗透爱国情怀
	新知识探索	15 分钟 一、文献的报告标准 [教师]理论介绍报告规范。观看非药物干预措施的系列研究文献，指出文献研究结论的不一致性，引出文献报告标准问题。 [学生]结合课件对应理论。 [教师]结合新冠文献引出报告标准。 [学生]对特定文献进行评价。 [教师]进行点评	[手段]多媒体课件+视频 [教师]讲解启发 [学生]思考、回答、理解并掌握知识要点	通过分析课件和视频材料引导学生理解内容与应用	PBL	职业素养、团队精神	传导学习方法、体现科学观和制度自信

续表

教学环节			师生活动	设计思想	教学方法	思政融入	教学延伸
教学过程	新知识探索	15 分钟 二、文献的质量标准 [教师]理论介绍质量标准。观看非药物干预措施的系列研究文献，指出文献研究结论的不一致性，引出文献报告质量问题。 [学生]结合课件对应理论。 [教师]结合新冠文献引出质量评价标准。 [学生]对特定文献进行评价。 [教师]进行点评	[手段]多媒体课件＋视频 [教师]讲解启发 [学生]思考、回答、理解并掌握知识要点	通过分析课件和视频材料引导学生理解内容与应用	PBL	职业素养、团队精神	传导学习方法、体现科学观和制度自信
	课堂实战	40 分钟 案例分析： [教师]要求学生运用所学理论对自选题目中纳入的文献进行报告规范和质量的评价。 [学生]发言。 [教师]对同学汇报出现的问题进行点评	[教师]引导分析、说明 [学生]分组探究	引导学生运用所学知识分析解决实际问题；培养学生的系统思维	TBL	职业素养使命感	培养健康观、系统思维
	课堂总结	5 分钟 [教师]文献的评价要素？ [学生]找出本节课的重点、难点(请同学们总结并说明理由)		培养学生综合分析能力	启发式	质疑和批判能力	健康观、科学观
	课下作业	5 分钟 [教师]总结文献筛选和质量评价的核心要素，完善纳入文献质量评价		围绕自选题目，继续开展循证文献评选	案例法	独立自主的科研能力	科学观

参考文献

[1] 高德毅，宗爱东. 从思政课程到课程思政：从战略高度构建高校思想政治教育课程体系[J]. 中国高等教育，2017(1)：43-46.

[2] 于向东. 围绕立德树人根本任务 探索思政课程与课程思政有机结合[N]. 光明日报，2019-03-27(6).

[3] 曾玲晖，张翀，刘华清. 强化立德树人的临床医学专业药理学课程思政探索[J]. 高等工程教育研究，2019(S1)：300-302.

第 15 章　学术公共卫生实践

随着我国医教协同的进一步深化，快速推进了医学人才培养的改革力度[1]。“医教协同”的理论基础是合作教育，是指医学院校协同政府、行业、医院、学习者等各方，共同参与人才培养的各个环节，进行跨专业、跨部门、跨地区、跨领域的合作育人模式。而在我国的公共卫生领域如何更好地系统推进合作教育，尚待深入研究。美国于 20 世纪 90 年代提出了学术公共卫生实践的概念，通过公共卫生学术界与实践机构的合作教育，不断推动了美国公共卫生人才培养质量的发展。本章尝试以美国合作教育模式的视角，阐述学术公共卫生实践的概念、历史、合作模式以及对学术界和实践界的影响，以为我国的学术公共卫生实践提供参考。

一、 基本概念

“学术”一般是指系统而较专门的学问或知识。为提高美国大学教学质量，美国教育家欧内斯特·博耶在 1990 年《反思学术》中提出：“学术不仅意味着学者要从事基础研究，还要寻求问题间的相互联系，在理论与实践之间建立桥梁，并把自己的知识有效地传授给学生。教授的工作应该包括四个不同而又相互重叠的功能，即发现的学术、整合的学术、应用的学术和教学的学术。”[2-3] 1996 年，博耶针对“应用的学术”外延出“参与的学术”，他强调学者要参与社区、地方和国家的服务，与实践者建立合作伙伴关系，共同解决迫切的社会问题[4]。

“公共卫生”是通过有组织的社区活动来改善环境、预防疾病，延长生命和促进心理和躯体健康，并能发挥个人更大潜能的科学和艺术[5]。从广义上看，公共卫生是一个生态学概念，即保证有利于健康和生命质量的社区条件。“公共卫生实践”是指有策略的、有组织的、跨学科的应用知识、技能和胜任力来实施公共卫生的核心职能[6]。美国医学研究院界定公共卫生实践有三大核心职能[7]和十项基本公共卫生服务[8]。三大核心职能包括：评价——能够适当地使用数据指导行动（公共卫生科学）；政策制定——能够适当地使用科学知识发展公共卫生政策和计划（公共卫生的艺术）；保证——为确保成功而提供必要的服务“支持”政策的发展（艺术与科学的合成）。“学术公共卫生实践”是指在公共卫生实践领域应用性的、跨学科的学术追求[9]。它通过学术机构和实践机构的合作（基于合作教育模式），以研究、教学和服务的形式，在学术应用、跨学科的学术追求上交织在一起。

二、 学术公共卫生实践简史

学术公共卫生实践是在美国公共卫生学术和实践领域的反复分离、结合过程中发展起来的。学术和实践的分离,要追溯到美国公共卫生教育的早期[10]。

早在 1914 年著名的 Welch-Rose 报告中,就出现了两个相互矛盾的公共卫生人才教育愿景。Rose 强调公共卫生人才培养以公共卫生实践为主,而 Welch 注重科学研究和与综合性大学医学院的联系[11],报告的最终结果是以科学研究为导向,在教育重心上偏向以生物医学为主,忽视了公共卫生的工程和环境、社会政治等因素。1916 年,约翰霍普金斯大学成立第一所公共卫生学院,强调研究和实践的共同发展。但是,如同 Fee 的解释"新专业健全的科学基础是至关重要的,这样可以迅速地走向最前沿。相反,公共卫生实践队伍的需求和职业人员跨学科的培训是次要的"。

公共卫生中强调研究而不是应用,这意味着公共卫生人力资源的需求不能得到有效地满足。1938 年 Parran-Farrand 报告认为:以大学为基础的学院提供学位或证书的数量增加了一倍,但是毕业生的数量仍然不能满足实际的需要,卫生部门官员被认为缺乏足够的训练[12]。但是,第二次世界大战期间和战后,由于公共卫生学院面临财务困难、美国政府对生物医学研究的高投入、公共卫生实践发展的质疑等原因,美国公共卫生教育由强调实践转到以研究为中心[13]。

1988 年医学科学院报告:尽管公共卫生学院获得一定成就,但是依然缺乏职业的培训和领导力,公共卫生实践所需的跨学科知识仍然不足,学术结构和公共卫生实践组织间严重脱节[14]。针对此报告,在美国疾病预防控制中心、卫生资源和服务管理局(Health Resources and Services Administration, HRSA)的支持下,在公共卫生学院协会的协助下,约翰霍普金斯大学公共卫生学院联合 9 所大学、14 个卫生机构,开展"公共卫生学院/机构论坛",确定硕士水平公共卫生实践者的胜任力标准,公共卫生学院应与当地卫生机构建立广泛的联系与合作,为学生提供更多的公共卫生实践机会。此外,公共卫生学院协会还建立了实践委员会,其成员来自 28 所认定的公共卫生研究生院。实践委员会的首要任务是投入到公共卫生实践为基础的研究、教学和服务的学术上。随后,实践委员会于 1999 年、2004 年、2006 年和 2009 年推出 4 个报告用于指导公共卫生学院学术公共卫生实践。该实践委员会后更名为学术公共卫生实践联系委员会(Council on Linkages Between Academia and Public Health Practice,简称联系委员会)。它是由 22 个国家组织合作建立,致力于改善学术公共卫生实践。现在的联系委员会已经纳入公共卫生基金会(Public Health Foundation,PHF)组织中。PHF 是一个为公共卫生机构和系统服务的全国性、非营利性、非会员组织,目的是通过加强公共卫生实践质量和职能以提高公众健康。自 1970 年以来,PHF 已经为卫生相关机构、组织和个人开发出有效的资源、工具、信息和培训来帮助提高绩效和社区卫生结果。

三、 合作模式

公共卫生学术界与公共卫生实践者的合作对学生有机会运用课堂理论和知识到现实世界具有重要价值,为学术界提供以实践为本的研究机会,让从业者有机会提高知识和技能、加强证据为基础的公共卫生学习。现有的学术界和实践部门的合作形式有三种:

(一) 公共卫生实践为基础的研究网络

公共卫生实践为基础的研究网络(public health-practice based research networks, PH -PBRNs)突出了合作教育模式下以实践为基础的学术研究[15]。医疗 PBRNs 已经开展 30 多年,逐渐成为改善健康结果和改进保健质量的核心,这促进了 PBRNs 模型在公共卫生领域中的使用,并推进了公共卫生服务中的证据产生和应用。Robert Wood Johnson 基金会的 PH-PBRNs 项目是美国第一个全国性的项目,用于在实践环境中研究公共卫生策略的有效性、效率性和公平性。PH-PBRNs 把多个政府公共卫生机构和学术机构联系在一起,进行人群为基础的战略设计和实施,实现预防疾病和伤害,进而促进健康。该项目于 2008 年启动,目前支持 31 个研究网络项目,包括地方和州政府的公共卫生机构、社区伙伴和合作的学术研究机构组成的网络。最初资助的 PBRNs 位于科罗拉多、康涅狄格、佛罗里达、肯塔基、马萨诸塞州、明尼苏达、内布拉斯加、纽约、北卡罗来纳、俄亥俄、华盛顿和威斯康星。PH-PBRNs 作为联盟成员和新兴的网络参与到项目中,如佐治亚、密苏里、田纳西和新泽西的附属网络。据 2014 年统计,PH-PBRNs 项目已经在美国 35 个州运行,覆盖了超过 1 593 个州或地方的政府公共卫生机构,58 个职业和社区合作组织,52 个合作的学术研究机构[16]。国家 PH-PBRNs 项目协调中心位于肯塔基大学,为发展实施和转化研究项目提供资源和技术援助。该协调中心也组织交叉和多网络研究,用于评价和比较不同实践环境中的公共卫生策略。

2012 年,Mays 研究发现 PBRNs 有助于信息交换、社区资源共享、领导力和决策结构在公共卫生服务的作用;同时,研究表明实践者和研究者间在科学研究上存在着广泛参与,特别是实践者在研究参与中获得了极大收益。Nancy 等发现基于 PH - PBRNs,可以使社区为基础的实习研究,建立真正的、可持续的合作伙伴关系,以确保生成新的学术证据并用于改进社区实践[17]。

(二) 公共卫生培训中心

公共卫生培训中心(public health training centers, PHTCs)突出了合作教育模式下对职业人员的核心胜任力改善[18]。它由美国 HRSA 发起,当时主要是为了加强公共卫生人员的技术、科学、管理和领导能力以及改善国家的公共卫生系统。HRSA 在国会授权和资金支持下,于 2000 年资助了 14 个 PHTCs,随后受可支付医疗法案的影响,分别在 2010 年和 2011 年又资助了一些 PHTCs 项目,达到了 37 个 PHTCs。该合作模式通过公共卫生学术界和实践者的合作,特别关注政府公共卫生机构和合作伙伴的人员培训和发展。

尽管每个 PHTC 有着特定区域的实践合作伙伴,但是所有 PHTCs 培训均面向全国且可经常使用。在 2011 年,PHTCs 与超过 151 个学术机构和 514 个实践合作伙伴进行合作。超过 99%的 PHTCs 培训都是与其他组织联合承办。如 2011 年有 2 431 次培训,210 794 名公共卫生人员参加培训,78.5%的人通过远程进行培训。目前已经开发或准备开发的培训课程已经超过 12 000 种[19]。PHTCs 已经开发的培训覆盖范围广泛的主题和目标不同的公共卫生人员。PHTCs 不仅重视公共卫生人员培训,也重视整个培训过程的质量和效果。通过制定明确培训标准和利用同行评议,来完成对培训过程的评估,它强调了以证据为基础的公共卫生人员培训。PHTCs 的这些工作,为其他的学术-实践联合伙伴关系提供了参考。

(三) 学术卫生部门

“学术卫生部门”(academic health department, AHD)突出了合作教育模式下高校学生和职业人员的质量改善以及学术研究的发展。尽管学术界和实践部门的学术实践伙伴关系可以采取多种形式,但 AHD 形式得到了更大的推广,形成了 AHD 学习社区。AHD 是学术机构和政府公共卫生部门之间的一种正式关系,是在教学、研究和服务中提供共同利益的机构,学术界为公共卫生实践提供信息,政府公共卫生机构为学术界提供信息。[20] 随着对 AHD 日益增长的兴趣,以及学术-实践联系在学术界和公共卫生机构认证过程中日益增长的重要性,联系委员会于 2016 年 11 月制定了 AHD 的发展日程[21],期望有助于激励研究和实践领域,进一步发展 AHD 的证据基础。

上述三种类型中,AHD 跨越了实践为基础的研究(PH-PBRNs 的关注点)和职业人员的发展(PHTCs 的关注点)。它为高校学生提供将理论应用到实践的机会,为实践者提供参与教育学生的机会,也为学者的社会服务提供机会。

四、 保证机制

这里重点阐述 AHD 的保障机制。为保证学术公共卫生实践的开展,美国各学会组织分别对学术机构和政府公共卫生部门采取了严格的认证制度。

(一) 公共卫生学院认证

美国公共卫生教育委员会(Council on Education for Public Health, CEPH)对认证的公共卫生学院和项目,要求提供学生的实践经验证明。CEPH 认为一个有计划的、有监督的和有评价的项目,应该在各种职业环境中进行,这种职业环境应该包括尽可能的和适当的地方和国家公共卫生部门。CEPH 认证准则 2.4 条指出“所有研究生必须掌握基本公共卫生概念和技能,能把它们应用于职业领域的实习经历中”。这是 CEPH 认证评估学生实习在公共卫生教育中的角色依据。此外,自 1999 年以来,美国大学的许多学院已经修订了教师晋升制度和任职规定,使实践为基础的学术标准和奖励政策正式化,鼓励开展跨学科的实践学术活动。近年来,美国公共卫生学院认证标准中,又增加了以社区为基础的研究、体验学习和教师资格认证等的实践活动[22]。

(二) 政府公共卫生部门认证

在美国 CDC 和 Robert Wood Johnson 基金会的支持下,美国开始发展第一个国家卫生部门认证项目[23]。2007 年,公共卫生认证委员会(Public Health Accreditation Board, PHAB)使用协商一致的过程[24],围绕大约 10 个基本公共卫生服务,开发并测试了一系列的标准和措施。2011 年,PHAB 正式启动了国家自愿公共卫生认证项目,用于提高政府公共卫生部门的质量和绩效。截至 2016 年 5 月,有 134 个州和地方卫生部门已获得认证,覆盖了美国一半人口的区域。PHAB 的国家自愿认证项目包括了评估双方的合作程度,即公共卫生部门与教育方面通力合作,加强职员队伍建设和识别并使用最有效的证据制定公共卫

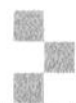

生实践决策。

(三) 其他评价

除了上述认证制度外,美国还定期从不同角度对学术卫生部门的运行情况进行评价。

1. 学院的评价　2015 年 117 个 CEPH 认证的公共卫生学院或项目,64 个机构有 AHD,公共卫生实践的合作伙伴平均有 3.8±5.4 个。合作方式以正式的书面合作协议书为主(46 个),还有共享人员、共享财务资源、共享物理设施等合作方式[25]。合作内容以公共卫生教育和培训为主,其次为进行科学研究、提供公共卫生服务。拥有 AHD 可以提高学生和教师的胜任力、提升毕业生的就业机会。尽管调查发现对提高公共卫生从业者的胜任力偏低,但是 60%的学术机构认为 AHD 对提高学生、教师和职业人员的能力都是很重要的。最近,Jacob 等发现职业人员缺失的胜任力体现在经济评价、与政策制定者沟通、评估设计以及干预措施调整等方面[26]。解决这些问题的潜在方法是通过 AHD 由学术界提供更多的培训机会。

2. 政府的评价　2014 年调查美国 37 个州 8 718 名工作人员,发现卫生部门从业人员有 27.2%参与学术实践合作,影响因素包括职业人员的职位、职责和公共卫生背景[27]。有 46.6%的人报告说合作是成功的,其有关因素包括职业人员的工作技能和公共卫生背景。

3. 学生的评价　2017 年调查的 81 个学术机构中,76 个学术机构让学生参与政府公共卫生部门实习。最常见模式是政府公共卫生机构工作人员受聘为兼职教员(33 个)和拥有 AHD(19 个),58 个与政府公共卫生部门签署正式协议[28]。3 种最常见的筹资模式是直接给学生提供基金实习(由学术机构、卫生部门或政府提供),学术机构提供资金给卫生部门来资助学生实习,或由第三方提供给学术机构和卫生部门的研究资金来资助学生实习。实习分配的最常见障碍是政府公共卫生部门缺乏资源,如导师缺乏监管时间、财政资金不足、缺乏学术机构与政府部门的正式协议等。学生的实习有助于卫生部门提高数据分析能力、项目规划、实施和评价的能力。

从上述内容可以看出,美国基于合作教育模式,通过不同层面的认证制度和评价机制,推动了学术公共卫生实践的顺利进行和提供了质量保障。

五、 发展趋势

1. 学术/实践联系　联系委员会的主要目标之一是联系学术界和实践社区,确保公共卫生教育与实践有关,鼓励公共卫生工作者终身学习。1993 年至 2006 年之间为了促进合作,联系委员会每年颁发“年联系奖”,表彰公共卫生实践机构和高等教育学术机构之间以社区为基础的合作活动。联系委员会还编制了 200 多例学术/实践联系和传播工具的数据库,以帮助建立和加强这些伙伴关系。该委员会促进了学术卫生部门的发展,并对公共卫生学校和研究生项目的认证标准修订产生了影响。

2. 公共卫生职业人员核心胜任力　核心胜任力是联系委员会和其他公共卫生实践和学术组织 20 多年的工作成果,源于 1991 年公共卫生学院/机构论坛的胜任力发展。2001 年 4 月 11 日、2010 年 5 月 3 日进行了两次修订,直到 2014 年 6 月 26 日一致通过了现行版本。这些核心胜任力已经被公共卫生实践和学术组织用于各种目的。2006 年一项调查表明,

91%的学术机构将核心胜任力纳入了学校的课程[29]。核心胜任力的制定是基于10项基本公共卫生服务，反映了职业人员在公共卫生实践、教育和研究方面所需要的基本技能。它分为八个领域和三个层次[29]。八个公共卫生技能领域为：分析/评估技能、政策发展/项目规划技能、沟通技能、文化胜任力技能、社区实践技能、公共卫生科学技能、财政规划和管理技能、领导力和系统思考技能。三个不同职业阶段为：①初级/入门级人员，适用于公共卫生职业人员执行公共卫生组织的日常工作，不是管理职位。其职责包括数据收集和分析、现场工作、计划规划、拓展、沟通、客户服务和项目支持。②项目管理员/督导员，适用于公共卫生职业人员在项目管理或监督的职位。其职责包括发展、执行和评价项目、监督员工、建立和维护社区伙伴关系、管理时间和工作计划、制定政策建议、提供专业技术。③高级管理员/执行员，适用于高级管理人员和公共卫生组织的领导。这些职业人员通常接受工作人员的报告，负责监督组织的主要项目或业务，为组织制定战略和愿景，在组织内建立质量文化，与社区合作以改善健康。

3. 公共卫生系统研究(Public Health Systems Research，PHSR)　PHSR检查与人力、资金、组织和公共卫生系统管理有关的关键问题，以便建立证据基础，指导决策者改进公共卫生实践。委员会已开展各种活动，注重研究公共卫生基础设施，包括：在美国公共卫生协会年度会议上召开一年一度的PHSR领导力论坛，将研究者、资助者和使用者召集在一起进行研讨；协助建立PHSR兴趣小组；传播研究议程，创建一系列简短的议程来突出重点研究问题。

4. 其他　2016年8月，联系委员会出台新计划“Strategic Directions，2016－2020”，除了专注上述的AHD建设、职员核心胜任力外，还关注改善和评价公共卫生培训(即从培训过程的开始就进行有效的培训和评估，并且在培训的发展和服务过程中进行监测)、公共卫生领域人员的招聘和保留(招聘合格和有能力的人进入公共卫生领域，并留住这些公共卫生工作人员是公共卫生组织必须解决的两个重要因素)[30]。

总之，基于合作教育模式，学术公共卫生实践的所有活动都需要在公共卫生学院和政府公共卫生机构之间达成一种共识，形成一个共同的使命，来支持和鼓励人们进行公共卫生实践，以共同解决面临的日益复杂公共卫生问题。

参考文献

[1] 汪玲. 论健康中国建设对医学人才培养的新要求[J]. 中国大学教学，2017(2)：25－31.

[2] Boyer E L. The scholarship of teaching: From "scholarship reconsidered: Priorities of the professoriate."[J]. College Teaching, 1991, 39(1): 11－13.

[3] 侯定凯. 博耶报告20年：教学学术的制度化进程[J]. 复旦教育论坛，2010，8(6)：31－37.

[4] Boyer EL. The scholarship of engagement[J]. The Journal of Public Service and Outreach, 1996, 1(1): 11－20.

[5] Winslow C E. The untilled fields of public health[J]. Science, 1920, 51(1306): 23－33.

[6][9] ASPH Council of Public Health Practice Coordinators. Demonstrating Excellence in Academic Public Health Practice[R]. Washington: Association of Schools of Public Health and the Bureau of Health Professions, Health Resources and Services Administration, 1999.

[7] [14] Institute of Medicine of National Academies. The Future of Public Health [R]. Washington: National Academy Press, 1988.

[8] Public Health Functions Steering Committee. "Public Health in America" Position paper listing the Essential Services of Public Health Practice[R]. Washington: National Academy Press, 1994.

[10] Fee E and Acheson RM. History of Education in Public Health[R]. New York: Oxford University Press, 1991.

[11] Frenk J, Chen L, Bhutta Z A, et al. Health professionals for a new century: Transforming education to strengthen health systems in an interdependent world[J]. The Lancet, 2010, 376(9756): 1923 - 1958.

[12] Thomas Parran, Livingston Farrand. Report to the Rockefeller Foundation on the Education of Public Health Personnel [R]. Rockefeller: Rockefeller Foundation Archives, 1939.

[13] Fee E. Divorce between theory and practice: the system of public health training in the United States [J]. Cien Saude Colet, 2008, 13:841 - 52.

[15] Mays G P, Hogg R A. Expanding delivery system research in public health settings: Lessons from practice-based research networks[J]. Journal of Public Health Management and Practice, 2012, 18(6): 485 - 498.

[16] Glen P Mays. The Public Health PBRN Program: A Status Update [EB/OL]. (2014 - 04 - 07)[2019 - 10 - 10]. http://works.bepress.com/glen_mays/146/.

[17] Winterbauer N L, Bekemeier B, VanRaemdonck L, et al. Applying community-based participatory research partnership principles to public health practice-based research networks[J]. SAGE Open, 2016, 6(4): 215824401667921.

[18] Miner K, Allan S, McKenzie J F. Public Health Training Centers: Strategies for preparing the public health workforce[J]. Health Promotion Practice, 2014, 15(1 Suppl): 5S - 9S.

[19] Hatot, N. J., Sandvold, I., & Azuine, M. PHTC 101: Project management [Webinar]. 2012, HRSA webinar series.

[20] Erwin P C, William Keck C. The Academic Health Department: The process of maturation[J]. Journal of Public Health Management and Practice, 2014, 20(3): 270 - 277.

[21] Erwin P C, Brownson R C, Livingood W C, et al. Development of a research agenda focused on academic health departments[J]. American Journal of Public Health, 2017, 107(9): 1369 - 1375.

[22] Council on Education for Public Health. Accreditation criteria, Schools of Public

Health & Public Health Programs [EB/OL]. (2016－10－01)[2019－10－10]. https://media. ceph. org/wp_assets/2016. Criteria. redline. 4－26－18. pdf.

[23] Bender K, Benjamin G, Carden J, et al. Final recommendations for a voluntary national accreditation program for state and local health departments[J]. Journal of Public Health Management and Practice, 2007, 13(4): 342－348.

[24] Ingram R C, Bender K, Wilcox R, et al. A consensus-based approach to national public health accreditation[J]. Journal of Public Health Management and Practice, 2014, 20(1): 9－13.

[25] Erwin P C, Harris J K, Wong R, et al. The academic health department academic-practice partnerships among accredited US schools and programs of public health, 2015[J]. Public Health Reports, 2016, 131(4): 630－636.

[26] Jacob R R, Baker E A, Allen P, et al. Training needs and supports for evidence-based decision making among the public health workforce in the United States[J]. BMC Health Services Research, 2014, 14(1): 1－12.

[27] McCullough J M. Successful academic-public health practice collaboration: What works from the public health workforce's perspective [J]. Journal of Public Health Management and Practice: JPHMP, 2015, 21(Suppl 6): S121－S129.

[28] Burke E M, Biberman D A. Student practicum as a bridge to governmental public health practice[J]. Public Health Reports, 2017, 132(1): 110－114.

[29] The Public Health Foundation. Core Competencies for Public Health Professionals [EB/OL]. (2020－03－25)[2020－09－10]. phf. org/corecompetencies.

[30] The Public Health Foundation. Council on Linkages Between Academia and Public Health Practice: Strategic Directions, 2016—2020 [EB/OL]. (2016－08－15)[2019－10－10]. http://www. phf. org/programs/council/Pages/Council_Strategic_Directions_2016_2020. aspx.

第 16 章　公共卫生应急

突发公共卫生事件是指突然发生，造成或者可能造成社会公众健康严重损害的重大传染病疫情、群体不明原因疾病、重大食物中毒和职业中毒以及其他严重影响公众健康的事件[1]。近几十年来，美国“9·11”恐怖袭击和炭疽攻击事件，中国严重急性呼吸综合征(SARS)、禽流感和“5·12”汶川地震等突发公共卫生事件频发，建立高效、高素质的卫生应急体系十分重要。临床医学、护理学、预防医学等医学相关专业的学生是突发事件应急处理专业队伍的后备军，他们的素质直接关系到突发事件的处理控制效果。国内外越来越多教育学者认为在医学教学体系下增加公共卫生应急教育十分重要[2-4]。“9·11”后，美国医学院逐步增设公共卫生应急相关课程，经过多年来的不断经验积累和理论创新，已发展到较为成熟阶段，在培养目标、课程内容、实施方式和课程支持体系等方面对中国医学院校开展高质量的卫生应急教育有着非常重要的借鉴意义。

一、基本概念

公共卫生应急教育涉及新发传染病、食物中毒事件、职业病事件、自然灾难事件和大规模伤亡医疗救援等方面的理论知识讲授与实操演练课程。它包括：风险识别、风险评估和风险管理；核心信息的收集、分析与管理；事件的预警、监测和报告；应急预案制定、应急装备与应急响应；沟通和社会心理干预；事件的监督与评价等。

二、发展历程

(一) 萌芽阶段

美国联邦政府应急管理主要由美国应急管理署（FEMA，Federal Emergency Management Agency)负责，其核心任务之一是宣传应急知识、组织应急演练、开展应急人员培训和培养应急专业人才。1995 年 FEMA 推动了“高等教育项目”，开始在各高校推动应急管理课程体系建立。该项目致力于在各州高校增设应急管理专业，但忽视了在传统医学教育中增加突发公共卫生事件应急教学。由于缺乏卫生应急方面的专家、缺少公共卫生应急教材等原因，截至 2001 年，基本没有任何医学院校开设具有应急准备及灾难响应等方面内容的课程[5-6]。据美国医学委员会调查，125 个医学院校仅有 1 个院校提供应急相关培训课程[7]。

（二）创立阶段

“9·11”恐怖袭击后，美国总统布什发布国土安全第8号总统令，特别强调国家应急准备。美国医学院委员会发布声明要求美国的医学院对学生进行全面的公共卫生应急教育，以确保学生掌握应对大规模杀伤性武器或其他公共卫生威胁的能力[8]。学者也不断呼吁在医学相关专业增加公共卫生应急教育。据美国医学委员会调查，截至2002年，125个医学院校中超过半数院校设立了新发传染病和恐怖袭击应急课程[7]。由于没有足够的资源，没有足够的时间发展课程和教材，很多高校教师表示不能很好地准备灾难应急方面的内容[9-10]。此阶段的课程主要偏重于恐怖袭击和大规模杀伤性武器的应急教育，较少涉及其他突发公共卫生事件应急教育，同时也缺乏应急实操和演练。调查显示，统计的美国39所医学院校中只有一所高校有涉及灾难应急实践训练的内容[10]。

（三）发展阶段

2005年，由于缺乏相关准备和救援经验，致使卡特里娜飓风袭击美国南部墨西哥湾沿岸时造成大量人员伤亡。医学界意识到反恐同时全面提高其他突发事件应急能力的重要性。此后开设的卫生应急课程所涉及应急相关的领域越来越广，内容越来越全面，如增加灾难心理、通讯保障、领导及组织行为等方面内容。同年，美国约翰霍普斯金大学公共卫生应急准备中心和蒙哥马利县健康与人类服务中心卫生服务部共同提供了应急准备训练工具——应急准备路线图。通过授课讨论等15项培训活动，让受训者掌握突发事件应急反应的核心能力。美国国家城镇卫生官员协会发布了一个在线桌面演练工具BT Create，该工具可引导用户开发与当地应急相关的训练和演习。随着各种应急模拟工具不断涌现和医学界对应急模拟演练的重视，越来越多的公共卫生应急课程增加了模拟演练内容，教学方式越来越多元化。

表16-1　医学人员应急教育的核心胜任力[13]

胜任力范畴	核心胜任力
1. 准备和计划	1.1 熟练掌握应对所有灾害的城市防灾计划和减灾措施。 1.2 熟练掌握地区、社区和机构防灾计划中各年龄层和不同人群对健康相关的需求和看法。
2. 监测和报告	2.1 熟练掌握灾难或公共卫生应急的监测和快速响应。 2.2 熟练掌握灾难或公共卫生应急中联络系统的运用。 2.3 熟练解决地区、社区和机构应急联络系统中人群存在的文化、种族、宗教、语言、社会经济和健康需求差异导致的问题。
3. 事件管理和支持系统	3.1 熟练掌握国家、地区、州、地方和机构事故指挥和应急行动系统的启动、部署和协调工作。 3.2 熟练掌握灾难支持服务的动员和协调。 3.3 熟练掌握在灾难或突发公共卫生事件中的大规模人员伤亡处理所需具备的卫生系统快速部署能力。
4. 安全与保障	4.1 熟练掌握在灾害或突发公共卫生事件中预防和减轻他人或自身健康和安全风险的手段。 4.2 熟练掌握在灾难现场和避难场所中个人防护装备的选择和使用。 4.3 熟练掌握在灾难现场和避难场所中受污染的伤员清除污染的方法。

续表

胜任力范畴	核心胜任力
5. 临床/公共卫生评估与干预	5.1 熟练掌握在灾害或突发公共卫生事件中分诊系统的使用。 5.2 熟练掌握在灾害或突发公共卫生事件中不同年龄层所有人口可能存在的损伤、疾病和心理健康状态的临床评估和管理。 5.3 熟练掌握在灾难或突发公共卫生事件中的大规模人员伤亡处理。 5.4 熟练掌握用来保护在灾难或突发公共卫生事件中个人和社区健康的公共卫生干预措施。
6. 应急、持续医疗和恢复	6.1 熟练使用应急干预措施。 6.2 熟练使用应急恢复措施。
7. 公共卫生法律与道德	7.1 熟练运用道德、伦理和政策来确保受到灾难或突发公共卫生事件影响的个人及社区获得并使用卫生服务。 7.2 熟练运用法律、法规保护受到灾难或突发公共卫生事件影响的个人及社区的健康和安全。

三、 培养目标

宏观上，美国对医学生开展公共卫生应急教育，是为了进一步提高医务人员的应急水平，使国家、社会公共组织机构以及公众在应对各类公共卫生突发事件时具备预防、准备、响应和恢复的能力，在最短时间内、最大程度上预防和减少各类公共卫生突发事件，从而保障公众的生命财产安全，维护国家安全和稳定。

微观上，从具体的医学生人才培养角度，公共卫生应急教育着重从知识、技能、能力三个层次进行培养，从基本的卫生应急知识入手，提高对各类突发事件风险的认知，能够高效准确地分析灾害发生、持续、演化的规律，增强应对灾害的能力，从而避免和减少灾害的发生，使公众尽快从灾难中恢复。

四、 教育内容

（一）核心胜任力为导向

自 21 世纪初期，美国的医学教育模式逐渐从基于结构和过程化转化为可测量的、基于结果的胜任力为导向[11]。核心胜任力是学科学习的基础，有助于将知识转化为实践，让课程内容更符合社会需求[12]。美国医学会在 2007 年召集了一个专家组，共同建立医学学科人员应急教育的教育框架和核心胜任力[13]（见表 16 - 1）。

（二）公共卫生应急课程

美国医学院校以核心胜任力为导向设立了一系列应急课程。著名医学院校约翰斯・霍普金斯大学公共卫生学院开设了公共卫生应急导论、灾难预防和公共卫生应急预防等综合性卫生应急课程，以及环境卫生相关的公共卫生应急和灾难与心理健康等相对专业性的卫生应急课程；科罗拉多大学公共卫生学院开设了公共卫生应急导论和突发公共卫生事件及灾难应对课程；安舒茨医学院开设了全球卫生与灾难管理、灾害和紧急情况管理政策等课程；乔治华盛顿大学开设了灾难流行病学课程，重点关注流行病学方法在灾害和公共卫生事件中的应用。

不同于上述学校宽松化的课程体系，奥尔巴尼大学公共卫生中心针对不同年级的学生设计了多层次的应急课程学习体系：大二介绍恐怖袭击、灾难预警和公共卫生相关概念和内容；大三增加创伤后应激障碍、休克、癔症等心理健康问题的认识和解决方法；大四讲述诊断和治疗相关的内容，如检伤分类法和急诊室分诊方法[14]。

针对已经掌握基础医学、临床医学、预防医学、护理学等知识的大四学生，美国部分学校在卫生应急课程中加入应急灾难模拟，在模拟前会先进行卫生应急相关理论讲授。纽约长岛大学在卫生应急的演习前先进行包括应急、管理和大规模伤亡事件的概念以及缓解、准备、响应和恢复 4 个阶段内容的讲授[15]。埃默里大学开展应急灾难模拟前首先讲授应急准备、灾难计划和应急支持功能等内容[16]。

五、 课程实施方式

美国各大高校医学学科的卫生应急课程实施方式从传统式课堂讲授，逐渐转变为多元化教学，即将课堂讲授、在线课程、项目式学习、案例研究与讨论等方式相结合，着重在课程中引入演练。通过模拟突发公共卫生事件现场情景，让学生展开讨论和实践活动，练习各种应急角色和职能，从而获得更多实际技能和经验。根据 FEMA 与哥伦比亚大学联合开发的《突发公共卫生事件演练手册》，演练分为讨论型演练和实践型演练。其中，讨论型演练包括主题研讨和桌面演练；实践型演练包括操练、功能演练和全方位演练。主要的演练形式为桌面演练、操练和功能性演练。

（一）桌面演练

桌面演练以讨论为主，学生针对模拟的突发事件发生场景讨论相关问题和程序。拉塞尔大学在卫生应急课程中加入应急模拟桌面演练，演练包括应急准备介绍、前期讨论、学生角色分工、现场模拟练习和情景模拟后反馈，主要模拟志贺氏菌、大肠杆菌 0157:H7 和弯曲杆菌等传染病暴发的情景。学生根据情景模拟不同学科的公共卫生应急人员、领导人员和伤员角色，整个过程由学生自发主导[17]。

（二）操练

操练主要是对卫生应急所涉及的各项技能练习，常用于练习或测试应急相关的某项具体操作。纽约长岛大学在理论学习后组织学生到合作的医疗中心急诊部门进行灾难分诊和隔离的操练，包括受到化学袭击造成大规模爆炸、集体出游后部分人群出现肺鼠疫症状和对一群可能感染传染性病毒患者的分诊和隔离的情景模拟，学生按要求扮演应急人员和患者来练习分诊和隔离程序[15]。

（三）功能性演练

功能性演练重点关注模拟突发事件发生前、发生中以及发生后的各个阶段，参与人员在

充满压力和紧张的场景下基于角色和职责进行决策、协调、控制和相互配合情况。随着“互联网+”的发展，交互式模拟和3D虚拟仿真技术逐渐引入到功能性演练中，学生能更直观、更全面地感受突发公共卫生事件的场景，获得更好的演练效果。奥尔巴尼大学针对护理专业、公共卫生专业和心理学专业的学生进行了跨学科应急模拟教学。所有学生在模拟前通过讲座、网上学习、计算机辅助教学和观看视频等学习活动，了解防灾准备的知识，然后进行校园爆炸事件的应急模拟，学生根据自身学科特点进行角色选择和讨论，分别扮演应急人员、领导人员和伤员[14]。埃默里大学和辛辛那提大学的应急课程加入了3D虚拟仿真模拟训练，学生在虚拟仿真实验室，通过仿真软件体验灾难发生情景，并通过扮演受伤者、医务人员和现场人员参与现场工作，研究表明演练能明显提高学生的核心胜任力。它不仅可使受教育者牢固掌握卫生应急的知识，而且能提高其公共卫生事件应对的实际技能[16,18]。

六、 课程支撑体系

（一）课程资源

美国公共卫生应急相关的教学资源和阅读材料十分丰富，涵盖诸多方面。政府部门和相关国家机构颁布了一系列指导性文件，如FEMA颁布了《应急管理响应原则》《应急响应计划》《国家应急事件支持手册》《应急通讯技巧》；卫生署颁布了《公共卫生应急指南》等。此外，国家应急训练中心学习资源中心、国家突发事件管理系统资源中心和国家应急框架资源中心也为美国医学院校的教师和学生提供大量的课程资源。美国国家医学图书馆在网上提供灾难虚拟仿真训练资源。乔治华盛顿大学国土安全办公室也在网上发布一系列大规模伤亡事件应急模拟在线游戏。

同时，美国学者每年都出版大量公共卫生应急类书籍，为学生提供丰富的阅读材料，如Suzet和Mary编写的《公共卫生应急准备》(2018)、Mauricio和Howard撰写的《灾害和大规模伤亡事件：对长期和突发事件的防备和应对》(2018)、Rebecca和Jim编写的《公共卫生管理要点》(2018)、Chloe和Andy编写的《卫生应急准备和反应》(2016)、Girish和Jeffrey编写的《突发公共卫生事件：准备和应对》(2010)等。

（二）师资

美国卫生应急相关的教师队伍遵循专兼结合。所有在职的教师按照FEMA要求必须满足一些基本条件才能进行课程教授，如拥有应急相关专业的博士学位、3－5年的专业执教和相关研究和实践经验等。而兼职教师部分来自政府部门工作人员，部分来自长期从事应急实践的专家，他们不仅有深厚的理论知识，而且有大量的应急实践经验。总体来说，美国公共卫生应急的师资队伍素质高、经验丰富，不断推进公共卫生应急的人才培养。

（三）硬件资源

美国医学院校具有比较完善的应急教育硬件资源。院校都设有应急资源的图书馆或资源库，部分学校还设有应急模拟演练和虚拟仿真实验室以支持学生进行应急准备、危机决策、应急响应等数字化模拟演练。此外，学生还可利用地方政府应急管理培训基地、红十字会和社区进行实践演练,将理论与实践联系起来。

总体来说,课程资源、师资和硬件资源组成了丰富而完善的支撑体系,有力地推动了美国公共卫生应急教育的建设和发展。

七、借鉴与启示

随着中国对公共卫生应急的重视,部分医学院校也相继开设相关课程[19-20]。但就目前来说,现有的卫生应急课程还不能满足学生对公共卫生事件应急能力培养的需求。美国医学院校在建立公共卫生应急相关课程方面做了不少工作,卫生应急相关课程和支撑体系较为成熟,可为中国医学院校开设高质量的卫生应急课程提供借鉴。

(一) 以核心胜任力为导向,建立多元化的课程实施方式

中国医学院校卫生应急课程主要还是采用课堂授课方式,课程实施手段单一。学生少有机会将理论知识应用到实践中去。调查显示学生普遍觉得系统学习较少,特别缺乏实践培训经验[21]。中国应该借鉴美国的培养方式,着重"知识、技能、能力"三个层次的培养,以核心胜任力为导向,改进卫生应急课程的实施方式,在教学过程中采用实验教学和情景模拟演练等手段。实验教学将理论与实践结合起来,不仅能帮助学生更好地理解理论知识,而且能提高学生的应急能力和水平;而情景模拟演练能直接将知识应用于实践,帮助学生熟悉不同卫生应急的流程,提高学生实际操作的能力。

(二) 促进跨学科的互动

中国医学院校应借鉴美国经验开设跨学科的公共卫生应急课程,并进行跨学科的卫生应急演练。通过与不同学科的深层次合作,使学生更好地理解其他学科在突发公共卫生事件中的职能和关键作用,在以后工作中能更顺畅地与其他学科的应急人员合作。

(三) 重视教学资源共建共享

目前,中国医学院校公共卫生应急课程的师资多为专职教师,缺乏卫生应急及现场响应实际经验;公共卫生应急方面的教材偏少且更新速度慢,特别是应急技能训练类教材,影响教育教学质量和学生的应急能力训练。

因此,中国应该从制度和经费上对公共卫生应急课程的师资队伍建设给予倾斜,大力引进有实际经验的专任老师,聘请公共卫生应急机构一线技术人员担任兼职老师,加大对教材、教学实验、体验式实验、虚拟仿真实验、数据库建设等方面的投入,加强在线课程、情景模拟及演练评估软件的开发。通过政府、教育部门和高校的共同努力建设高水平的卫生应急教学资源体系,推动中国卫生应急教育的发展。

参考文献

[1] 国务院. 突发公共卫生事件应急条例[EB/OL]. (2011-01-08)[2019-10-10]. https://baike.so.com/doc/5901703-6114603.html.

[2] Mcsweeney-Feld MH, Nelson HW, Whitner W, Engineer CY. Emergency Preparedness Content in Health Care Administration Programs: A Decade Later [J]. Journal of Health Administration Education, 2017, 34(1): 85 - 102.

[3] Ranse J, Lenson S, Aimers B. Black Saturday and the Victorian Bushfires of February 2009: A descriptive survey of nurses who assisted in the pre-hospital setting[J]. Collegian, 2010, 17(4): 153 - 159.

[4] Balicer R D, Omer S B, Barnett D J, et al. Local public health workers' perceptions toward responding to an influenza pandemic[J]. BMC Public Health, 2006, 6(1): 1 - 8.

[5] Weiner E E, Irwin M, Trangenstein P A, et al. Emergency preparedness curriculum in nursing schools in the United States[J]. Nursing Education Perspectives, 2005, 26(6): 334 - 339.

[6] Jennings-Sanders A, Frisch N, Wing S. Nursing students' perceptions about disaster nursing[J]. Disaster Management & Response, 2005, 3(3): 80 - 85.

[7] Cassoobhoy M, Wetterhall S F, Collins D F, et al. Development of an interactive bioterrorism and emerging infections curriculum for medical students and internal medicine residents[J]. Public Health Reports (Washington, D. C. , 2005, 120(Suppl 1): 59 - 63.

[8] Association of American Medical Colleges. Training future physicians about weapons of mass destruction: Report of the Expert Panel on Bioterrorism Education for Medical Students [M]. Washington, DC: American Association of Medical Colleges, 2003.

[9] Weiner E E, Irwin M, Trangenstein P A, et al. Emergency preparedness curriculum in nursing schools in the United States[J]. Nursing Education Perspectives, 2005, 26(6): 334 - 339.

[10] Houser S H, Houser H W. Are we preparing health services administration students to respond to bioterrorism and mass casualty management[J]. The Journal of Health Administration Education, 2006, 23(2): 169 - 180.

[11] Guerrero A P S, Beresin E V, Balon R, et al. The competency movement in psychiatric education[J]. Academic Psychiatry, 2017, 41(3): 312 - 314.

[12] Galunic D C, Rodan S. Resource recombinations in the firm: Knowledge structures and the potential for schumpeterian innovation [J]. Strategic Management Journal, 1998, 19(12): 1193 - 1201.

[13] Subbarao I, Lyznicki J M, Hsu E B, et al. A consensus-based educational framework and competency set for the discipline of disaster medicine and public health preparedness[J]. Disaster Medicine and Public Health Preparedness, 2008, 2(1): 57 - 68.

[14] Hutchinson S W, Haynes S, Parker P, et al. IMPLEMENTING a multidisciplinary disaster simulation for undergraduate nursing students [J]. Nursing Education Perspectives, 2011, 32(4): 240 - 243.

[15] Ireland M, Ea E, Kontzamanis E, et al. Integrating disaster preparedness into a community health nursing course: One school's experience[J]. Disaster Management & Response, 2006, 4(3): 72 - 76.

[16] Kaplan B G, Connor A, Ferranti E P, et al. Use of an emergency preparedness disaster simulation with undergraduate nursing students[J]. Public Health Nursing, 2012, 29(1): 44 - 51.

[17] Morrison A M, Catanzaro A M. High-fidelity simulation and emergency preparedness[J]. Public Health Nursing, 2010, 27(2): 164 - 173.

[18] Farra S, Miller E, Timm N, et al. Improved training for disasters using 3-D virtual reality simulation[J]. Western Journal of Nursing Research, 2013, 35(5): 655 - 671.

[19] 姜凡晓，职心乐，刘欢，等. 预防医学教学体系下公共卫生事件应急管理课程的设置[J]. 科技创新导报，2014，11(17)：95 - 96.

[20] 刘艳超，迟宝峰，李娜，等. 预防医学本科专业开设公共卫生应急实验课程的探索及效果评价[J]. 卫生职业教育，2019，37(4)：69 - 71.

[21] 江淑聘，谭益冰，葛泳兰，等. 医学院校大学生灾难医学教育的现状调查[J]. 中国高等医学教育，2013(11)：36 - 37.

第 17 章　公共卫生创业

一、社会创业教育

创业不是做生意、商业化或金融的同义词。它是一种思考的方式，包括改变、冒险、竞争和将一个好主意变成现实的不确定性[1]。其中，社会创业（也称公益创业）教育是有关社会创业的教育教学活动的总称，是创业教育的继承和发展[2]。广义上的社会创业教育，是指使人掌握创造社会与经济双重价值所需要的精神、知识、技能和方法的过程。狭义上的社会创业教育是指学校为培养社会创业者所进行的教学活动。事实上，社会创业教育与商业创业教育在培养目标、教学对象、师资要求、课程模块设置、常用教学法等方面体现出诸多差异。社会创业教育的特性体现在目标多重性、对象广泛性、内容双元性、方法实践性等方面。

社会创业教育注重高校在解决社会重大问题中所承担的重要使命，强调培养学生的社会责任感，引导学生关注现实问题，培养其用创业思维与行动解决社会问题的能力[3-4]。进入 21 世纪后，社会创业教育在美国、英国、印度等国家得到较快发展[5]。尤其是美国，从 2005 年开始，高校社会创业呈现出从商学院向全校扩散的趋势。到 2011 年，美国已有 148 所高校提供社会创业的证书项目、专业或第二学位。例如，耶鲁大学的社会创业教育项目以遍布校园的跨学科创新中心如工程创新与设计中心、生物医学与介入技术中心、商业与环境中心、创新健康中心、临床研究中心等为基础，引导学生关注公共卫生、教育不公平、环境挑战、贫困等问题。此外，根据《美国创业教育全国调查报告 2012－2014》，在参与调查的美国高校中，40％的学校提供专门的社会创业课程，学位项目涵盖从本科主修到博士项目各个层次。目前，清华大学、北京大学、复旦大学、上海财经大学、山东大学、温州大学等校都建立了社会创业平台，探索社会创业实践[4]。这就需要借鉴国际经验，并结合我国社会发展的现实问题，引导学生为社会问题提供经济的、市场导向的解决方法，培养学生的社会责任感。

二、社会创业教育的问题

社会创业教育模式的研究，脱离不开创业教育所存在的系列问题。这集中体现在创业教育的理念、课程体系和创业实践三个方面[4]。理念的认识模糊，可通过构建的课程体系和创业实践过程中所出现的问题体现出来。

（一）创业教育的课程体系问题

中国创业教育课程体系建设源于美国。这体现在两者课程体系的相似方面：课程设置源于创业教育的兴起，且与世界经济发展和就业形势有着密切联系；课程设置内容都包含创业意识类、创业知识类、创业能力素质类和创业实务操作类等内容，且采取必修课与选修课的形式；课程设置目标都是为了培养学生的创业意识、创业知识和实践能力，实现个人价值，并最终以创业带动就业，成为推动经济社会发展的主动力之一。此外，中美两国对高校创业教育课程设置的科学化与体系化建设皆采取鼓励与支持的态度。

但是，通过中美高校创业教育课程体系的比较，我们发现我国现存的创业教育课程体系有以下几个问题[4,6]：

1. *课程普及程度* 美国从初等教育到高等教育普遍开设了创业教育课程，很多高校开设了创业学专业，可授予学士、硕士、博士学位，普及化程度较高。而我国的创业教育主要集中在高校，且也只有部分院校开设了创业教育课程。

2. *课程类型* 美国高校创业教育课程分为创业意识类、创业知识类、创业能力素质类和创业实务操作类 4 种类型，按照实施的场所可分为正式课程和非正式课程。而中国高校的创业教育课程主要包括基础课程、专业课程和实践课程 3 种类型，基础课程以选修课的形式进行，专业课程主要是商学院和管理学院的必修课，很少有高校开设系统的创业教育核心课程体系，重理论学习，轻实践锻炼。

3. *课程模式* 美国高校的创业教育课程模式主要分为聚焦模式和全校性的创业教育课程模式两大类，其中全校性的创业教育课程模式又可分为磁石模式、辐射模式和混合式。而我国高校的创业教育课程模式单一，大部分高校借鉴美国的磁石模式，即在商学院或管理学院面向全校本科生开设统一的选修课程，了解创业知识和理论，很少有学校将创业教育课程与专业教育课程相结合。

4. *课程体系* 美国高校创业教育课程体系有着科学合理的理论课程体系和丰富完善的实践体系。中国高校的创业教育课程虽然也有实践体系作支撑，但比较注重理论知识的传授和讲解，重在培养学生的创业意识和创业精神。

5. *师资力量* 美国高校的创业教育师资既包括该领域的专家学者，又涵盖许多企业家和创业者。我国创业教育起步较晚，授课教师多是“半路出家”又“身兼数职”，教师自身缺乏实践经验和创业经历；同时，高校和企业联系相对较少，只有少数教师是行业、企业的专家，师资力量相对薄弱。

（二）创业教育的创业实践问题

中美大学生创业实践的初步比较，可以看出我国大学生创业实践能力培养存在着目标不够明确、培养内容不够清晰、培养途径比较单一、培养效果不显著等问题[7-9]。这突出表现在：

1. *创业教育理念的差异性* 美国创业教育理念的价值取向是造就最具革命性的一代，这是一种以开发人力资源为导向的教育创新理念。我国部分高校创业实践能力培养理念不够清晰，仅把创业教育当作教学任务来完成，带有提高就业率的功利性色彩。

2. *培养模式和途径比较* 美国高校创业教育模式围绕有效的创业项目导出机制展开，如创建孵化器和科技园，为拥有评价较好的创业计划的大学生提供各种帮助，为学生创业尽可能地创造条件。我国高校大多强调增加创业实践教学环节，建立创业实践中心、创业

实践基地。

3. 师资来源比较　美国创业实践能力培养师资队伍来源比较广泛，包括高校培训过的教师以及具有创业背景的专业人士参与。我国师资以专业教师为主，辅以部分行政人员或辅导员，这些教师多数缺少创业经验。一些高校虽聘请客座教授和企事业单位的实践导师，但没有真正形成有效指导大学生创业实践的常规管理体系。

4. 与企业的关系比较　在美国，企业界为高校的创业教育提供大量的实习岗位和实践指导人员，包括基金会在内的一些社会组织积极资助创业教育中心或者组织创业教育实践教师力量，成为高校创业教育的重要合作伙伴。在中国，高校和企业关系比较松散，在培养创新创业人才方面的互动较少，高校在创业教育过程中起主导作用，企业参与的机会少，主动性也不够。校企合作深度不够，可实施的创业合作项目的链接存在诸多障碍，企业对大学生创业实践能力培养真正提供的资源有限。

5. 开展的典型活动比较　开展创业计划大赛是创业实践能力培养的典型活动。美国拥有全球顶级的创业大赛活动，通过竞赛，一些大学生对具有较好市场前景的新产品制定相应的创业计划可行性报告，并说服风投出资或入股创办公司，诞生了一批新企业。中国高校举办大学生创业竞赛，诸如校园创业计划大赛、"挑战杯"中国大学生创业计划竞赛等，积极推动了我国高校创业竞赛的开展。但是，我国的创业大赛和美国相比，投入较少，普及不够，优秀成果走出校园实现成果转化的较少。

本研究的实证研究，通过学生和教师以及职业人员的问卷调查、访谈，集中体现了师生对创新创业的认识误区，在国家大众创新、万众创业的背景下，师生对创新创业的意义和核心概念理解不足，进而影响到创新创业的实践行动。调查也发现，学生的社会创新创业意识强调个人发展，忽视社会责任意识。另外，社会支持体系不足。

究其原因，涉及政府、高校、师生对创新创业教育的理念认识差异性：

(1) 美国教育强调开放和服务学生，学生将自己的创业计划付诸行动的可能性较大；中国教育相对封闭且行政化色彩较重，学生过于重视学习过程，忽视了学习目的，多数学生善于学习书本知识，但缺乏社会适应能力与创新和冒险精神。

(2) 美国高校创业教育起步较早，创业环境相对成熟，创业可行性相对较高；中国许多大学生对创业只是构思一个大致的方向，对产品定位、商业模式、投入产出等认识比较模糊。

(3) 美国高校创业教育是典型的"市场驱动"发展模式，市场导向和社会实际需要是美国高校教育改革及创业教育创新的重要推动力；中国许多大学生参加创业大赛的目的并不是为了真正开展创业，而是为了增加工作经验和结识工商业精英，为毕业后谋得一份理想工作增加筹码。

三、 美国社会创业教育

(一) 大学层面的社会创业模式

哈佛大学是美国高校社会创业教育的典型代表[10]。为了培养创业时代的全球领袖，哈佛大学通过举办社会创业大赛、构建社会创业实践项目、建立跨学科学生社团等众多举措推动社会创业教育发展，成为全球社会创业教育的标杆。随后，斯坦福大学、哥伦比亚大学、杜克大学、UCLA 等美国著名高校也纷纷加入社会创业教育的行列，形成了美国大学层面的社会创业模式。此外，美国明德学院是一所私立文理学院，成熟的社会创业教育模式与完整的社会创业教育体系使它在创业型文理学院中脱颖而出。现以几个大学为例来阐述其社会创业模式的培养路径。

1. 构建多样化的社会创业课程体系[8-10]

20 世纪 90 年代中期，哈佛大学成立社会企业发展中心。格雷格·迪斯教授在商学院首开社会创业课程《社会部门中的创业》。在课程设置上，哈佛大学将社会创业课程渗透于学科与专业学习，以培养学生的社会责任意识和创业性思维为重点，体现出创业与专业融合的特征。商学院将原课程范畴拓宽到其他社会科学领域，如能源、教育、卫生等，形成以社会问题和创新管理为核心的课程内容。如商学院开设的“教育中的创业与技术创新”课程，从美国基础教育改革的国际与国内背景出发，探讨如何将商业准则、技术创新管理方面的知识应用到 K-12 教育改革中，以创新的方式促进教学效果的提升和学校形象的重塑。从整体上看，哈佛大学社会创业教育课程设置具有以下几个明显特点：社会创业课程设置既以社会实践需求为导向，又以学科交叉方式冲破传统的学科界限；既强调大学生的社会情怀，又关注学生的创业能力；既重视大学生创业思维的训练，又关注其社会问题解决的专业素养提升；既继承原有的专业教育传统，又融入新的创业教育精神。

UCLA 面向全校学生开展了类型多样的创业教育。本科生将有机会参与如何将观念、想法转变为商业计划的创业实践，以及安排他们向有经验的发明家和创业家学习。博士后、博士生和优秀的硕士生都将有资格学习创业相关课程，该课程为他们提供创业的实践经验，使他们学习如何恰当地描述一个需求，如何发展商业计划，如何提出美国临时专利申请等。另外，博士后将有机会参与创业各阶段的实习，为期一年或更久，从而使他们获得创业经验并和有思想的创业家面对面交流。

明德学院将社会创业教育融入博雅教育的大背景之中，主要开设了七门社会创业课程，分别是“明德核心课程”“社会和个人”“企业、社会创业和博雅教育”“设计实验室：产生创新”“设计、合作、管理和创新”“管理和企业”“明德创业者”[11]。这些课程都强调理论性和实践性相结合的原则，重视培养学生社会创业所需的技能和创业心态。此外，学院社会创业中心还开设一些辅助性创业课程，如独立研究、独立项目等，旨在构建社会创业教育与文理教育之间的联系和融合，促进学生从更广泛的视角理解社会创业概念。

2. 主办社会创业竞赛和相关创业活动

除课程教学外，开展不同形式的创业活动也是创业教育不可或缺的重要组成部分，它可以弥补学生在课程学习过程中实践经验的不足，为理论运用到实践之中提供更多的演练机会。

“来自校长的挑战”项目是哈佛体验式学习的典型项目，受到全球广泛关注。哈佛大学校长福斯特每年遴选五个全球性社会问题，鼓励全校学生进行跨学科合作，设计创新解决方案，以创业的形式消除或者缓解阻碍时代进步的全球难题。“来自校长的挑战”项目面向全校开放，形式是训练与竞赛相结合。哈佛大学创新实验室近年来还设立了“来自院长的挑战”项目，如来自院长的文化创业挑战、设计挑战、运动创新挑战、食品安全挑战等。这些挑战项目皆以解决社会复杂问题为关注点，鼓励学生设计社会创业方案，破解时代难题。一系列挑战赛已成为哈佛大学推广全校性社会创业体验学习的标志性项目。

UCLA 的学生创业社团很多，但安德森商学院的创业者协会是其中最具有代表性的一个，它是培养创新精神和创业实践的绝好舞台。它会为你提供强大的校友网络、创业家资源以及运用和磨炼创业技巧的机会。协会每年组织至少 150 次以上的相关活动(每周有 3～5 个)，比如风险投资的系列演讲、亲临工厂实践、参观公司、和创业成功人士私人用餐，以及一项世界级的创业计划大赛和每年的年终会议等，还为学生提供许多进入洛杉矶地区的初创企业里创业实习的机会以及一些相关的网络活动。

明德学院以社会创业中心与博雅教育创造力和创新项目为依托开展了灵活多样的创业教育项目和活动，如社会创业中心的益创者/本科生培训计划、大使团项目和博雅教育中的社会创业论坛、博雅教育创造力和创新项目中的戴维斯和平项目、明德挑战赛等，为学校的学生、校友、同行文理学院的学生以及社区成员提供将社会创业想法付诸行动的机会[11]。学校通过组织各种创业竞赛与活动，为有创业意向的学生提供必要的资金、办公空间和专业指导，帮助学生实现自己的创业想法。

3. 组建跨学科的社会创业教育教师队伍

创业教育教师的指导对学生的创业而言至关重要，他们承担着授业解惑以及培养学生的创业思维、技能的职能。教师不仅需要具备创业知识，更需要熟悉社会公共事务的发展；社会创业更注重扩大创业项目的社会影响力，教师需要培养学生申请获得政府和公益组织资助的技巧和能力；教师需要在教学过程中经常使用社会调研、服务学习的教学方法，从而有助于学生更加多面和深入地学习社会创业。

明德学院的社会创业教育拥有跨学科的专业化师资队伍。以“明德核心课程”项目的教师团队为例，它采取专兼职相结合的形式，由校内 8 名全职教师和校外 55 名兼职教师（导师）组成了一支高素质的教师队伍[11]。学校将最优秀的社会创业专业人士扩充到教师队伍中，构建了强有力的专业化社会创业教育教师队伍。

4. 搭建社会创业教育的组织保障

组织架构与机制是创业教育有效运行的重要保障[10]。为了推进社会创业教育，哈佛大学构建了由学校、政府、企业、社区、基金会、媒体等利益相关者组成的社会创业教育共同体。在学校内部，学校有关科研与教学组织、专业学院、学生社团等共同参与全校性社会创业教育。在社会创业教育共同体中，“哈佛大学社会创新联盟”和“哈佛创新实验室”是两个标志性组织，在推动各个社会创业实施单位的交流、协调与合作中发挥了重要作用。

UCLA 开展创业教育和创业活动的实质性机构和场所，主要包括创业顾问委员会、国家实验室、独立附属研究院和各大学院。各学院间紧密合作，通过多学科交叉的教学方式为在校生的创业实践提供基础理论知识。多学科交叉有利于开辟新行业，在创业领域中拔得头筹。UCLA 投入大量资源建立这种教学计划，并将创业观念深入到每一门相关的课程中，包括生物技术、能源、通讯、金融等课程。

明德学院社会创业中心是学校开展社会创业教育的中心枢纽机构，它构成了学校不断增长的社会创业教育全球网络中心，旨在与非政府组织、政府机构、企业和基金会一道共同致力于创造21世纪的解决方案[11]。明德蒙特利国际研究所成立的社会影响力学习中心致力于增加学生参加社会创业新领域的机会，并通过学术、体验学习机会和行动研究影响投资。社会影响力学习中心与社会创业中心建立起密切的合作关系，共同致力于将理论与实践相结合、社会创业教育与文理教育相融合。

（二）学院层面的社会创业模式——公共卫生创业

学院层面的社会创业模式主要以公共卫生创业为主。公共卫生创业是把它的事业根植于健康促进、疾病预防、卫生保健服务和社会健康的决定因素中[12]。理想的教育是基于公共卫生实践领域，与在商业和相关领域具有专业知识、经验丰富的企业家和教师合作。“创新的健康耶鲁”是最早提供创新与创业学习机会来促进健康的培训机构[13]。通过这种培训，学生在商业和公共卫生上同时获得相应核心胜任力，更为学生的创新能力和领导力奠定良好基础。

这里以密歇根大学公共卫生学院为例。该学院在全美公共卫生学院排名第四，该学院专门设置网站用于提供创新和社会创业平台[14]。核心是把科学研究成果转化为行动，用于预防疾病和促进人群健康。其社会创业教育的实施路径如下：

1. 学生层面

(1) 专有课程：PUBHL TH622 公共卫生创业与创新。课程 Entrepreneurship and Innovation in Public Health 邀请来自区域和全国的专家，分享把一个想法发展为创业公司的导论课程。这门课的前提是为了提高公众的健康，需要创造一个新的经济——公共卫生经济。为了发展公共卫生的新商业模式，需要了解创新在商业中的作用以及具体的创业文化。从融资、法律和发展最小可行的产品到销售和引导一代人，课程的特点是每周的客座讲师将提供他们在这个课程中重点领域的专业知识。该课程面向任何对创业、社会创业和公共卫生感兴趣的本科生或研究生。

每周的主题：第一周，设计-公共卫生；第二周，商业模式；第三周，建立创始团队；第四周，客户获取、销售和发布；第五周，法律和金融问题；第六周，扩大你的业务。

其中，第二周，商业模式的核心问题包括：你创新的正确商业模式是什么？如何充分利用客户发现机会？什么是最小可行产品？你如何辨别顾客的痛点？

第三周，建立创始团队的核心问题包括：管理各种团队需要哪些技能？你如何组织你的顾问委员会？如何利用社区资源？你如何组织你的创始团队结构？

第四周，客户获取、销售和发布的核心问题包括：你如何制定计划，确定有资格的潜在客户？引导一代(lead generation)的基本知识是什么？你如何获得客户？如何向客户提出正确的问题？你如何与客户进行试谈？你如何成功地启动你的企业？

第五周，法律和金融问题的核心问题包括：不同的实体结构以及结构如何影响运营和投资？金融语言，与创业相关的关键金融概念，以及支持创新增长所需的模型和工具。启动营利性或非营利项目的财务要求，包括财务选择的介绍、推出的财务需求和通过规模和退出的金融驱动因素。

第六周，扩大你的业务的核心问题包括：成为一个可扩展的企业意味着什么？扩大公司规模需要注意：为增长创造团队，扩大生产规模、促进增长、管理现金流来支持扩大规模。

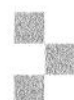

(2) 创新创业行动竞赛：利用本校学生的才智来解决现实世界中的问题。历经三年，竞赛从最初的公共卫生焦点覆盖到整个教育。项目让学生们在一个支持性的环境中拥有一个创新的工具包，他们将创新和社会创业中的新技能与他们的创造力和激情结合在一起，从而产生影响。通过为期5个月激烈的跨学科经历，学生团队将经历：发明、设计和管理创新；与来自校内外的学生见面，接触新的概念，加深对公共卫生和教育需求的理解；通过模块-项目的体验学习框架，磨练创新和创业技能；在创新、社会创业和公开演讲中获得新技能；充分发展个人的想法，并把它推销给一个创新和社会创业的专家小组；竞争现金奖励最高可达1万美元。

2. 教师层面

加强教师的创新创业理念、知识和能力培训；推动教师把科研成果转化成教学成果；鼓励教师带领学生进行创新和社会创业。同时，积极聘请创新创业领域的知名专家来院授课和指导学生创业实践。

3. 学院层面

2011年秋天，密歇根大学公共卫生学院院长发起一个计划，用于探讨学院加强创新和社会创业的培养路径。这一过程始于公共卫生领域的外部专家和领导者的观察，并通过教师、教职员工和学生之间的持续讨论，形成一份最终工作报告《Innovation at UMSPH. Directions for the University of Michigan School of Public Health》。

该报告的核心是：实施课程创新；创建一个创新组织；将教学、研究和服务等领域的观点整合；关注公共卫生领导力和支持基于证据的政策；缩小科学-实践-政策间的差距；开发新的商业模式支持学院的工作与创新；认识并展示学院的价值。

4. 创新企业和工具

密歇根大学公共卫生学院研发了很多健康工具，为人群健康提供服务。① iCON App，其目标是帮助密歇根东南部参与者获得健康和社会服务，降低他们的艾滋病患病风险。参与者定义和实现个人目标，通过满足他们独特需求的服务来实现他们的价值观和挑战。② 肺癌筛查决策帮助器，是基于网络的肺癌筛查决策帮助软件。它的目的是帮助个人和从业者在肺癌筛查方面做出决策。③ Purpose App，是一种简单、有趣的工具，用于指导人们的日常生活。④ 前列腺癌计算器，针对当地前列腺癌病人设计，指导病人接受外部辐射治疗，或者指导局限性前列腺癌病人进行放射治疗，该计算器将提供疾病进展的预测。

(三) 启示

结合大学和学院两个层面的社会创业模式分析，二者均具有的特征是：构建多样化的社会创业课程体系、主办社会创业竞赛和相关创业活动、组建跨学科的社会创业教育教师队伍。而在大学层面，还要搭建社会创业教育的组织保障，以形成全方位、全周期的社会创业生态系统。

四、 中国社会创业教育

目前，我国部分高校开始推动社会创业教育。2007年，中国公益创业(社会创业)研究中心落户湖南大学；2009年，清华大学举办了首届“北极光杯”公益创业挑战赛；2013年，浙江大学首次尝试开设了社会创业短学期实践课程;2014 年,由共青团中央等单位举办的“挑战杯”中国大学生创业计划竞赛更名为“创青春”全国大学生创业大赛,将公益创业纳入大赛,为推广社会创业理念,推动社会创业教育发挥了促进作用[9]。

从学院层面的创新创业研究还处于起步阶段,如何把创业教育与专业教育有机的融合仍需要结合中国国情进行积极的探索。

参考文献

[1] Austin J, Stevenson H, Wei-Skillern J. Social and commercial entrepreneurship: Same, different, or both? [J]. Entrepreneurship Theory and Practice, 2006, 30(1): 1-22.

[2] 李玲，舒非. 中美比较视野下的社会创业教育发展机制初探[J]. 教育研究与实验，2012(5): 53-56.

[3] 倪好. 高校社会创业教育的基本内涵与实施模式[J]. 高等工程教育研究，2015(1): 62-66.

[4] 黄兆信，赵国靖. 中美高校创业教育课程体系比较研究[J]. 中国高教研究，2015(1): 49-53.

[5] G. Page West III, Elizabeth J Gatewood & Kelly G. Shaver. Handbook of University-Wide Entrepreneurship Education [M]. USA: Edward Elgar,2009.

[6] 梅伟惠，徐小洲. 中国高校创业教育的发展难题与策略[J]. 教育研究，2009，30(4): 67-72.

[7] 向东春，肖云龙. 美国百森创业教育的特点及其启示[J]. 现代大学教育，2003(2): 79-82.

[8] Wei YP, Yan JY, Wang Y. Research on Docking Path of Entrepreneurship Education and Entrepreneurial Practice. Advances in Education Research, 2014, 54:377-382.

[9] 许广永. 中美大学生创业实践能力培养比较及启示[J]. 教育评论，2016(3): 93-96.

[10] 戴维奇. 美国高校社会创业教育发展轨迹与经验[J]. 比较教育研究，2016，38(7): 37-41.

[11] 黄兆信，卓泽林. 美国明德学院的社会创业教育及其启示[J]. 高等教育研究，2019，40(1): 103-109.

[12] Hernández D, Carrión D, Perotte A, et al. Public health entrepreneurs: Training the next generation of public health innovators[J]. Public Health Reports, 2014, 129(6): 477-481.

[13] Yale University. Innovate Health Yale: a program in social impact and entrepreneurship [EB/OL]. (2014-06-16)[2019-10-10]. http://innovatehealth.yale.edu/index.aspx.

[14] School of Public Health, University of Michigan. Research and Education [EB/OL]. (2018-10-25)[2019-10-10]. https://sph.umich.edu/innovation/.

第 18 章　虚拟仿真实验

突发公共卫生事件的不断涌现，促使全球公共卫生领域关注应急准备和应急反应能力。传统教学模式以教师为中心，传授书本知识为主。优点在于教师组织、监控整个教学活动，促进师生的交流;不足在于忽视学生的认知主体作用,不利于创新思维和创新能力的培养。虚拟技术在医学教学领域的广泛使用，成为传统教学模式的有益补充。学院在 2013 年开始致力于突发公共卫生事件虚拟仿真研发,从 2015 年的 1.0 版升级到 2018 年的 2.0 版。本章主要针对虚拟仿真实验,特别是公共卫生领域的虚拟仿真实验现状进行分析,然后对研发的突发公共卫生事件虚拟仿真软件进行自我剖析。

一、 虚拟仿真实验

虚拟仿真实验是依托虚拟现实、多媒体、人机交互、数据库、网络通信等技术,构建教学目的的教学活动。公共卫生与预防医学类虚拟仿真项目占有重要的地位,它与大健康、大卫生的理念紧密相关,为实施健康中国战略、保障国家公共卫生安全的人才培养提供教学新手段。面对新型冠状病毒感染肺炎疫情,教育部“实验空间”推出与抗击疫情相关的公共卫生与预防医学类学习专题,为打响“抗疫”攻坚战贡献应有的力量。

二、 虚拟仿真实验现状

(一) 国外现状

在国外,公共卫生类虚拟仿真项目出现已久,而且在教育中已有许多成功应用案例。如哈佛大学开发的 River City(http://rivercity. activeworlds. com/)是研究传染病虚拟仿真成功案例的典型代表[1]。美国“9·11”事件后,面向灾难应急的虚拟项目开始迅速普及。诸如 Roadmap、Serious Game for Measuring Disaster Response Spatial Thinking、Disaster in my backyard 和海地大地震等项目[2-4]。基于虚拟仿真项目模拟突发灾害和紧急情况,让学生了解正确的灾难应对措施,培养学生的环境识别能力、决策能力、合作与交流能力和救援能力。约翰霍普金斯大学开发的 Roadmap 是培训公共卫生应急职业人员的典型案例[5]。

1. View and Action Space
2. Virtual Space
3. Chat Window
4. Student Workspace
GUIDE
sick. The Mayor of River City has commissioned you and your teammates to find out what is causing their health problems. River City University scientists are excited that you (and your 21st century knowledge, skills, and tools) will be helping them uncover the sources of their health problems!
If you are successful in your mission, you will be named a Certified Scientist (quite an honor!) In order to attain this level of expertise, you must first go through 4 training stages.
1 Scientist-in-Training
2 Junior Scientist
3 Assistant Scientist
4 Scientist
To move to a new stage, you must complete a series of activities and assignments. Once you and your team complete a stage, show your work to your teacher before moving on.
Next Page

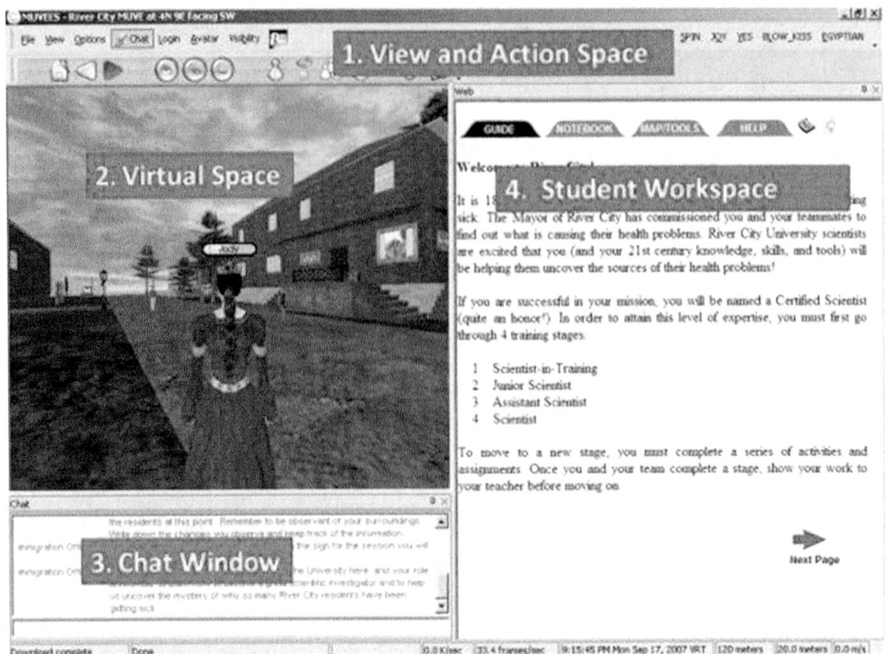

图 18－1　River City 虚拟软件界面图

这些案例呈现出一些典型特征：

1. *核心胜任力为导向*　Ketelhut 等于 2000 年围绕中学科学课程开发 River City[1]，课程设计和开发遵从了美国国家研究理事会提出的科学教育标准、国家教育技术标准和 21 世纪的技能需求，以中学科学教育课程内容为主，涵盖了生态学、健康、生物学、化学、地球科学及历史学等学科领域，集中体现了呼吸道传染病、肠道传染病和虫媒传染病的探究过程。为满足美国地方卫生部门对职业人员应急能力培训的要求，围绕美国疾病预防控制中心卫生应急的 9 个核心胜任力要求，约翰霍普金斯大学开发了应急 Road Map 法。

2. *探究式学习为主*　建构主义学习理论认为，学习不是由教师把知识简单地传递给学生，而是由学生自己建构知识的过程，这种建构无法由他人代替。根据艾宾浩斯的记忆规律，在具体的情境中，通过问题解决式的探究学习获得的知识远比传统课堂中“灌输”式或“死记硬背”获得的知识掌握得牢固。River City 恰巧为获取这些知识提供了一个良好的探究环境，它允许学生在虚拟环境中利用先前的知识、各种工具和资源，与同伴协作交流，从而解决问题并获得相关知识，这也体现出建构主义倡导的以学习者为中心的情境化学习和探究性学习思想[1]。

3. *系统完整的评估体系*　为完成评估，约翰霍普金斯公共卫生应急中心发展了一个配套工具 road map to preparedness evaluation 工具。该工具是以胜任力为基础，定量的、逐步的、结果为导向的评价体系。它关注四个维度的影响：职员应急概念的掌握；职员对个体应急角色的熟悉度；职员对应急准备的态度；通过应急准备练习，卫生部门应急准备的效率和效果。评估采用了培训前后的群体行为比较，随后再间隔 1 年、2 年和 3 年比较，采用 surveyMonkey 的在线调查工具进行长期评估[5]。

（二）国内现状

国内公共卫生类虚拟仿真项目研究起步较晚，主要围绕突发公共卫生事件应急处置和精密仪器操作使用等展开，大多数还处于探索阶段[6-8]，尚未能在教育教学中有效地推广使用。虚拟仿真实验教学资源的使用范围和效果有限。多数高校开发的虚拟仿真实验仅供校内少数学生体验，没有达到校内外、本地区及更大范围内的实验教学资源共享，从而满足多学科专业、多学校和多地区开展虚拟仿真实验教学的需要。

目前，国内虚拟仿真项目存在的共性问题包括：

1. *重演示轻探究*　这体现在研究目的性不强，更多强调步骤性演示。大多数研究在开发之初没有做好前端分析，开发的平台没有明确的接受群体或使用范围，在推广的过程中导致虚拟学习环境中鱼龙混杂，倾向于画面的连续展示或操作流程的步骤展示，导致学生缺少自主探究、合作分享的机会。或者平台超出了学生的能力水平，学生在使用的时候比较困难，很容易中途退出[1]。鉴于国外的核心胜任力为导向研究，朱家华等初步探讨了虚拟仿真实验平台对改善实验课程教学质量的有效性和在培育师范生核心胜任力中的必要性，提出了面向师范生核心素养培育的虚拟仿真实验平台建设策略[9]。

2. *重表面轻本质*　这体现在重视内容形式而忽视内在的本质衔接。因虚拟仿真教学软件的研发，涉及教学设计的多个环节，软件公司缺乏与教学相关项目研发组织能力和对相关专业的理解，导致虚拟仿真软件或仅处于动画演示、简单教学游戏水平，或界面华丽但缺乏教学的本质内涵，与专业教育的要求相去甚远。或者照搬书本内容，没有进行有效组织，生硬地将书本内容移植到虚拟环境中，非但不能吸引并激发学生的学习兴趣，相反导致学生在网络中无所适从，产生厌烦情绪。这体现在重视引用新方法、新形势，但是忽视学习理论支撑。现有研究存在着理论框架薄弱而过分强调方法的现象。当研究者过分热衷于某一类技术在教育中的应用，拿着技术去寻找教育问题时，这种理论框架薄弱的现象尤为严重。将新的技术解决方案嫁接于旧的教学结构或学习方法之中，最好的结果也只是实现了旧有教与学模式的自动化而已，对于学校的变革并无实质性的影响[10]。设计过程缺乏与学生的互动性，由教师主导的控制界面，学生处于聆听或被动操作模式。

3. *重研发轻评价*　这体现在缺乏专业性技术标准。缺乏相关行业标准和技术规范，虚拟仿真软件设计与制造的准入门槛较低。一方面导致重复建设、互相抄袭的现象严重，另一方面也导致部分在教学设计和知识性、交互性等方面尚不完善的产品进入市场，对教师的教学工作和学生的使用情况产生不利的影响。尽管国内开始出台了虚拟仿真实验框架标准和数据交换标准[11]，但结合到专业虚拟仿真实验项目建设上，缺乏专业特色的技术标准。这体现在重视研发过程、忽视质量评价。高校教师积极投入虚拟仿真软件建设与应用，尽管开发了技术含量高的虚拟仿真资源，但更多的资源存在教学成本高、教学效果差的现象。即使是教师参与研发，但受到专业水平和研发视角的影响，导致开发出的软件效果不佳。应用虚拟仿真资源需要大量的时间和专业知识，因此很少有教师愿意主动采用这些技术。开展的虚拟仿真实验教学，注重学生获取知识与能力的一种载体或传播手段，很少涉及如何考核教学质量、学生学习效果，更不用来评价学生实验技能[12]。

三、 虚拟仿真实验评价

从国内外角度看，尽管虚拟仿真项目评价研究偏少，但是在MOOC和严肃游戏或游戏化教育领域，已经发现设计和实施方法会影响到评估质量。Abrar等对MOOC评估时发现，大多研究选择横断面设计，会受到选择性偏倚、无应答偏倚的影响，结论外推是受限的。最有效的评估方法是使用干预前后的数据来比较结果，但是分析时常常忽视群水平的影响。准实验研究是更好的方法，但是它可能无法评估技能的发展或技能的应用[13]。Gentry等系统回顾了健康领域的严肃游戏和游戏化教育干预效果，发现现有的证据由于设计不完善，大多是低质量的、需要进一步严格的理论驱动的研究。许多研究的样本量很小，不太可能提供足够的能力来检测影响，没有提供足够的细节来完成偏倚评估的风险，也没有报告所有评估结果的数据[14]。Kyaw等系统评价虚拟现实技术对健康专业人员的教育效果时，发现大多研究只报告了干预后的数据，无法进行自身前后比较，导致部分结论缺失[15]。

虚拟仿真项目评价多以定量评价为主，缺乏有效的定性评价。Abrar等发现，采用的评估方法以定量评估为主，尽管定性方法在近些年呈上升趋势[13]。定性研究可以帮助理解不同行为的含义，而定量研究常常无法回答事情发生的原因。情绪分析和社交网络分析都是定性分析策略，更关注意见丰富的数据。这些是理解学习者的观点，将学习者的主观感受转化为可以分析和解释的数据的重要策略。定性与定量的混合方法，有助于更好地深入理解仿真项目。

虚拟仿真项目评价结果的不确定性，需要进一步的研究证实。Kyaw等从提高知识、认知技能、态度和满意度的角度，系统评价虚拟现实技术对健康专业人员的教育效果。结果发现，与传统教育或其他类型的数字教育（如在线或离线数字教育）相比，虚拟仿真项目提高了卫生专业人员的知识和技能，但是其他结果的发现是有限的。未来的研究应评估沉浸式和互动式虚拟现实的有效性，并评估其他结果，如态度、满意度、成本效益、临床实践或行为改变[15]。

虚拟仿真项目研究方法和报告结果的异质性，增加了评价的难度。Kyaw等发现，尽管纳入的研究包括一系列参与者和干预措施，但由于缺乏一致的方法学方法以及在任何一个卫生学科中进行的一致研究，导致很难得出有意义的结论[15]。低收入或中等收入国家明显缺乏数据，降低了对最需要创新教育战略的环境的适用性。部分研究缺乏与患者相关的结果、行为改变以及虚拟现实对患者和学习者的意外或不利影响等信息，需要加以解决。大多数研究评估了非沉浸式虚拟现实的有效性，需要更多地探讨不同沉浸程度的虚拟现实以及互动性对感兴趣结果的影响。大多数评估态度和满意度结果的研究报告了不完整的结果，有必要对这些结果进行初步研究。最后，需要标准化报告结果的有意义和最准确数据的方法，因为大多数纳入的研究报告了干预后的平均得分，而不是改变结果的得分，这限制了报告结果的准确性。

针对上述情况，River City设计者哈佛大学学习技术专家克里斯·德迪博士提出了基于设计研究法（Design Based Research，DBR）[10]。DBR是国内外教育研究领域广泛关注和认同的教育实证研究方法[16]。它是一种由探究复杂、应用、实践性问题而引发的基础性、理论性研究。它具备5个特征：同时兼顾设计学习环境和形成学习理论（或理论原型）的双重目标；开发和研究经过了“设计—实施—分析—再设计”的多次循环；经过研究发展出了对于实

践者或其他设计者具有启发意义的相关理论；经过研究要能够阐释在真实的情境中设计是如何起作用的，不但要表明设计成功与否，更要对其中的学习内涵有所关注；研究依赖于可以有充分证据证明的并且能够将实施的过程和结果相连接的方法。该方法成为连接教育理论和实践的桥梁，也超越了传统的定性研究-定量研究之间的樊篱。此外，DBR 可以通过精心的实施同时提高研究的稳定性和大范围应用性。

四、 案例分析

这里以学院研发的突发公共卫生事件虚拟仿真实验的两个版本进行比较，以探讨虚拟仿真制作过程中要考虑的问题。

(一) 1.0 版本

“重症肺炎暴发的突发公共卫生应急虚拟仿真软件”是学院与江苏省疾病预防控制中心和南京莱茵特电子科技有限公司合作，于 2012 年开始启动，2014 年试用，2015 年获软件著作权(软著登字第 1211932 号)。

实验目的是让学生掌握突发公共卫生事件应急处置措施和操作技能以及调查的计划、组织和实施全过程。软件实现不仅能满足应对突发公共卫生事件的系统学习，同时可以扮演不同职业角色进行相应的现场虚拟仿真调查与处置。系统框架分为用户模块、教学管理模块以及公共卫生突发事件虚拟仿真实验模块，形成完整的虚拟教学体系。

系统设计采用 C/S 结构，服务端和客户端独立运行，允许多个客户端连接到服务端，同一时间内可以有多个学生对其进行各自独立的操作，具有较高的数据访问效率和较好的安全性。这里重点阐述虚拟仿真实验模块的结构和功能。

1. *总体结构*　虚拟仿真实验模块包括四部分：学习目的、基础知识、虚拟演练、学习反馈。学习目的、基础知识都是文字介绍；学习反馈是课程相关的测试题目供学生课后巩固；虚拟演练是该软件的主体内容。

2. *虚拟演练模块*　虚拟演练采用 2D 加 3D 交互的表现形式。3D 背景下，有选择提问的交互形式，也有 3D 操作技能培训的交互形式；通过不同角色选择，让学生熟悉流行病学调查人员、检验人员和消毒人员的操作技能和职责。通过自我测试系统，使用者回答或操作错误，系统提示出错信息。

具体模块分为：

(1) 应急流程模块：以突发公共卫生事件的应急流程为主线，分为疾病发现与报告、流行病学初步调查、实验室初步检测、现场控制措施、深入调查和实验室检测、流行病学分析与假设验证和主要结论及建议。该模块是在 3D 背景下的二维展示，包括问答题及选择题。

(2) 角色扮演模块：在整个应急流程模块中，穿插角色扮演：流行病学医师、检验医师、消毒医师。该模块为 3D 背景展示，包括现场处置前物资准备、处置前后防护服穿脱、现场处置步骤和操作流程等。

应急流程模块和角色扮演模块相互交织在一起，通过角色扮演来收集相关信息以及现场处置，为应急处置的整个流程提供关键信息。

运行前台为学生端用于教学，后台为管理端用于管理和修改。运行过程如下：打开主界面，进入虚拟演练模块中的重症肺炎暴发调查。首先进入应急流程模块，从疾控中心接到地区的不明事件报告到现场调查。随后选择三个角色扮演：流行病学医师、检验医师和消杀医师，分别执行不同的任务，如防护服装的穿脱程序。三个角色在现场处置中分别执行不同的任务，分别通过3D场景来实现相关信息的收集、标本的采集以及现场的消毒处理。此外，围绕着重症肺炎的暴发调查，穿插相关的问题，包括选择题和问答题，进而实现应急培训的基本目的和操作技能培训。

(二) 2.0 版本

“呼吸道传染病突发事件应急处置及效果的虚拟仿真实验”是学院与江苏省疾病预防控制中心和南京恒点信息技术有限公司合作，后来又与西藏民族大学合作，在1.0版本的基础上进行了全新的改版。2017年开始启动，2019年获软件著作权(软著登字第4438434号)。该实验可以登录教育部的国家虚拟仿真共享平台(http://www.ilab-x.com/details/v5?id=4809&isView=true)浏览和操作。新冠疫情期间，该实验得到教育部虚拟仿真平台的首推，培训人数已经达到8 600人，培训学生覆盖江苏省、上海市、山东省、陕西省、北京市、西藏自治区、辽宁省等各高校的大学生。

实验目的：继承1.0版本的目的，让学生掌握突发公共卫生事件应急处置措施和操作技能以及调查的计划、组织和实施全过程。同时，以培养学生公共卫生应急核心胜任力为导向，让学生具备突发公共卫生事件应急处置的意识，掌握现场应急处置的基本知识和思路以及操作技能。

实验原理：基于动力学模型和虚拟场景，模拟呼吸道传染病突发事件的自然进程。针对三个关键问题：判断事件性质、调查事件原因和控制事件进展，采取各种应急处置策略和措施，从而防控突发事件的发生和发展。

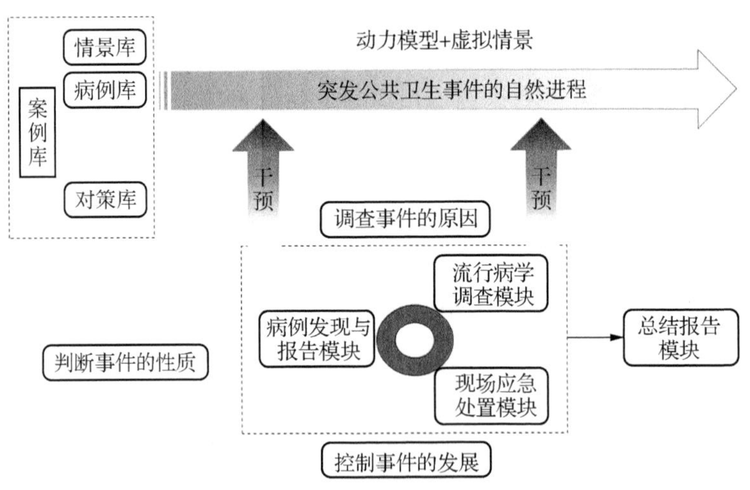

图18-2 自主研发2.0版本的思路图

表18-1阐述了两个版本间的不同。其中，新增加的动力学模型有两点考虑：一是通过抽象的数学模型反映呼吸道传染病的自然进程，不做任何操作，在规定的时间内可以看到地图区域的红点不断增加，超过一定范围虚拟仿真项目自动结束，学生成绩为0分；二是在应

急处置的过程中，传染源判断、密切接触者排查和处置、正确消杀污染区域等，可以有效降低呼吸道传染病的传播概率，抑制传播速度，到完全控制传染病后，可见地图区域的红点停止增加且不断减少（感染者痊愈或死亡）。此外，增加了三间分布的分析功能，通过调用医院的病例档案信息，计算发病指标、绘制时间分布图和地区分布图。

2.0 版本的研发主要围绕着"两性一度"展开，其特色体现在：(1) 规范性：依据《中华人民共和国传染病防治法》《突发公共卫生事件应急条例》《国家突发公共卫生事件应急预案》等法律、法规和规范制定。(2) 高阶性：发生问题的系统思考、应急处置的综合判断。(3) 创新性：案例的真实性、情境的交互性和事件的探究性。(4) 挑战度：事件的随机性、信息的复杂性、时间的紧迫性。

表 18－1　自主研发突发公共卫生事件虚拟实验的两个版本比较

	1.0 版	2.0 版
研究对象	重症肺炎（1 种病原体）	重大呼吸道传染病（6 种病原体）
数据库	单一数据库	情景、案例、对策数据库，随机生成
实验目的	掌握突发公共卫生事件应急处置措施和操作技能以及调查的计划、组织和实施全过程	以公共卫生应急核心胜任力为导向，具备突发公共卫生事件应急处置的意识，掌握现场应急处置的基本知识和思路以及操作技能
实验原理	虚拟情景＋处置流程	动力学模型＋虚拟情景＋处置流程
实验模块	疾病发现与报告、流行病学初步调查、实验室初步检测、现场控制措施、深入调查和实验室检测、流行病学分析与假设验证和主要结论及建议	
考核形式	全过程以选择题和问答题评价为主	全过程以正确操作和应急处置评价为主，无选择题和问答题
动力学模型	无	有
学习理论	建构主义为主	建构主义、行为主义和联结主义
操作界面	简单功能键， 按实验流程递进	完善操作功能菜单，详细地图功能， 任意跳转不同角色和不同模块
界面展示	文字和场景为主	文字、动作、颜色、语音、图像等
仿真技术	3D 和 2D	3D 和 2D
实验功能	演示性为主	探究式为主
特色	规范性	规范性、高阶性、创新性、挑战度

尽管该虚拟实验已经升级到 2.0 版本，但在学生的使用过程中依然存在若干问题，还有待改进和完善。近期，该虚拟实验和传统实验教学的随机对照实验研究正在进行中，期望通过系统评价来进一步优化。

参考文献

[1] 王建明，陈仕品，刁永锋. 多用户虚拟学习环境 River City 的项目分析及其启示

[J]. 电化教育研究，2011，32(7)：61－66.

[2] 中国教育技术协会教育游戏专业委员会. 游戏与教育:用游戏思维重塑学习[M]. 北京：电子工业出版社，2018.

[3] Duan Y Y, Zhang J Y, Xie M, et al. Application of virtual reality technology in disaster medicine[J]. Current Medical Science, 2019, 39(5): 690－693.

[4] Bracq M S, Michinov E, Jannin P. Virtual reality simulation in nontechnical skills training for healthcare professionals: A systematic review[J]. Simulation in Healthcare, 2019, 14(3): 188－194.

[5] Parker C L, Barnett D J, Fews A L, et al. The road map to preparedness: A competency-based approach to all-hazards emergency readiness training for the public health workforce: [J]. Public Health Reports, 2005, 120(5): 504－514. [LinkOut]

[6] 王少康，孙桂菊，杨立刚，等. 营养与食品卫生学食物中毒虚拟仿真实验的构建初探[J]. 教育教学论坛，2015(44)：233－234.

[7] 金辉，沈孝兵，谭兆营，等. 突发公共卫生事件应急虚拟仿真软件的研制[J]. 中国高等医学教育，2017(1)：17－18.

[8] 陆彩玲，李春宏，刘超群，等. 膳食调查虚拟仿真实验建设初探[J]. 科教导刊(上旬刊)，2018(7)：62－63.

[9] 朱家华，李兵，李春阳，等. 面向师范生核心素养培育的虚拟仿真实验平台应用研究[J]. 实验室研究与探索，2017，36(10)：205－209.

[10] 梁林梅，李晓华. 让技术为学生提供更强大的参与经验：访哈佛大学学习技术专家克里斯·德迪博士[J]. 中国电化教育，2010(9)：1－6.

[11] 刘亚丰，苏莉，吴元喜，等. 虚拟仿真教学资源建设原则与标准[J]. 实验技术与管理，2017，34(5)：8－10.

[12] 刘亚丰，苏莉，吴元喜，等. 虚拟仿真实验教案设计及实践[J]. 实验室研究与探索，2017，36(3)：185－188.

[13] Alturkistani A, Lam C, Foley K, Stenfors T, Blum ER, Van Velthoven MH, Meinert E. Massive Open Online Course Evaluation Methods: Systematic Review. J Med Internet Res, 2020, 22(4):e13851.

[14] Gentry S V, Gauthier A, L'Estrade Ehrstrom B, et al. Serious gaming and gamification education in health professions: Systematic review[J]. Journal of Medical Internet Research, 2019, 21(3): e12994.

[15] Kyaw B M, Saxena N, Posadzki P, et al. Virtual reality for health professions education: Systematic review and meta-analysis by the digital health education collaboration[J]. Journal of Medical Internet Research, 2019, 21(1): e12959.

[16] 王志军，耿楠，陈明选. 基于设计的研究存在的问题与关键点[J]. 开放教育研究，2018，24(4)：63－71.

第七篇

公共卫生教育的实践与探索

纸上得来终觉浅，绝知此事要躬行。

——陆游

实践、认识、再实践、再认识。

——毛泽东

第 19 章　案例分析——东南大学

本章采用案例分析的方法，以东南大学公共卫生学院本科公共卫生教育的发展为例，来探讨中国本科高等公共卫生教育的历史发展和变化趋势。

东南大学公共卫生学院，建于 1976 年，其前身为原铁道部所属南京铁道医学院预防医学系。2000 年 4 月并入东南大学。“公共卫生与预防医学”是东南大学“985 工程”和“211 工程”重点建设学科之一。学院坚持走医工结合与多学科交叉的发展道路，以“与理工科结合构建新技术、新方法解决公共卫生与预防医学的重大问题、培养医工结合的复合型预防医学高层次人才”作为主要发展战略和特色。在 2012 年教育部全国一级学科评估中排名第 7。预防医学专业建有公共卫生与预防医学一级学科博士点和一级学科硕士点、公共卫生与预防医学博士后科研流动站、公共卫生与预防医学江苏省一级学科重点学科（图 19－1）。

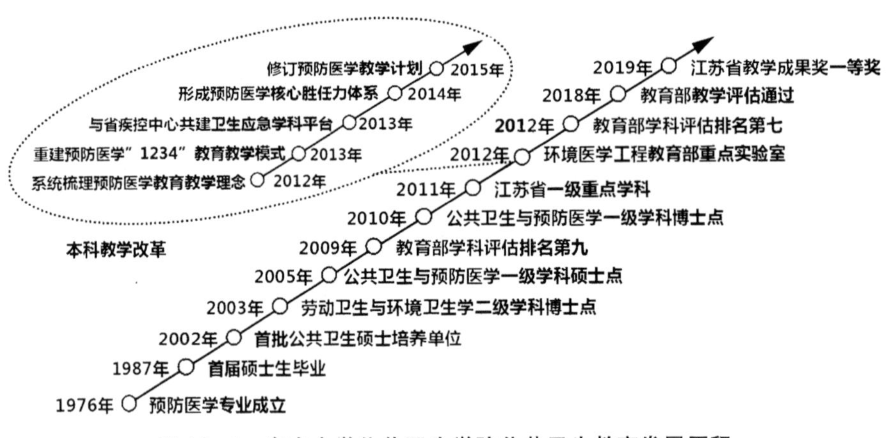

图 19－1　东南大学公共卫生学院公共卫生教育发展历程

一、专业人才培养模式

表 19－1 可看出学院近 40 多年的教学计划演变历程。尽管在 2003—2005 年学分增加很多并在随后有所下降，但是从学时来看，总体趋势是围绕在 3 500 学时左右。培养体系的变化具体表现为：

表 19-1　东南大学公共卫生学院 1977—2019 年预防医学教学计划学时与学分分配情况

年	总学分	课程(%)				课程结构(%)#				学时##				实践课程(周)		
		必修	限选	任选	实践	通识教育	基础医学	临床医学	预防医学	合计	理论	实验	选修	临床实习	专业实习	毕业论文
1977	—	100.0	—	—	NA	28	32	24.3	15.7	3838	1954	1884	—	16	20	—
1978	—	100.0	—	—	NA	30.4	30.9	23.6	15.1	3990	1958	2032	—	16	20	—
1982	—	100.0	—	—	NA	26.8	29.1	23.2	20.9	3964	NA	NA	NA	16	8	12
1986	—	96.8	3.2	NA	31.3	27.2	22.2	19.3	4055	2334	1721	130	16	8	12	
1991	—	91.1	8.9	NA	28.1	30.0	20.9	21.1	4053	2609	1444	360	16	8	12	
1995	174	63.0	27.0	10.0	NA	30.8	28.0	21.4	19.8	3811	2319	1492	270	16	8	12
1997	219	52.3	23.1	6.8	17.8	32.6	28.9	18.9	19.6	3918	2117	1531	270	19	8	12
1999	225	52.2	23.8	6.7	17.3	33.0	28.0	18.4	20.6	4062	2226	1566	270	17	6	11
2002	292	54.3	26.9	5.1	13.7	34.1	18.5	27.0	20.4	4118	2640	1208	270	17	6	11
2003	253	61.7	15.6	4.7	18.0	29.3	27.1	18.8	24.8	3896	2546	1158	192	17	6	12
2005	251	52.0	24.3	5.6	18.1	27.6	27.8	18.8	25.8	3954	2538	1128	288	17	6	12
2007	200	59.2	18.8	7.0	15.0	29.7	26.6	13.7	30.0	3384	2080	988	316	18	10	8
2009	200	51.8	16.8	15.5	15.9	31.0	25.8	15.4	27.8	3310	1784	948	580	18	10	8
2011	190	53.4	8.7	20.0	17.9	36.3	21.4	12.0	30.3	3444	1712	900	832	18	10	8
2013	190	50.3	12.6	20.0	17.1	35.9	19.9	12.6	31.6	3460	1724	884	852	12	12	18
2015	190	49.2	15.5	17.4	17.9	33.5	22.5	10.5	33.5	3280	1752	840	688	12	12	18
2017	190	49.2	15.5	17.4	17.9	33.5	22.5	10.5	33.5	3280	1752	840	688	12	12	18
2019	203.5	49.1	18.7	11.8	20.4	33.2	20.1	15.7	31.0	3426	1988	758	680	7	7	10.5

#不包括选修课和实践课程。##不包括实践课程。1978 年和 1982 年为前卫生部统一制定的培养方案。1980 年增加数学课程；1982 年，数学课程更名为高等数学，增加社会医学；1991 年，社会医学更名为卫生管理与社会医学，增加法律基础课程；1999 年，增加健康教育课程；2002 年，增加文献检索课程；2003 年，2 学分的社会实践更名为大学生研究创新项目(student research training project，SRTP)；2011 年，增加新生导论课和系列研讨课；2013 年，缩短临床实习时间，增加专业实习和毕业论文时间，大二增加基本公共卫生培训课程，另外增加全球卫生、公共卫生应急和循证医学课程；2019 年，流行病学和卫生统计学拆分成 I 和 II 两部分，第一部分移至第二学年。

(一) 注重宽口径、交叉复合型的人才培养模式

1. *课程体系改革* 为应对医学环境和高等教育改革的变化,为培养国际化、创新型实践人才,同全球公共卫生培养模式接轨,需要不断强化课程体系改革。现行的预防医学教育主要有以下几个问题需要解决:强调三大卫生内容,忽视预防医学教育的宽基础,应加强人文素质课和综合素质课程教育;忽视医学环境的巨大变化,当下与身心和社会适应有关的复杂系统疾病成为主流,应加强相关课程设置,如全球卫生、行为学、卫生政策等;忽视教育与实践的脱节,应加强预防医学教育与实习基地的紧密合作,共同应对出现的问题,而不是形式上的实践。这具体体现在课程培养体系的调整上,加大选修课的比例,减少必修课程和限选课程的比例。

2. *增加选修课比例* 以往的教学计划,强调大众化教育,希望培养出一个模式的学生,因此必修课占有绝对的比例,这导致了教育的僵化,限制了学生的多样化发展。减少必修课的比例,增加选修课的比重,使学生有更多自由发展空间。通过系统构建不同模块的选修课,使学生在达到教学计划要求的同时,又能扩展感兴趣的学习领域。

3. *扩展研讨课比例、促进自主研学* 根据自主研学和专业实践的需要,从大二开始,开设各种专业课程相关的研讨课。目前,在预防医学专业中实行前三年教学计划相同,从第四年结束后开始实行专业方向分流,分为公共卫生实践五个方向(图 19-2)。专业课实行模块管理,每个专业方向中设有必修课、限选课两个模块,学生根据自己的兴趣及特长来选择专业方向,这样避免了过早分专业带来的许多弊端,如学生不喜欢所学专业,毕业生人数与社会要求很难达到平衡。后期分流最大的优势就是能够使我们培养出来的学生适应社会市场的要求。

(二) 加强国际化教学模式

学院从 2003 年开始,就在课程的内容上进行双语、全英文授课方式的改革。积极引进国际高水平大学教学内容和优秀教材,保证在专业课阶段每学年至少有一门课程实施外语或双语教学,如预防医学的五大卫生的主干课程,从而为专业培养模式的国际化接轨奠定初步的基础。增加英文课程、双语课程的数量:英文课程包括卫生统计学、营养与食品卫生学;双语课程包括流行病学、环境卫生学、卫生毒理学。为保证增设课程的顺利进行,学院加大教师的培训力度,加强国外大学进修和国内相关课程培训,提供课程建设的配套经费,建立课程考核制度,由学院本科学术委员会进行定期考核。此外,每年聘请 3—5 名外籍知名教授来院授课。

全英文教学、双语教学是高等教育改革和社会市场对人才要求的必然趋势。英语或双语教学水平的高低直接影响高等教育的办学水平,标志着师资队伍的水平。为培养出国际化的创新型人才,为从全球的角度来看待公共卫生问题,为适应国家现代化建设,为适应世界竞争和应对挑战的需要,就必然要加大和强化外语教育,使高校培养出的人才具有较高的外语水平和熟练的运用能力。这涉及最核心的问题,就是师资队伍建设问题。国际化的教学模式对教师的能力提出更高的要求。

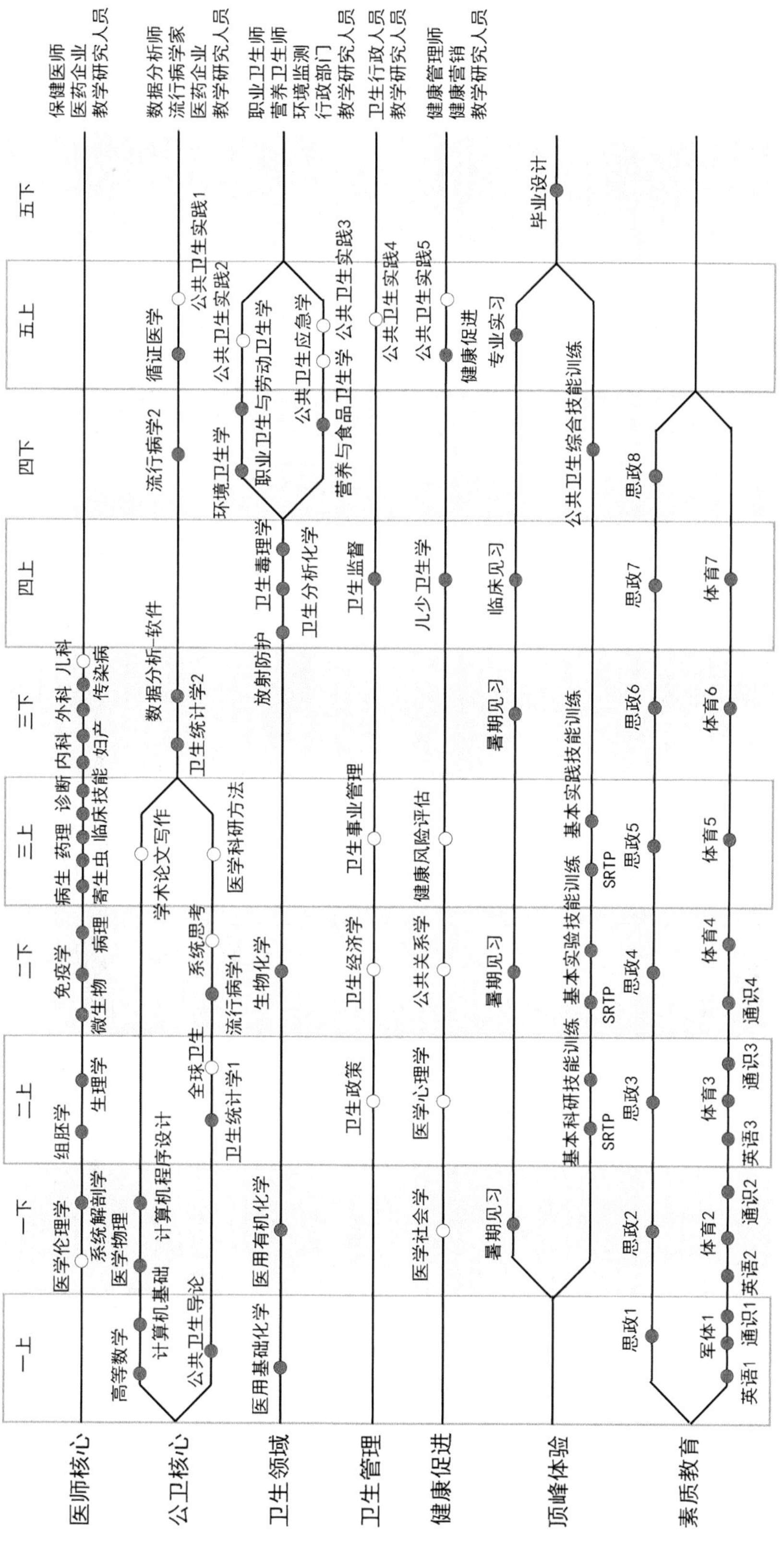

一上　一下　二上　二下　三上　三下　四上　四下　五上　五下

医师核心：医学伦理学　系统解剖学　医学物理　组胚学　生理学　免疫学　微生物　病理　病生　寄生虫　药理　临床技能　诊断　内科　妇产　外科　儿科　传染病
保健医师
医药企业
教学研究人员

公卫核心：高等数学　计算机基础　公共卫生导论　计算机程序设计　卫生统计学1　全球卫生　流行病学1　系统思考　学术论文写作　医学科研方法　卫生统计学2　数据分析-软件　流行病学2　循证医学　公共卫生实践2　公共卫生实践1
数据分析师
流行病学家
医药企业
教学研究人员

卫生领域：医用基础化学　医用有机化学　生物化学　放射防护　卫生毒理学　卫生分析化学　环境卫生学　职业卫生与劳动卫生学　营养与食品卫生学　公共卫生应急学　公共卫生实践3
职业卫生师
营养卫生师
环境监测
行政部门
教学研究人员

卫生管理：卫生政策　卫生经济学　卫生事业管理　卫生监督　公共卫生实践4
卫生行政人员
教学研究人员

健康促进：医学社会学　医学心理学　公共关系学　健康风险评估　儿少卫生学　公共卫生实践5　健康促进
健康管理师
健康营销
教学研究人员

顶峰体验：暑期见习　基本科研技能训练　SRTP　暑期见习　基本实验技能训练　SRTP　基本实践技能训练　SRTP　暑期见习　临床见习　公共卫生综合技能训练　专业实习　毕业设计

素质教育：英语1　军体1　通识1　思政1　英语2　体育2　通识2　思政2　英语3　体育3　通识3　思政3　通识4　体育4　思政4　体育5　思政5　体育6　思政6　体育7　思政7　思政8

图 19－2　东南大学 2019 级预防医学课程地图

其次，在开展国际化教学模式中，更为重要的是教学使用的原版教材。原版教材的问题体现在两个方面。一是合理的、权威的、适合的原版教材。西方教材同中国教材的体系编排有些不同，西方教材大多要求有必备的相关知识，或者提供大量的参考文献，或者篇幅很大。这对学生的英语能力有着相当高的要求。二是西方教材的费用高以及版权的问题。作为中国学生，英文原版教材的成本高，而又不能随便复印。因此，国内出版了系列双语教材，以期弥补不足；但是，大多双语教材篇幅删减，或中文翻译句意不清楚，而不能很好地实现原有的目的。网络资源共享、西方公开课程、自主研发的双语网络课程平台等大量电子资源为解决教材问题提供了有效途径。在实现国际化教学模式的过程中，借助国际合作科研项目，也可以更好地培养学生创新能力和提高师资队伍的素质。

（三）实践教学体系的改革

首先在课程体系中对集中实践环节的调整，具体体现在：

1. 课外研学的调整　按照东南大学的教学文件要求，逐步调整了社会实践的学分，把其中的 2 学分作为课外研学的必修学分。同时，通过国家、大学和学院的平台，开展了系列课外研学活动，包括国家级、省级、校级和院级的 SRTP 训练项目、教师科研项目、学术研讨会、各类竞赛、聆听学术报告等活动，进而极大地促进学生自主学习、自主研究的主动性和积极性，提高了学生提出问题、解决问题的能力。为保证课外研学的顺利进行，在选修课程编排上，从大一开设公共卫生导论开始，大二到大四，开设系列专题研讨课，以帮助学生尽早熟悉科研训练的过程以及学习相关知识。

2. 专业实习的调整　集中在第五学年的专业实习和毕业论文设计调整为第四学年第二学期结束后安排为期 12 周的专业实习，延续到第五学年第一学期第 5 周止，而第五学年第二学期安排为期 18 周的毕业课题设计、论文撰写及答辩。这样，有利于学生更早接触专业知识和专业实践，有利于解决学生考研、找工作与专业课程相冲突的问题，有利于学生在适合时间在实习单位进行实习（因为以往专业实习是在每年的 2—3 月份，正是实习单位工作较悠闲的时间；调整后为每年的 7—10 月份，正是实习单位工作繁忙的季节），有利于实习单位安排实习和管理，也有利于教师合理安排毕业设计工作，从而与学生进行充分的交流和指导。

3. 毕业设计的调整　基于以往毕业设计时间短，且与学生就业相冲突的问题，把教学计划的毕业设计时间从原来的大五下学期的最后 8 周调整为整个大五下学期。不仅如此，为保证更早地建立师生联系，从大四结束后，就开始进行师生带教题目的双向选择，在大五上学期就建议师生相互联系和交流，开始进行查阅文献、撰写综述以及论文开题的准备。

此外，采取实习基地和学科系联合制定毕业课题设计，聘请基地老师为兼职教师，把毕业设计和专业实习合二为一。加强同实习基地的交流与合作，定期召开座谈会，掌握用人单位的实际需求。

为了加强实践教学，促进学生公共卫生实践能力的提高，考虑的主要措施有：

1. 加强与生产实习基地的联系与合作　随着国家卫生体制的改革与深化，疾病预防控制中心的职能不断发生深入的变化，这就要求预防医学教育应与实习基地紧密合作，这体

现在三个层次：

一是利用课外研学和暑期的社会实践活动，有目的、有组织地参与到实习基地的实践中。如在 2003 年 SARS 期间，带领学生参与疾控中心的热线电话服务工作；如在艾滋病日，参与相关的宣传和教育活动。此外，通过课外研学的培训项目，让学生积极参与实习基地的工作，通过观察、学习、动手、思考等过程解决实际问题。

二是利用本科的毕业论文设计，通过建立双导师制度，由实习基地老师和学院老师同时指导本科生做课题，甚至由实习基地老师来拟定论文题目，从而将理论应用于实践，来解决实际工作中出现的问题。

三是利用研究生的校外导师制，进一步强化学院与实习基地的合作关系，做到荣辱与共、休戚相关，通过联合培养学生，使学院和实践基地的关系更加密切和稳定。

2. 加强学生自主研学力度　教育部大力提倡自主研学的理念、发布系列政策和经费支持，为毕业论文设计质量的改进奠定了良好的基础。教育部从 2006 年开始启动“国家大学生创新性实验训练计划”，其目的是探索并建立以问题和课题为核心的教学模式，倡导以本科学生为主体的创新性实验改革，并建议及早进行相关训练。这不仅为大学生自主研学提供了组织和物质保证，为尽早培养大学生的自主学习能力搭建了平台，也是医学模式转变后大学教育改革的必然趋势。

东南大学坚持自主研学体系建设的基本指导原则：面向全体学生；及早进行引导；兴趣驱动、自主实践、重在过程；循序渐进、有序指导；课内外融合；政策制度与活动载体相融合。基于此，2003 年开始，教学计划明确规定本科生必须完成科研训练创新实践必修学分（2 学分）方能进入毕业设计（论文）环节；2007 年开始，增加开设两门研讨课和双语教学课程，构建国家、省级、校级和院系级的大学生自主立项研究体系；2011 年开始，要求学生必须完成新生研讨课和各类专题研讨课的学分不少于 15 学分。

具体措施包括两个方面：一是开设大学生自主研学的引导课程，包括新生研讨课、学科概论课、系列研讨课等课程，引导学生及早走上自主研学的轨道。二是设计自主研学的课外实践途径。同时，通过大学生自主研学的交流展示平台，增加学生的成就感和自豪感，促进师生间、学生间的互动与交流，进而推动学生自主研学能力的不断提高和发展。

学院的体系建设：开设新生研讨课“公共卫生导论”，通过各个学科系的教授授课，讲授所学学科的专业知识体系和课程体系等基本内容，引导学生在自己的学业规划中，自主学习，关注学科发展和需要解决的重大问题。同时，通过组织一些专题小组讨论，引导学生积极参与，倡导学生边学习、边研究和边实践。

系列专题研讨课是按照一定逻辑层次、有组织、有目的地在大学一年级到五年级中设计不同阶段的研讨课课程。系列研讨课程涉及了公共卫生领域的范畴，包括医学统计软件的使用、现场流行病学、环境与健康、食品与健康、医学思维方法等 20 门系列研讨课程，从大一开始逐步渗透公共卫生领域的相关课程，以及各个领域的发展，进而有利于学生寻找感兴趣的领域，以问题为中心，通过查找文献、专家访谈等方法进行问题的探究，从而通过解决问题来学习相关理论和方法。

（四）注重学生实践与创新能力的培养

学院从2007年开始，陆续开设公共卫生现场与实践、公共卫生基本技能训练、突发公共卫生事件应急处置、卫生应急学等实践课程，加大专业实习的时间，进而加强学生的现场实践能力。通过校企课程共建、实训中心共建等方式，加强与实习单位的紧密合作，特别是与江苏省疾病预防控制中心的联系与合作，参与应对突发公共卫生事件应急演练以及相关竞赛等项目，进而促进学生应急能力的培养。

学院与江苏省疾病预防控制中心于2013年合作共建公共卫生应急学科，2014年开始联合研发突发公共卫生事件应急处置虚拟仿真软件，已经获得4项软件著作权。2018年底，与西藏民族大学合作，响应"一带一路建设、共建共享教育资源"，联合申报教育部虚拟仿真金课项目。新冠疫情期间，教育部虚拟仿真平台首推公共卫生与预防医学类传染病防控虚拟仿真项目，本项目名列第一（http://www. ilab-x. com/topics）。培训学生覆盖江苏省、上海市、山东省、陕西省、北京市、西藏自治区、辽宁省等各高校的大学生。

此外，通过系列研讨课程的设置，公共卫生基本训练课程的开设，让学生及早进入科研领域，培养科研的基本知识、基本操作技能和实践技能，与SRTP项目衔接，通过教师启发性的指导，达到"做中学"的目的。

（五）加强师资队伍建设

为实现上述目标，建设一支高素质的教师队伍是必要的前提保证。特别是在国际化、创新型复合人才的培养目标下，对教师的发展提出了更高的要求。发展的途径要从以下两个方面考虑：

一是基于自身的发展，通过建立各种激励机制，促使教师自我寻求改变，而不是安于现状；通过大学的教师授课竞赛平台，促使教师尽快掌握授课艺术、学习先进教学方法；加大教师出国培训的比例，不仅提高英语教学能力，也能熟悉国外名校教师的教学理念、教学方法和教学内容；采用学院教师与疾病预防控制中心工作人员的交流与互换，增加教师实践工作水平，真正了解国内公共卫生发展现状和相关问题；通过请国外专家来院讲座，进行学术交流与合作，促进教师队伍提高教学质量。目前预防医学核心课程流行病学、环境卫生学、营养与食品卫生学、职业卫生与职业病学的一部分内容均请外籍教授英文授课。

另一方面是基于人才的引进，这包括应届毕业生和专业人才。对于刚从事教师职业的人员，通过老教师的传帮带、教研室的集体备课、专家听课等制度，使新教师尽早熟悉教学的方法与方式。借用大学的教师竞赛平台，督促教师教学水平的不断改进与提高。实际上，新生力量的不断加入，也是学院或学科发展的动力源泉。这反过来，又会促进老教师的进步与发展。

二、 医学教育中的公共卫生教育

鉴于医学教育和公共卫生教育的分离状态，通过三纽带、三结合的教育模式开展医学教育中的公共卫生教育。

1. 三纽带

方法学纽带：以临床流行病学、医学统计学、系统思维和循证医学形成医学教育中的研究方法学课程体系，成为医学教育与公共卫生教育的方法学核心。

领域性纽带：通过公共卫生导论、全球卫生、社区卫生服务、卫生保健等课程形成医学教育的公共卫生应用课程体系，共同解决所面对的健康问题和影响因素。

实践的纽带：医学教育与公共卫生教育的实践交叉点重心在社区卫生服务中心和疾病预防控制中心，通过实习基地的建设，以公共卫生实践来联结医学教育与公共卫生教育。

2. 三结合

针对医学生的公共卫生教育，学院与医学院、江苏省疾病预防控制中心合作，联合制定医学生的公共卫生实践教学大纲。在临床医学专业的必修课程中增加公共卫生教育的辅修课程模块及其学时学分比重，有效弥补临床医学教育中公共卫生安全和职业安全的“盲区”。

针对临床医生的临床规范化培训，学院与中大附属医院、医学院合作，完善住院医师规范化培训体系，增加突发公共卫生事件应急处理措施、重大传染病防治知识等公共卫生方面的培训内容，强化规培医生自身防护能力的系统训练与操作考核。

针对公共卫生医师的临床规范化培训，学院与中大附属医院、江苏省疾病预防控制中心合作，联合制定公共卫生执业医师的临床规范化培训大纲和考核标准，形成以职业胜任力为导向的培训体系。

三、 公共卫生通识教育

在调整公共卫生专业教育模式的同时，开始有目标、分阶段地开展全校大学生的公共卫生通识教育。这体现在以下几个方面：

1. 构建显性课程体系

2003 年开设面向全校的通识课程公共卫生导论，2018 年成为江苏省省级在线课程。随后围绕预防医学核心课程的科普化，陆续开设了营养与健康、环境与健康、职业与健康、健康饮食文化、生活中的毒物、健康社会学等通识课程，并于 2020 年推出了“健康中国与健康世界”系列公共卫生通识教育课程。此外，学院面向全校还开设了突发事件应急处置及生存法则、循证思维与实践、科研训练与创新思维指导等课程，以公共卫生领域为主题，注重培养公共卫生应急能力、循证思维能力和创新能力。这些课程均有助于培养全校大学生的公共卫生意识、掌握公共卫生的基本知识和技能。

2. 营造隐性课程氛围

学院推动专业学生开展服务学习，通过入学校、入社区、入机构、入企业等形式开展专业实践，这同时也推动了东南大学全校学生的积极参与，诸如健康素养竞赛、健康饮食文化节、青檬社团的活动等。这里列举两个典型案例：

(1) 健康素养竞赛。为切实提高大学生健康素养水平、享有健康生活，学院从 2014 年起与江苏省疾病预防控制中心共同承办了连续七届东南大学大学生健康素养竞赛(国内最早采取竞赛形式提高大学生健康素养水平)。第一届比赛中,以参与竞赛获得SRTP学分为抓手,鼓励了近3 000名学生积极参与,营造了全校大学生学习健康相关知识和技能的氛围。随后,学院每年都承办东南大学健康素养大赛,参与学生覆盖了东南大学的所有专业和不同年级的学生,历次获得冠、亚军的大多为信息学院、计算机学院、机械学院、经济管理学院等理工科学院。从2016年起开始邀请省内高校大学生参赛,并增加心肺复苏、现场急救等技能考核。2017年赛事由江苏省教育频道于5月21日在《健康万家行》进行专题报道。2018年在江苏省教育厅、江苏省卫健委和江苏省红十字会组织下,东南大学承办了江苏省第一届大学生健康素养竞赛,参赛学生覆盖全省111所高校,健康素养网络平台学习达30万人次,参赛人数达到8.4万人。该赛事陆续得到网易、凤凰网、江苏省教育频道、南京广播电视台、南京日报、扬子晚报等二十余家媒体报道。

(2) 青檬社团的建立。2014年8月,致力于青年人性健康教育的志愿者团队——东南大学关艾青年协会(简称青檬社团)组建成立。团队由公共卫生学院学生兴趣发起,学院指导,并面向东南大学招募团队成员。团队致力于从健康性知识、健康性行为的角度预防控制“艾滋病”在普通人群特别是青少年群体中的传播,致力于让大学生担负起预防控制艾滋病的社会责任,成为预防控制“艾滋病”队伍中的一员。该团队在五年的发展中,先后承担了18项国家级大学生创新训练计划、1项国家计划生育协会“青春健康”项目、1项中国人口福利基金会“你我行动”项目、1项省级大学生创新训练计划、2项江苏省预防医学会“艾滋病防治项目”以及多项东南大学社会实践项目,获得诸多荣誉。社团2015年12月获江苏省青年公益大赛一等奖、2016年获东南大学暑期社会实践活动优秀团队一等奖、“暑期支教带上联合国”社会实践证书、2016年被评为艾滋病防治项目先进集体、2016年8月受邀赴台参加“亚洲第六次性教育会议”。

四、 学院预防医学人才培养的特点

自2003年以来,经过东南大学多次教学计划修订,以及学院师生和用人单位的多次调研,结合学院预防医学专业的特色及健康中国的社会需求,形成预防医学人才培养方案制定的整体思路(图19-3),系统梳理了学院人才培养的规划。

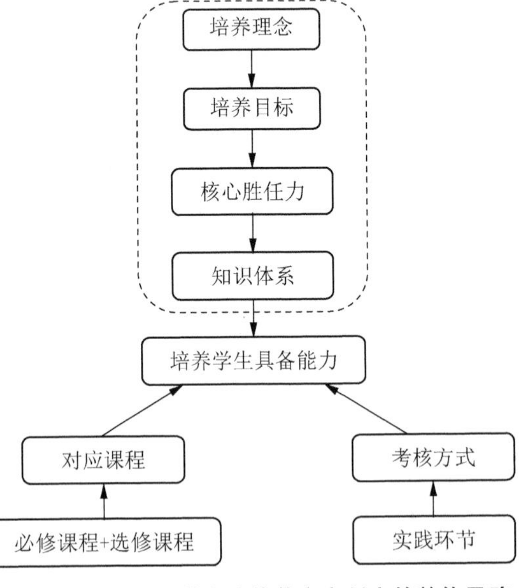

图19-3 预防医学人才培养方案制定的整体思路

(一) 教育教学理念

通过系统梳理美国、欧洲、中国和学院公共卫生教育的发展历程,明确了学院公共卫生与预防医学专业的人才培养理念——“以立德树人为根本、学生为中心、核心胜任力为导向、公共卫生实践为主体、实践创新为核心”,通过公共卫生与预防医学人才培养创新

型实践教育教学模式的探索与实践，大力推进了本科人才培养的教育教学改革。

围绕教育教学理念形成的人才培养目标是：培养具有深厚人文底蕴与高尚职业道德、扎实专业基础与独立思考能力、大胆创新精神与勇于实践意识、善于团队合作与具有全球视野的公共卫生与预防医学领军人才。

(二) 核心胜任力

参考美国公共卫生学院协会 2012 年提出的“本科公共卫生专业核心能力”，以及中华预防医学会公共卫生教育分会 2006 年公布的“公共卫生教育基本要求”，结合学院十三五教学发展规划，提出“东南大学公共卫生学院公共卫生与预防医学教育基本要求”，也就是预防医学教育的核心胜任力，包括五大领域和二十一项核心指标。

1. 通识领域

(1) 科学：了解科学基础知识。

(2) 社会和行为科学：了解社会和行为科学的基础知识。

(3) 数学与定量推理：了解统计学的基础知识。

(4) 人文与艺术：了解人文/美术的基础知识。

(5) 沟通与交流：能够以口头和书面形式进行交流，并通过各种媒体与不同的人群进行交流。

(6) 信息素养：能够检索、使用、评价和综合信息。

2. 医学领域

(7) 健康和疾病的生物学基础：主要涉及传统的基础医学，了解人体结构和功能以及人体健康或疾病的基础知识。

(8) 常见病、重大疾病的诊疗：主要涉及传统的临床医学，了解人类生命周期的生理、心理和行为特点及其对健康的影响；了解常见病、多发病和较大公共卫生意义的疾病诊断和治疗原则。

3. 公共卫生领域

(9) 公共卫生导论：了解公共卫生的历史和宗旨，以及在全球和社会中的核心价值、概念和功能。

(10) 公共卫生数据：了解公共卫生数据收集、使用和分析的基本概念、方法和工具，并了解为什么循证方法是公共卫生实践的重要组成部分。

(11) 群体健康的挑战：了解群体健康的概念，发现和解决群体健康相关主要需求和影响因素的方法以及干预措施。

(12) 健康影响因素：了解影响健康并导致健康不平等的社会经济、行为、生物、环境等因素。

(13) 项目实施：了解项目实施的基本概念和特点，包括计划、评估和评价。

(14) 卫生系统：了解中国卫生系统的基本特征和组织结构以及与其他国家的差异性。

(15) 卫生政策、法律、伦理和经济学：了解卫生保健和公共卫生政策的法律、伦理、经济和监管等方面的基本概念，并了解不同机构和部门的角色、影响和职责。

(16) 健康传播：了解公共卫生特定传播的基本概念，包括技术和专业写作以及使用大众传媒和电子技术。

(17) 实验实践技能：了解临床基本技能、个体防护、样品检测和卫生处理的常用操作方法，具备开展公共卫生监测、监督执法和公共卫生事件应急处置能力，具备从事社区卫生服务、健康教育与健康促进的基本能力。

4. 专业实践领域(国外的顶峰体验)

学生应该通过专题研究和现场实践把理论转化成实践，提高综合能力，包括：

(18) 临床实践：学生应该接触到地方医疗机构的专业人员和/或机构从事临床的诊疗实践。

(19) 专业实践：学生应该在学习的不同阶段(早期、中期和末期)接触到地方的公共卫生专业人员和/或机构从事群体健康实践。

(20) 专题研究：毕业前，学生应该参与公共卫生相关领域的研究项目以及具有科学研究的经历。

5. 交叉领域

学生应该在工作场所、继续教育和终身学习中，积累以下的概念和经验：

(21) 交叉领域：在社会各层面和不同背景下开展健康促进、宏观与微观相结合的系统思考能力、批判性思维和创造性、与自我和社会有关的道德决策、独立工作和个人职业道德、职业精神、团队合作等。

(三) 1234 实践教育教学模式

为应对 21 世纪全球公共卫生的挑战，满足国家健康战略和民众健康的需求，遵循现代公共卫生人才培养规律，学院经过多年实践教育教学改革，形成了实践教育教学的“1234 模式”：与学校、社区、政府、企业和事业部门，共建自主研学平台、卫生应急平台、健康管理平台，形成学院人才培养的公共卫生现场实践主体(5＋3 为一体)，以注重教育教学和科学研究过程为两翼(两翼)，以实践课程保障体系、实践 6S 管理保障体系、实践教学质量评价体系为保障(三保障)，以促进人才培养理念的提升、促进学生创新创业能力的提高、促进健康生活方式的转变、促进卫生政策制度的完善为目标(四促进)，构建公共卫生与预防医学人才培养创新型实践教育教学模式(图 19－4)。

该模式着重解决了以下几方面问题：

1. 通过提升教育教学理念，优化实践课程体系，主要解决理论学习与实践教育相脱离的问题　围绕公共卫生现场实践的主体地位，调整和完善实践课程体系，把实践四环节(早期社区见习、暑期社会实践、临床实习和专业实习)与实践四类课程(新生研讨课、系列研讨课、基本技能训练、现场实践课)进行有机结合，通过毕业论文设计使实践教育贯穿教学全过程，着力培养学生创新意识和创新精神。

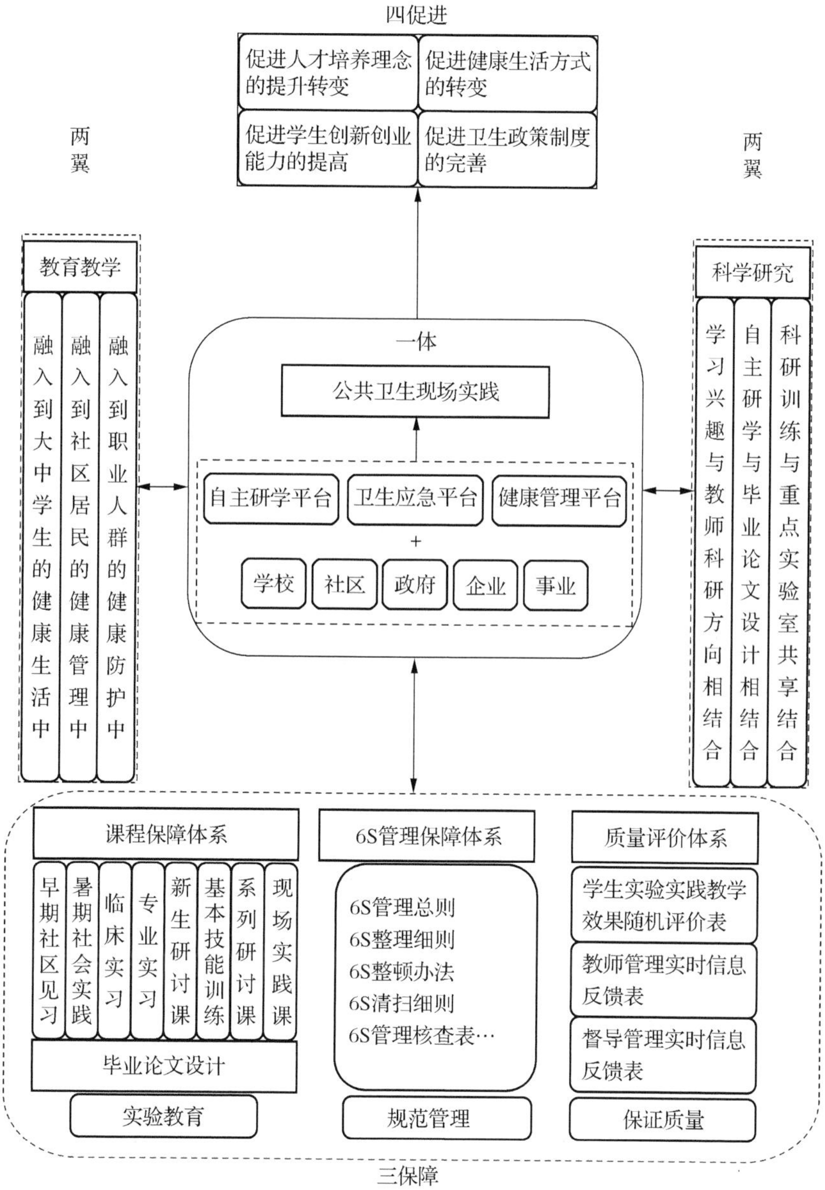

四促进

促进人才培养理念的提升转变
促进健康生活方式的转变
促进学生创新创业能力的提高
促进卫生政策制度的完善

两翼

教育教学
融入到大中学生的健康生活中
融入到社区居民的健康管理中
融入到职业人群的健康防护中

两翼

科学研究
学习兴趣与教师科研方向相结合
自主研学与毕业论文设计相结合
科研训练与重点实验室共享结合

一体
公共卫生现场实践
自主研学平台
卫生应急平台
健康管理平台
+
学校
社区
政府
企业
事业

课程保障体系
早期社区见习
暑期社会实践
临床实习
专业实习
新生研讨课
基本技能训练
系列研讨课
现场实践课
毕业论文设计
实验教育

6S管理保障体系
6S管理总则
6S整理细则
6S整顿办法
6S清扫细则
6S管理核查表…
规范管理

质量评价体系
学生实验实践教学效果随机评价表
教师管理实时信息反馈表
督导管理实时信息反馈表
保证质量

三保障

图 19－4　预防医学人才培养创新型实践教育教学模式

表 19－2　课程体系分布情况

四环节	时间	周数	四类课程	时间	时数
早期社区见习	大一上	1	新生研讨课	大一上	32
暑期社会实践	大一到大二暑假	4	系列研讨课	大二到大五	432[c]
临床实习	大三暑假到大四上	12	基本技能训练[a]	大二	48
专业实习	大四暑假到大五上	12	现场实践课[b]	大四下	48

a:基本技能训练包括基本实验技能训练、基本科研技能训练、基本实践技能训练;b:现场实践课包括公共卫生现场与实践、卫生应急学;c:一共 11 门。

2. 通过注重实践教学过程，强化学生能力培养，主要解决学校培养与社会需求相脱离、在校教育与社会实践相脱离的问题　与高校、社区和企事业单位，共建自主研学平台，锻炼学生自己分析问题和解决问题的能力；与卫生政府部门和疾病预防控制中心，共建卫生应急平台，提高学生应对突发公共卫生事件的专业技能；与政府、企事业和社区机构，共建健康管理平台，培养学生参与健康管理的能力。实现了三平台联动，教授指导，使学生的实践教育教学贯通人才培养全过程。

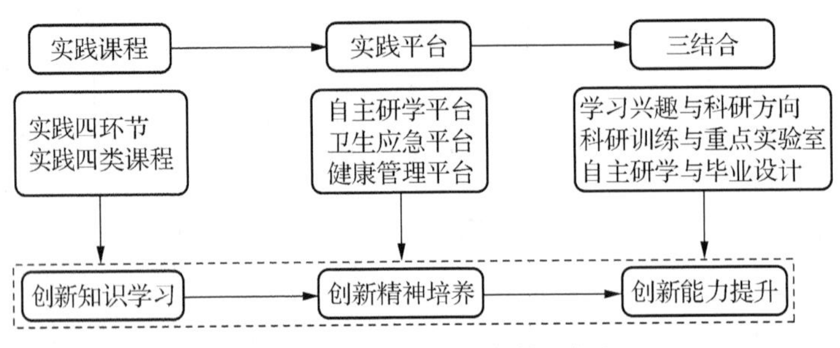

图 19－5　实践创新课程体系框架

注重教育教学过程——通过“三融合”（融入学生的健康生活中；融入社区居民的健康管理中；融入职业人群的健康防护中）、“三参与”（教师、学生、基地老师参与）、“五合作”（校校、校社、校政、校企、校事的合作）的服务学习，促进教师和基地老师的实践教学水平和实施能力不断提高，使学生在服务社会中强化对专业知识的学习、提升专业核心胜任力。

注重科学研究过程——通过“三结合”（学习兴趣与教师科研方向相结合、科研训练与重点实验室共享相结合、自主研学与毕业论文设计相结合），全面拓展学生的科研创新能力。

3. 通过构建保障体系，确保教学有序高效　形成了实践课程保障体系——采用以教授主讲的新生研讨课—系列专题研讨课—早期科研训练和现场实践课，培养学生创新意识和创新精神；采用以教授主带的早期见习—暑期社会实践—临床实习和毕业实习等实践环节的课程设置，确保实践教育贯穿于教学全过程。形成了实践 6S 管理保障体系——把企业管理的清理、整顿、清扫、安全、规范、素养六环节有效地植入实践教育教学管理与服务中，使日常管理规范化，有效促进职业化素质的提升。形成了实践教学质量评价体系——通过学生实践教学效果随机评价表、教师和督导管理实时信息反馈表，确保实践教育教学的质量监控和良好运行。

(四) 特色——应急能力培养

为加强公共卫生核心胜任力建设，特别是公共卫生应急能力建设，学院在现有教育教学理念和 1234 实践教育教学模式基础上，采用双轴驱动加强公共卫生应急人才培养。

1. 制定应急核心胜任力，凝练培养体系（单轴驱动）　围绕职业需求——突发公共卫生事件的预防和控制，参照欧美国家专业认证标准，校企联合制定核心胜任力，作为课程目标和考核标准，构建“知识－技能－方法－实践”四位一体的公共卫生应急培养模式，把实践环节与理论和实践课程进行有机融合，渐次形成多层次的教学培养体系。

2. 构建合作教育模式，形成协同育人机制（单轴驱动）　学院与江苏省疾病预防控制

中心，共建公共卫生应急教研室和共享师资力量（35 人），通过校企共建课程，共同授课、编写教材、研发虚拟仿真软件、开展实训、现场应急处置等，推动教学学术、科研学术和服务学术的共同发展。

其创新举措体现在：

1. 形成以应急胜任力为导向的培养体系　从显性课程到隐性课程设置，从知识到能力和素养的培养，以公共卫生应急核心胜任力为导向和考核标准，系统构建"知识－技能－方法－实践"四位一体的公共卫生应急培养体系。

2. 形成合作教育模式下的协同育人机制　学院与江苏省疾病预防控制中心，共建公共卫生应急学科，由双方共同组织学科教研室，通过校企共建课程、基地共建、联合带教研究生和共同申报科研项目等方式，推动公共卫生应急领域的教学学术、科研学术和服务学术的共同发展。

3. 形成本科生和研究生、职业和非职业人员的一体化人才培养　从培养体系、课程设置、实践技能培训和现场应急处置能力培养上，形成贯穿本硕、MPH 与公共卫生医师规范化培训的一体化培养。

（五）特色——创新创业培养

为加强大学生的创新创业能力，学院在历次教学计划修订过程中，不断调整教学计划，以适应现代公共卫生需求和高等教育改革的要求。这体现在以下几方面：

1. 课程地图为指引　利用教学计划的课程地图，让学生入学的第一天就明确自主研学的实现路径。从大学第一年的公共卫生导论为起点，普及公共卫生基本概念，到大二至大五的系列研讨课，开拓学生的专业视野；从大学第二年的基本公共卫生科研训练、系统思考、卫生统计学（一）和流行病学（一）为起点，普及公共卫生相关研究的基本概念和方法，到大三至大五的卫生统计学（二）、流行病学（二）和循证医学，增强学生的科研能力；从大一开始的学院 SRTP 预研项目到校级、省级和国家级 SRTP 正式项目，不断提高学生的实践创新能力。

此外，每年会不定期举办 10－15 场校友创新创业论坛，通过讲座、做报告、互动等形式，吸引学生注意力、引导学生亲身实践。

2. 自主研学和毕业设计的有机结合　自主研学体系的建立为毕业设计的实施和开展奠定了坚实的基础，而毕业设计可以说是对自主研学最终成果的检验和提高（图 19－6）。

营造研究环境：自主研学活动贯穿整个本科生涯，从对低年级学生开设新生研讨课、学术讲座、学术报告来吸引学生的兴趣，到对二、三年级学生开设专题讲座如科研方法论、文献检索等课程，使学生熟悉和掌握科学研究的基本方法和手段，甚至很多学生在该阶段开始科研项目的申报和研究。这也就弥补了毕业设计时间短、学生知识储备不足等方面的问题。

师生主动与互动：大学生科研训练计划，是通过师生的相互选择来组队，申报国家级、省级、校级和院级科研项目，亦可以通过学生参与教师科研项目来立项。基于学生的学习兴趣结合学生的实际情况，从而增加他们的兴趣和责任感，主动地去探索问题和解决问题。而对教师来讲，不仅可以提前熟悉本院学生，开展专业思想培养，而且可以提前寻找适合的学生作为优秀生甚至是未来研究生的培养对象。

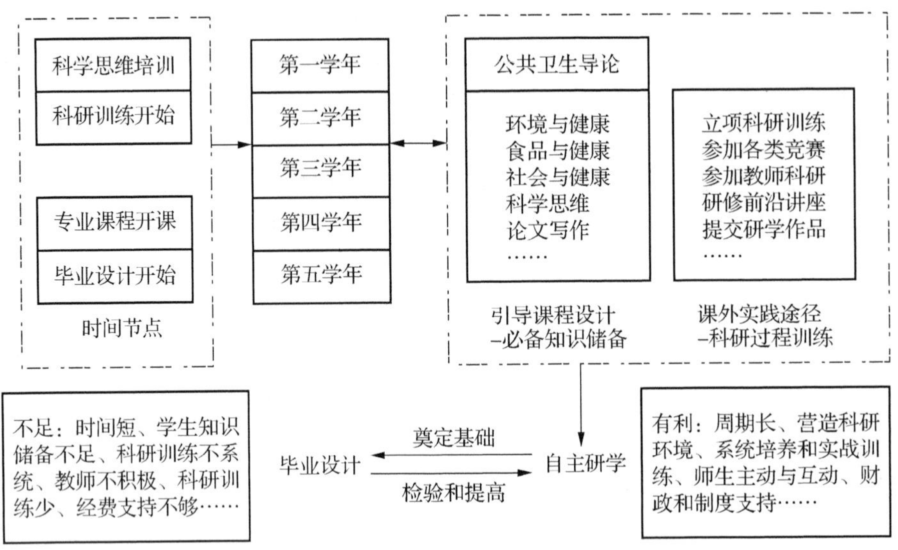

图 19－6　自主研学和毕业设计的关系图

科研训练的强化：要提高毕业论文的质量，就必须把毕业论文的撰写和答辩过程规范化、制度化、科学化，并严格按照制定的规章制度执行。而毕业论文三阶段：选题开题、期中和答辩评分，均在自主研学的科研训练中得到锻炼和强化。自主研学中科研训练过程，有着一系列严格的标准与规范，教务处建立了监督和管理机制，组织学院级和学校级专家组，通过定期的检查来评估进程情况。

团结合作与传承：由于自主研学是学生自愿组合成一个研究团队，因此队员包括不同专业、不同年级的学生，这不仅促进学生间的交流与合作，也促进学科的交叉发展以及专业领域的交流与传承。此外，自主研学允许选择校外导师的指导，这又为专业实践的良好发展奠定基础。

(六) 模式效果

通过公共卫生与预防医学人才培养创新型实践教育教学模式的探索与实践，大力推进了本科人才培养的教育教学改革，切实提升了教师的人才培养理念、增强了学生的创新创业能力、提高了人才培养质量，得到学生、用人单位和同行的认可。

1. 在校生对学院的创新型实践教育教学模式非常认可　教学质量问卷调查结果表明，学生对本教学模式的满意度在 98%以上，对现场实践的满意度达到 98%。近 5 年教师教学网络测评结果显示，教师得分平均在 90 分以上。2016 年开展的教学效果随机评价中，共收集学生反馈问卷 2 127 份，共计调查 40 名任课老师，69 门课程。从总体趋势来看，实践实验教学的授课教师评分高于理论课程教学的授课教师，学生对实践实验课程评分高于理论课程教学，表明当专业课程与实践紧密结合时，更容易得到学生的接受和理解。

2. 用人单位认为学院人才培养质量高　用人单位对我院毕业生整体满意度达 95%，赢得了省内外良好的社会声誉。我院共收集到各用人单位的实习生反馈表 45 份和毕业生反馈表 60 份，用人单位对我院的实习生和毕业生的总体满意度达 98%以上。相比其他学校

的毕业生，具有较好的职业素养，专业知识水平、知识结构和基本技能强，综合业务能力突出，具备良好的沟通能力、协调能力。

3. 毕业的学生取得了骄人的业绩　2012 年以前统计，毕业生的主要去向是企事业单位和攻读校内研究生。自 2012 年实践教育教学改革以来，本科升学和出国率出现明显上升，毕业生出国攻读研究生近 20 人，去国内一流高校读研的本科生达 20 余人。根据东南大学毕业生就业质量报告(2013—2015 年)，学院 2013 届毕业生 65 人，就业率 100%，升学出国率 40%。学院 2014 届毕业生 68 人，就业率 98.53%，升学率 39.71%，出国率 1.47%。学院 2015 届毕业生 89 人，就业率 100%，升学率 24.72%，出国率 5.62%。考虑到学院的新疆和西藏民族生逐年增加，非民族生的升学出国率更高。2015 年第十四届“挑战杯”全国大学生课外学术科技作品《在全面深化改革中构建中国特色的“共同参与型”老年人健康管理新模式——基于南京市社区老年人健康管理实践》获竞赛一等奖。2016 年江苏省本科优秀毕业论文《青年学生性健康教育模式及可行性研究》。

4. 得到同行的肯定和称赞　近 5 年来，上级领导、同行专家和海内外友人参观、考察 80 余人次，10 余家兄弟院校来我院交流人才培养、专业和学科建设、实践教学改革的经验，同行专家对我院提出的实践教育教学模式和教学方法改革给予充分肯定和称赞。课题组成员先后应邀在全国医学教学改革、学术交流会议上做主题报告，产生较大影响。学院推行 6S 管理得到教育部相关部门的认可。

五、展望

从公共卫生教育的历程中，我们可知看事物不应该看其表象，而应溯其本源。公共卫生教育的发展不仅与公共卫生教育的现状有关，而且也与国家相关政策和政府的重视程度有关，要从国家背景、社会背景、高等医学教育政策以及公共卫生教育现状等方面考虑。

总之，高等公共卫生教育的发展是适时而动，在医学环境、高等教育环境不断变化的背景下，寻求适合的人才培养模式是每个公共卫生教育者都要反复思考和实践的难题，积极地探索、大胆地实践、小心地验证，才能为人才培养模式的构建提供可供参考的依据。

附录一 美国公共卫生教育资源

美国高等公共卫生教育相关的组织均在网络平台提供了各种相关资源。

1. 美国学院与大学联合会(Association of American Colleges and Universities, AAC&U)

网址:https://www.aacu.org/public_health

美国学院与大学联合会的有教养公民和公共卫生倡议网址,主要提供了公共卫生相关通识教育的课程资源。

2. 预防教学与研究协会(Association for Prevention Teaching and Research,APTR)

网址:https://www.aptrweb.org/

APTR成立于1942年,是美国医疗卫生专业机构及其促进预防和群体健康教育与研究的教师专业会员协会。APTR成员包括预防医学项目及公共卫生相关研究生项目、以群体健康为重点的医学院系、卫生专业学校和负责群体健康教学的教员。APTR公共卫生研究生课程委员会支持美国各地的认证和新兴研究生课程,授予各种公共卫生学位。

该网址提供了预防和群体健康及公共卫生相关的资源,包括完整的课程指南、资源材料、会议信息和电子邮件列表。课程资源包括临床预防框架、IPE课程指南、免疫课程、健康素养课程、本科公共卫生课程。

3. 美国公共卫生协会(American Public Health Association,APHA)

网址:https://www.apha.org/

APHA成立于1872年,致力于改善所有美国居民的健康状况。它是一个结合了近150年的历程、基础广泛的成员社区,能够影响政策以改善公众健康能力的组织。APHA负责出版《美国公共卫生杂志》(American Journal of Public Health)。

该网址提供APHA认可的教育课程和计划,为所有公共卫生工作者提供继续教育资源。

4. 美国公共卫生学院与项目协会(Association of Schools and program of Public Health,ASPPH)

网址:https://www.aspph.org/

ASPPH是经认证的学术公共卫生的代言人,代表由公共卫生教育委员会认证的学校和项目。ASPPH的使命是通过提高学术公共卫生的领导力、卓越性和协作来加强成员的能力。ASPPH会员单位是公共卫生教育委员会认证的学校和公共卫生项目,以及申请公共卫生教育委员会认证的学校和项目。

该网址提供了公共卫生相关的教学资源,包括诸如本科公共卫生、公共卫生硕士、博士、

职业教育等类别的教育模型、报告、课程资源。

5. 美国公共卫生教育委员会(Council on Education of Public Health,CEPH)

网址:https://ceph.org/

CEPH 源于 20 世纪 40 年代中期的美国公共卫生协会。1974 年,公共卫生教育独立委员会由美国公共卫生协会和美国公共卫生学院与项目协会联合成立。CEPH 是一个代表经认可的公共卫生学院院长、教职员工和学生的全国性组织。CEPH 的认证包括学院认证、项目认证、独立学院课程认证。

该网址提供了各类公共卫生学位和项目认证的标准框架和内容以及认证流程。同时,它还提供了已经认证的学院和项目等方面的数据信息。

6. 美国疾病预防控制中心(Centers for Disease Control and Prevention,CDC)

网址:www.cdc.gov

CDC 是美国创立的第一个联邦卫生组织,其宗旨是在面临特定疾病时协调全国的卫生控制计划。其前身是美国联邦政府在二战期间(1939—1945)设立的临时战争地区疟疾控制办公室。美国 CDC 网址提供了大量材料用于公共卫生与流行病教学。

如网址 https://www.cdc.gov/careerpaths/index.html,通往公共卫生的职业路径(Career Paths to Public Health,CPP)是一个路线图,供有兴趣学习和教授流行病学和公共卫生科学的学生和教师使用。该网站提供了 CDC 研讨会、活动、课程计划以及其他资源的信息,目的是向未来的公共卫生工作者介绍相关知识,促进健康知识的普及,并提供每天如何利用数学和科学来解决所面临公共卫生问题的案例。

7. 美国护理学院协会(American Association of Colleges of Nursing,AACN)

网址:https://www.aacnnursing.org/Population-Health-Nursing

美国护理学院协会的群体健康护理,是 AACN 与美国 CDC 建立的"学术伙伴关系"的五年合作协议,以帮助建立公共卫生护理人员队伍的能力。它通过以下方式,加强学术界与公共卫生实践的联系,从而推动卫生成果的改善:更好地将公共卫生概念纳入护理教育方案中;增加学生与社区和公共卫生伙伴合作的实践经验;扩大奖学金模式,为在卫生机构和社区实习的学生打开大门;促进卫生专业教育中的专业间协作和学习;为其他教师队伍改进项目提供备选方案。

该网址提供了护理领域的公共卫生课程资源,并提供了各大学开设公共卫生课程和学习的案例。

附录二　美国公共卫生通识教育核心课程

（一）公共卫生 101（PUBLIC HEALTH 101）

1. 持久的理解

（1）公共卫生的历史、哲学和文学反映了更广泛的社会影响和运动，这影响我们对健康的看法。

（2）公共卫生意味着从群体角度看待健康，卫生专业人员和部门采用循证方法界定和处理共同关注的社会问题和社会弱势群体。

（3）公共卫生方法包括界定问题、确定原因、发展关于干预措施建议的证据、实施和评价干预措施的影响。流行病学是公共卫生的基础科学，它为定义公共卫生问题、评价因果关系、评估潜在干预措施的有效性提供证据。

（4）可使用框架分析干预方案，包括何时（初级、二级和三级），何人（个人、危险群体、一般人口），以及如何（教育、动机、义务、干预）。

（5）法律和条例是执行卫生政策时广泛使用的工具，需要仔细分析和发展以实现预期目的。

（6）公共卫生交流和信息学可以成为影响健康行为、交流风险信息、交流基于证据的公共卫生建议的有效工具。

（7）改变健康行为需要公共卫生、临床护理和社会干预措施的方法。

（8）理解国内外卫生保健和公共卫生系统需要了解卫生专业人员的作用；提供服务机构的作用和制度；为服务供资的融资机制和奖励制度；卫生保健服务的质量、可及性和成本。

（9）对死亡率和发病率的主要影响越来越多地来自长期的精神和身体状况，这反映了各国经历的社会和经济变化，伴随的流行病学和人口学变化。早期发现疾病的筛查，以及对慢性病患者的社会和医疗管理，需要应对这种发病率和死亡率不断变化的模式。

（10）控制传染病、改善环境卫生以及灾害的预防和管理是群体健康的核心；公共卫生方法是预防和控制的关键。

2. 课程框架

（1）概述和基本原则

a. 公共卫生的背景和范围，包括历史、哲学、文学、基本服务、伦理和对时事的应用——从历史和现代角度看待公共卫生。

b. 公共卫生引入跨领域和系统的—跨学科和整合课程的概念（如评价解决公共卫生问题的干预办法）。

c. 流行病学原则和群体角度——发病率、危险因素和健康状况指标(发病率和死亡率)；疾病决定因素、因果关系和流行病学研究类型；公共卫生监测和生命统计。

(2) 群体健康工具

a. 健康传播和信息学——获取和评价健康信息和包括互联网在内大众媒体的数据质量。

b. 健康、社会和行为科学——在个体和群体水平，对健康的影响和改变行为的方法。

c. 卫生政策、法律和伦理——实施卫生决策的工具，包括个人权利和社会责任之间潜在的紧张关系。

(3) 发病率和死亡率：决定因素、负担和干预措施

a. 非传染性疾病——对寿命和生活质量的影响，以及预防、发现、治疗和尽量减少影响。社会流行病学和人口结构转型的概念。

b. 传染病——从群体角度预防、检测和控制。

c. 环境健康和伤害——当前和潜在对健康状况和控制策略的影响。

(4) 卫生保健和公共卫生系统

a. 卫生工作者——卫生保健和公共卫生领域的专业角色和职业选择。

b. 卫生保健和公共卫生系统的组织——国内外卫生保健机构和公共卫生系统的组织架构；卫生保健和公共卫生系统的不同作用和互补性的职责。

c. 卫生保健和公共卫生服务的成本、质量和可及性——卫生保健和公共卫生服务的筹资和控制成本的努力；质量的含义和测量，不可及性的影响。

(5) 特定的公共卫生教育重点领域

a. 健康差距和弱势群体——公共卫生对弱势群体的承诺概述，包括妇幼保健、老年人、残疾人和社会经济处境不利的人群。

b. 公共卫生应急和灾害管理——公共卫生在应急灾害中的重要作用，以及对灾难和政治及民间动乱的应对。

3. 学习成果

(1) 基本学习成果

a. 确定公共卫生历史发展的时代和公共卫生在文学、艺术、时事、日常生活中的表现方式。

b. 说明公共卫生的跨学科、跨领域或生态性质以及在一系列学科和专业中改善健康的贡献。

c. 解释流行病学的基本原则，包括发病率、危险因素、疾病决定因素、因果关系和公共卫生监测。

d. 解释公共卫生如何评估干预方案，以改善人群的健康。

e. 解释公共卫生如何利用卫生信息和卫生交流来改善群体健康。

f. 解释公共卫生如何利用社会和行为干预来改善群体健康。

g. 解释公共卫生如何利用卫生政策和法律来改善群体健康。

h. 解释环境和传染病对群体健康的影响。

i. 解释慢性病发病率和死亡率的负担，以及预防、早期发现和疾病管理的方法。

j. 说明卫生保健和公共卫生系统的基本组织结构和对卫生专业领域的贡献。

k. 确定提供卫生服务的基本支付机制和提供卫生服务的基本保险机制。

l. 确定评估卫生系统的标准，包括可及性、质量和成本问题。

m. 确定公共卫生在满足弱势群体需求和解决健康差距方面的作用。

n. 确定公共卫生在灾害预防和管理中的作用。

(2) 高级学习成果

a. 将公共卫生方法应用于新的公共卫生问题。

b. 应用健康交流和信息原则，评估互联网和大众媒体中健康信息的质量。

c. 分析潜在干预措施的利弊。

d. 将评价现有卫生服务系统质量的原则适用于不同的卫生服务系统。

e. 分析新形势下发病率和死亡率的决定因素。

f. 分析在新形势下实施基本公共卫生服务的成功程度。

g. 综合公共卫生的原则和工具，适用于新的公共卫生问题。

(二) 流行病学 101(EPIDEMIOLOGY 101)

1. 持久的理解

(1) 疾病的病因是通过系统地识别疾病在人群中的分布、形成假设并使用群体和个体比较检验这些假设来发现的。这些方法是流行病学的核心，公共卫生的基础科学。

(2) 健康和疾病不是随机分布的。它们的发生是有规律的。这些模式可以通过公共卫生监测识别，寻找基于人群、地点和时间的模式。分析这些模式可以帮助形成关于健康和疾病可能原因的假说。

(3) 假设可以通过比较接触和未接触暴露因素的两组人群疾病发生率，来验证暴露因素与疾病的关联性。

(4) 找到关联的一个可能的解释是，暴露会导致结局。由于研究会受到观察者无法控制的因素所影响，其他解释也必须考虑，包括偶然性和偏倚。

(5) 当暴露被假设为是有益因素时，可以设计随机临床试验研究，即参与者被随机分配到研究组和对照组。研究组接触假设的原因，然后它的结果同对照组比较。

(6) 当暴露被假设为具有有害影响时，故意暴露于一个群体是不合伦理的。随机临床试验和社区试验可用来证明减少危险的潜在干预措施有效性。

(7) 判断暴露是否导致疾病，是通过检查流行病学证据以及来自其他科学学科的证据来完成。尽管一定的暴露可能是导致结局的必要病因，但是单因素的存在很少是充分的。大多数结局是由多种原因造成的，包括遗传、行为、社会、经济和文化等因素，医疗保健的可及性以及物质环境。

(8) 关于改善健康和预防疾病干预措施的个人和社会健康决策，不仅是基于科学证据。社会、经济、伦理、环境、文化和政治因素也是实施决策时要考虑的因素。健康相关战略的有效性，通过仔细比较暴露和未暴露干预策略人群的疾病频率来评价。成本、利弊权衡以及替代解决办法也必须要考虑。

(9) 基于贝叶斯定理的检测和筛选是疾病诊断和筛查的核心，应用于安全、法医、质量

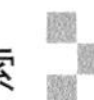

控制等方面的社会决策。

(10) 对非健康相关现象的理解也可以通过流行病学的思考来发展，通过识别它们在种群中的模式，形成因果假设，并通过进行群体和个人比较来验证假设。

2. 课程框架

(1) 流行病学的历史、哲学和应用

a. 流行病学的历史贡献和现代应用——流行病学思想的发展和流行病学在历史和现代视角下的定位。

b. 流行病学的伦理学与哲学——流行病学与更广范围伦理和哲学间的关联。

(2) 描述性流行病学

a. 条件、频率和严重程度——流行病学分析的基本工具，包括病例定义和群体，发病率、流行率和病死率。

b. 使用数据描述疾病和伤害——生命统计、公共卫生监测和健康状况测量，包括定量描述传染病、非传染病和伤害的自然/临床病史、频率和变化的方法。

c. 疾病和伤害模式——根据人群、地点和时间应用流行病学基本工具提出假设；率的变化和差异性；暴露；潜伏期；疾病传播。

(3) 关联性和因果关系

a. 估计——关联强度测量、数据图形呈现和危险度、相对危险度、归因危险度和群体影响。

b. 推断——统计学显著性和置信区间的概念。

c. 偏倚、混杂和调整——识别偏倚、混杂和效应修饰/交互作用，以及预防和考虑其影响的方法。

d. 因果关系——基于关联性证据的病因判断原则，“原因”先于“结局”和改变“原因”会改变“结局”。

(4) 分析性流行病学

a. 基本流行病学研究设计及其在群体健康中的应用，包括：生态学或群体比较，横断面研究，病例对照研究，回顾性和前瞻性队列研究。

b. 实验研究——随机临床试验和社区试验及其他应用于了解疾病或伤害的病因以及干预的利弊。

(5) 循证公共卫生

a. 危害、效益和成本分析——关于干预的效益、危害和成本效益分析，基于循证建议。

b. 干预效果——对干预成功程度的循证评价。

(6) 在政策、基础和临床科学方面的应用

a. 暴发调查、检测和筛查——流行病学方法应用于基础和临床科学。

b. 公共卫生政策——将调查和分析的结果应用于决策。

c. 特定流行病学应用——分子和遗传流行病学、环境卫生和安全、无意伤害和暴力预防以及行为科学。

3. 学习成果

(1) 基本学习成果

a. 描述了流行病学思想的历史根源及其对科学方法进展的贡献。

b. 解释伦理原则如何影响流行病学研究。

c. 用率和比表示与健康和非健康有关结果的数量和分布。

d. 利用群体中与健康有关结果的分布形成假设,提供因果解释。

e. 解释估计、推断和调整以建立关联性的基本统计和流行病学概念。

f. 解释如何使用关联性的证据来判断一个关联性是否是因果关联。

g. 描述基本的流行病学研究设计,来检验假设,识别关联性和建立因果关系。

h. 描述诊断方法性能的测量概念,并能够应用诊断和筛检方法的概念到不同的环境。

i. 将受益、危害和成本的概念应用到公共卫生决策中。

j. 描述流行病学方法对临床和基础科学以及公共政策的广泛适用性。

(2) 高级学习成果

a. 分析支持和反对干预建议的证据。

b. 分析公共卫生问题(如疾病暴发的调查)。

c. 综合流行病学方法,评估科学文献和流行期刊中主张的优缺点。

d. 评估流行病学调查的设计,证明有能力协调科学有效性以及伦理敏感性。

(三) 全球卫生 101(GLOBAL HEALTH 101)

1. 持久的理解

(1) 健康与经济和社会发展之间有着密切的联系。健康与发展之间的联系在经济发展中的社会尤其重要,但也适用于发达国家。

(2) 健康状况由社会经济状况、健康行为实践、生物学(性别、自然环境)、获得优质保健服务的机会等因素决定。在测量和比较健康状况时,重要的是在考虑死亡率的同时考虑发病率。

(3) 过去 50 年来,许多国家在改善健康状况方面取得了巨大进展。这一进展反映在期望寿命的大幅增长。其中一些进展是由于经济的全面发展和收入的改善。然而,大部分原因是改善供水/卫生和教育。营养状况的改善也对改善健康状况带来重大影响。技术进步,例如开发儿童疾病疫苗和抗生素的发展也改善了人类健康。

(4) 然而,健康状况方面的进展非常不平衡。数亿人,特别是低收入和中等收入国家的穷人继续患病、残疾或死亡,而这些都是可预防的疾病。在许多国家,低收入人口的营养状况和健康状况在缓慢改善和潜在下降,如艾滋病流行。

(5) 各国内部和各国之间在健康状况和获得卫生服务方面存在巨大差距。与较贫穷的人相比,较富裕的人往往有更好的健康状况和获得卫生服务的机会。与农村和弱势种族群体相比,普通居民、城市居民和多数族裔享有更好的健康状况。妇女在健康方面面临着许多独特的挑战。

(6) 随着国家经济的发展,群体健康经历了两次重要的转变。第一个是人口学转变,从高生育率和高死亡率过渡到低生育率和低死亡率。第二个是从以传染病为主要特征的疾病模式转向以非传染病为主要特征的疾病模式。越来越多的国家通过营养过渡,从未经加工和当地加工的食物(含有相对较低的糖、盐和脂肪),转向制造和加工食品(含有相对较高的

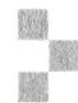

糖、盐和脂肪）。

(7) 一些地区不需要高收入就能享受到良好的健康状况。有很多例子表明，低收入国家或国内低收入地区能够帮助当地人群，即使在缺乏大量财政资源投资于健康的情况下，也能实现良好的健康。但是，实现这一目标需要坚定的政治意愿和对卫生、教育以及低成本但高收益的营养和健康投资的重视。

(8) 许多造成疾病负担的重要因素可以通过具有成本效益的干预措施加以解决。其中许多干预措施也是低成本的，如结核病的控制或预防、疟疾的早期诊断和治疗。

(9) 一些全球卫生问题只能通过全球卫生各行为体的合作来解决。目前的例子包括控制流感大流行、气候变化和根除特定疾病。

(10) 健康状况的一个重要部分取决于个人和家庭的预防知识，包括卫生、健康行为和营养原则。个人和社区也拥有通过社区努力改善自身健康状况的能力。

2. 课程框架

(1) 全球卫生的基本原则

了解全球健康问题和在群体水平改善健康的基本框架。

a. 健康测量——健康状况测量，如 5 岁以下儿童死亡率、期望寿命和健康调整后寿命年。

b. 健康的决定因素——人口和流行病的转变以及生物、行为、环境、地理、医疗和社会经济决定因素。

c. 健康和社会经济发展——健康与发展的联系、公平和社会正义，以及健康成本效益分析的原则。

(2) 健康与社会

提供解决卫生保健和公共卫生服务各领域问题的战略和组织机构。

a. 人权、伦理和全球健康——人权和研究伦理的基本原则；与全球卫生有关的伦理决策。

b. 卫生保健和公共卫生系统——发展中国家和发达国家卫生系统的组织和职能，包括卫生保健和公共卫生，比较卫生保健系统和重大卫生系统挑战之间的联系。

c. 文化和健康——影响卫生保健和公共卫生系统结构和功能的文化因素，以及个人健康行为、干预措施的选择和服务利用等因素。

(3) 发病率和死亡率的负担

降低发病率和死亡率的方法包括：测量疾病负担和其他疾病条件；确定危险因素；以证据确定具有成本效益的干预措施降低发病率和死亡率。理解同以下领域的关键条件有关的生物原则：环境、营养、性别与健康、儿童健康、传染病、非传染性疾病、无意和故意伤害。

(4) 全球卫生合作

开展全球合作以解决跨越国界和/或需要成功干预的统一的多国办法。

a. 灾害和复杂的人道主义紧急情况——备灾、应急和灾害后管理。

b. 全球卫生的科学和技术创新——鼓励解决健康问题的创新方法和传播创新的全球结构和鼓励措施。

c. 全球机构和全球合作——为改善健康的合作，包括多国、双边、非政府组织、基金会和公私伙伴关系。

3. 学习成果

(1) 基本学习成果

a. 描述与全球卫生有关的关键公共卫生概念,包括:人口和流行病特征、健康状况测量和疾病负担。

b. 说明全球化如何改变了疾病传播的模式,以及控制疾病的方法。

c. 讨论健康与社会和经济因素之间的多向联系。

d. 讨论社会和文化因素如何影响一个社会的发病率和死亡率及其预防和控制方法。

e. 确定对发病率和死亡率有重大影响的健康状况以及关键的生物学概念,了解它们对公众健康的重要性。

f. 识别提供公共卫生和保健服务方面的关键问题和解决这些问题方法。

g. 讨论健康的决定因素和对全球卫生具有重要意义的危险因素。

h. 讨论世界各地区的疾病负担以及在国家内部和国家之间发病率和流行率的变化。

i. 讨论科学和技术促进改善健康的潜力。

j. 确定关键组织和机构,它们在全球卫生中的作用,以及它们能够合作解决关键全球卫生问题的方式。

k. 应用成本效益、受益和危害原则,以及新的干预措施可持续性改善全球卫生。

l. 运用文化对健康影响的理解来解决文化多样性问题。

(2) 高级学习成果

a. 分析疾病的流行病学特征,为成功的干预和阻碍措施提供机会。

b. 分析疾病的生物学特征,为成功的干预和阻碍措施提供机会。

c. 分析疾病的社会经济特征,为成功的干预和阻碍措施提供机会。

d. 综合全球卫生问题的干预备选方案,并制定实施战略。

附录三　中国公共卫生教育基本要求

明确公共卫生教育领域预防医学专业毕业生核心能力基本要求，是公共卫生教育改革的突破口和切入点，也是公共卫生教育创新和发展的必然选择。现代公共卫生和公共卫生教育日益凸显其博大的人文精神、广泛的社会参与性、多元的文化特征、严格的伦理原则和法律规范、人与环境的和谐、国际视野和全球合作，以及与管理和信息技术的交叉融合。因此，从公共卫生实践对专业人员知识结构和核心能力的需求出发，参考国际经验，突破固有的思维定式，前瞻性地构建全面的人才培养基本要求。本文件涵盖 6 个领域，共 37 个条目。有此基础性工作，利于各公共卫生院系探索各具特色的人才培养模式。

领域 1　专业精神

自觉建立、强化和维护公共卫生专业价值。

1. 认识公共卫生职业的基本道德规范、伦理原则和法律责任，以及公共卫生对人类生存和社会发展的作用。

2. 以严谨的科学态度、高度的敬业精神、强烈的社会责任感履行维护和促进健康的崇高使命。

3. 以深切的人文关怀珍爱健康，敬畏生命。

4. 维护卫生服务公平性，捍卫公众健康利益。

5. 尊重文化多样性，理解公共卫生问题相关亚文化，尊重个人权益和隐私。

6. 尊重知识产权，恪守学术道德规范。

7. 具备自主和终身学习意识，适应技术和社会的快速变化。

8. 具备积极的合作态度、良好的团队精神及社会工作适应性。

领域 2　医学基础

学习和正确运用医学基础知识和技能。

9. 熟悉正常人体结构和功能，理解维持机体平衡的生理学和生物化学机制。

10. 掌握遗传和环境因素对机体的作用及其机制。

11. 了解人类生命周期的生理、心理和行为特点及其对健康的影响。

12. 掌握机体结构和功能在疾病状态的异常改变。

13. 熟悉常见疾病的诊断及治疗原则。

14. 具备对有较大公共卫生意义的疾病、危及生命的紧急情况的临床识别能力，并掌握其基本处置原则。

领域 3　群体健康

牢固树立群体观念，深刻理解生态健康模式，运用相关知识和技能。

15. 掌握调查、监测疾病和公共卫生事件在人群中的分布及其影响因素的技能，具备制定干预策略并评估干预效果的基本能力。

16. 认识自然和社会环境因素、遗传及心理行为因素同群体健康的关系。

17. 理解妇幼、青少年、老年人和残疾人等人群以及职业人群的卫生问题及卫生保健需求。

18. 具备生物和理化因子的现场采样和快速检测以及开展卫生学和安全性评价的基本技能。

19. 认识在预防疾病和伤害，以及促进个人、家庭和社区健康中应采取的行动。

20. 具备诊断社区公共卫生问题、提出健康促进策略、开展健康教育及疾病预防服务的能力，以及开展健康风险评估与控制的基本技能。

21. 具备识别和预警各类突发公共卫生事件和危机的基本知识和处置原则。

领域 4　管理与社会动员

具备现代管理理念、有关知识和技能，以及动员卫生相关资源的意识。

22. 了解卫生系统尤其是疾病预防控制和卫生监督执法部门的各种要素及其运行机制，以及公共卫生服务管理的基本原则。

23. 了解分析和评估卫生资源配置、卫生服务公平和效率的基本知识。

24. 具备公共卫生项目设计、实施和评估的基本知识和技能。

25. 具备卫生政策开发意识，了解卫生政策分析和评估的基本知识。

26. 具备循证思想以及循证管理与决策的基本知识和技能。

27. 熟悉卫生相关法律和法规、技术规范和标准，具备依法实施卫生监督、监测和疾病控制的基本能力。

28. 具备与政府部门、相关机构和组织、媒体、公众、同事及其他卫生专业人员进行口头和书面有效沟通和互动的基本技能。

29. 具备促进政府及相关部门应对公共卫生问题的意识，以及从专业角度策划和动员卫生相关资源的基本能力。

30. 了解全球公共卫生状况及动态，以及各类国际卫生组织和相关非政府组织的作用。

领域 5　信息管理

正确收集和分析各类卫生相关信息，并能在实践中合理运用。

31. 具备社会学定性调查技能，以及整理、归纳、总结和提炼定性资料的能力。

32. 具备收集、分析、解释和表达定量资料的能力。

33. 具备运用现代信息技术从各种数据源检索和分析卫生相关信息的能力。

34. 具备比较和判断不同来源和性质的各类信息，从中发现问题，并在分析或解决问题中有效利用信息的能力。

领域6　科学研究

批判性评价现有知识、技术和信息，在职业活动中开展科学研究。

35. 保持职业敏感性、探索未知或不确定事物的好奇心。
36. 具备科研思维方法，提出研究问题并开展科学研究的基本能力。
37. 具备综述文献、总结并报告研究结果的能力。

后　记

公共卫生是现代化发展的必然产物，是应对现代科技革命的副产品，受到社会发展和社会需求的影响。因此公共卫生是在不断发展的，而公共卫生教育必然受到公共卫生发展的影响，其教育模式也是在不断变化的。

笔者兼职公共卫生学院教学秘书 8 年和教学副院长 7 年，其间对高等公共卫生教育产生了浓厚兴趣，故利用业余时间进行资料检索、专家访谈和问卷调查，以回顾历史、剖析现状和展望未来。不过，由于笔者视野和能力有限，仅以此书抛砖引玉，以吸引更多专家学者关注中国高等公共卫生教育的未来发展，也期望专家学者、卫生专业人员和学生多提宝贵意见。

感谢东南大学教务处沈孝兵副处长和东南大学公共卫生学院李涛书记、尹立红院长对本书的大力支持与帮助；感谢东南大学公共卫生学院师生对本书的支持与帮助；感谢南京大学—约翰霍普金斯大学中美文化中心对本书的专业支持；特别感谢董国强老师从历史学角度给予的谆谆教导和帮助；感谢江苏省疾病预防控制中心朱凤才副主任、谭兆营主任医师及其团队的支持与帮助；感谢文献中的作者，给我开启了一扇扇独特的窗口。

谨以此书献给逝去和健在的亲人们，他们给予我长期的鼓励和支持，使我可以利用业余时间进行对高等公共卫生教育的不断探讨！也把此书献给那些曾经和现在依然为公共卫生学院长期发展做出努力的人们！谢谢！

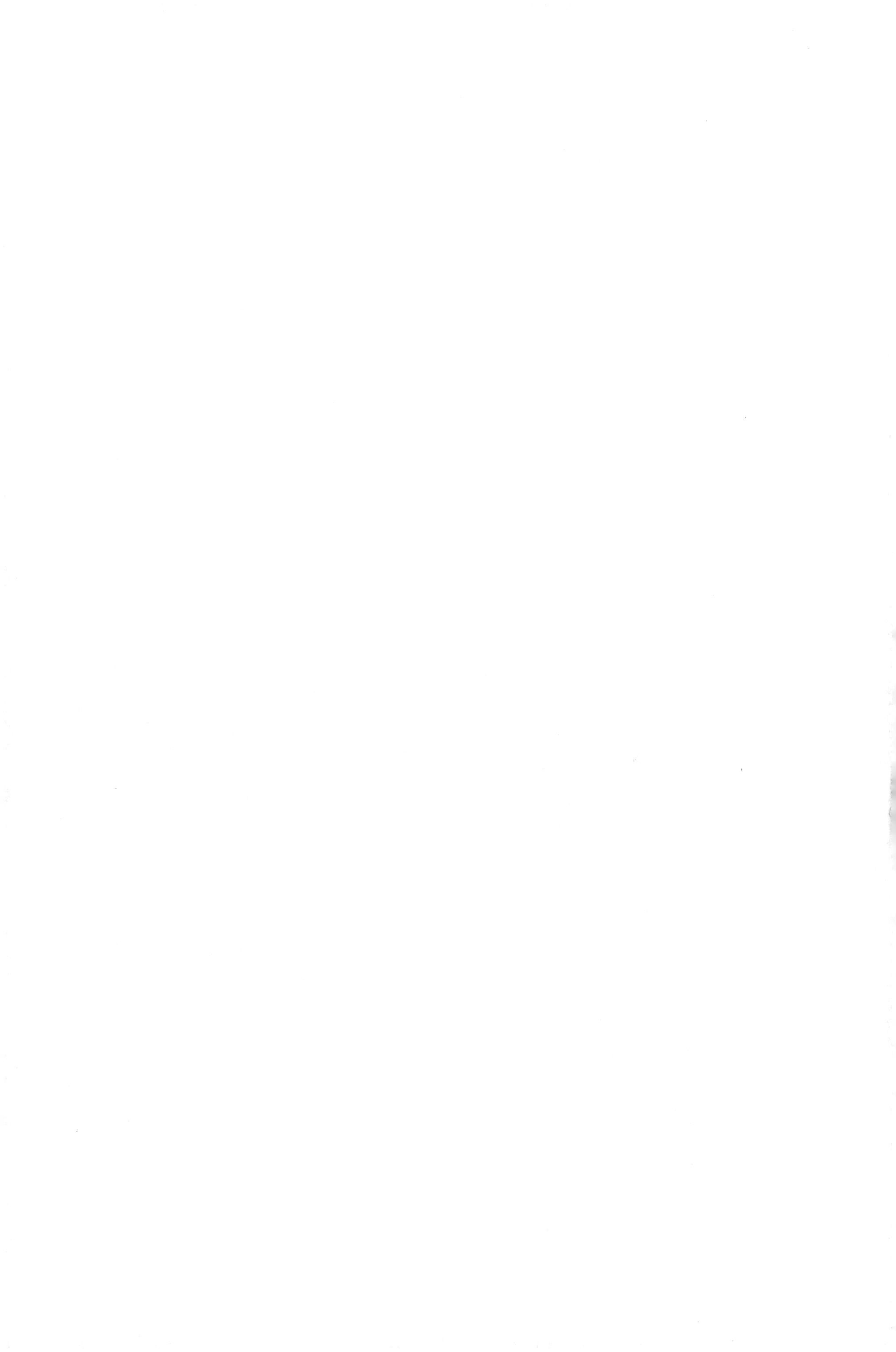